全国名老中医传承系列丛书

周翠英风湿临证传薪录

周翠英教授心怀仁爱，从医四十余载，悬壶济世，治病救人。致力风湿免疫性疾病的诊治，师古而不泥古，开拓创新，深入研究，讲学授徒，著书立说，在中医药的传承方面倾注了大量心血，以勤奋的工作树立了一座学术丰碑。

孙素平 李大可 刘英·主编

U0278560

华夏出版社

HUAXIA PUBLISHING HOUSE

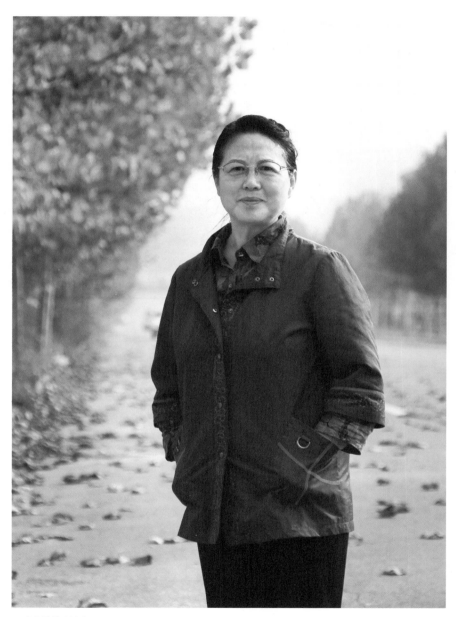
▲ 周翠英教授

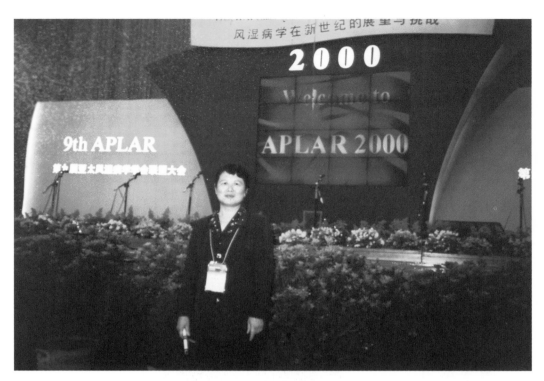

▲ 2000 年，周翠英教授参加第九届亚太风湿病学学会联盟大会

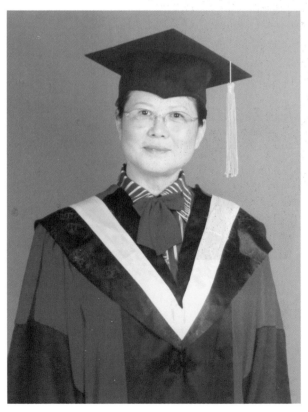

◀ 2001 年，周翠英教授当选博士生导师

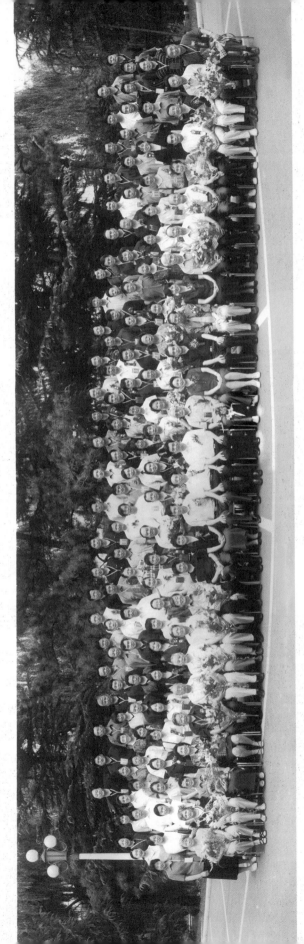

山东省第三期全国老中医药专家学术经验继承工作拜师大会合影　2003.7.20　·济南

▲ 2003 年，山东省第三批全国老中医药专家学术经验继承工作拜师大会合影

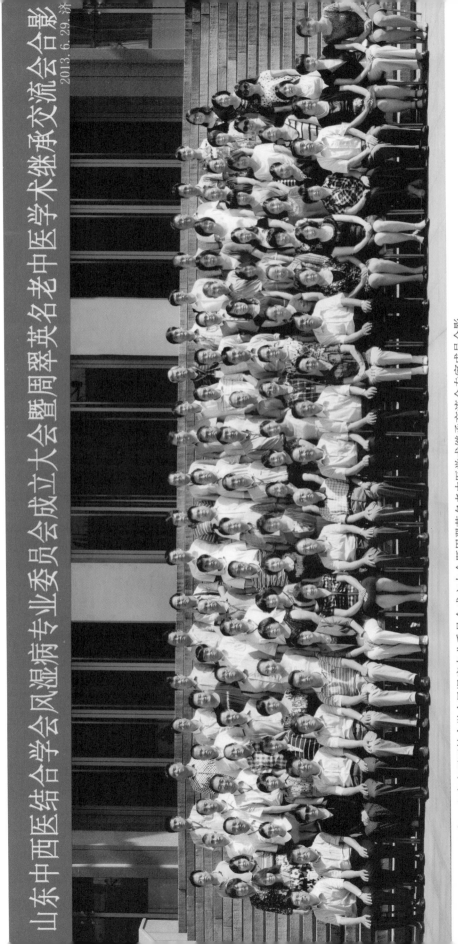

山东中西医结合学会风湿病专业委员会成立大会暨周翠英名老中医学术继承交流会合影 2013.6.29.济

▲ 2013 年，山东中西医结合学会风湿病专业委员会成立大会暨周翠英名老中医学术继承交流会专家成员合影

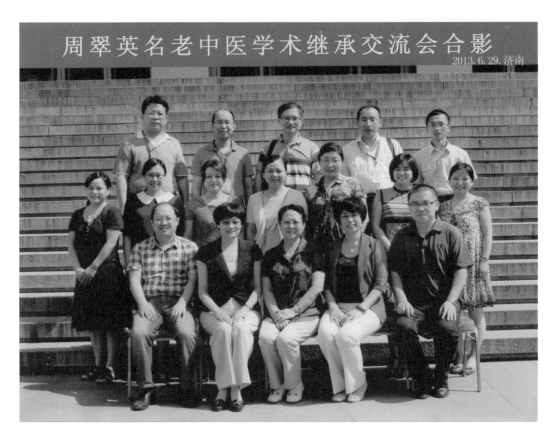

▲ 2013 年，周翠英教授名老中医学术继承交流会与学生合影

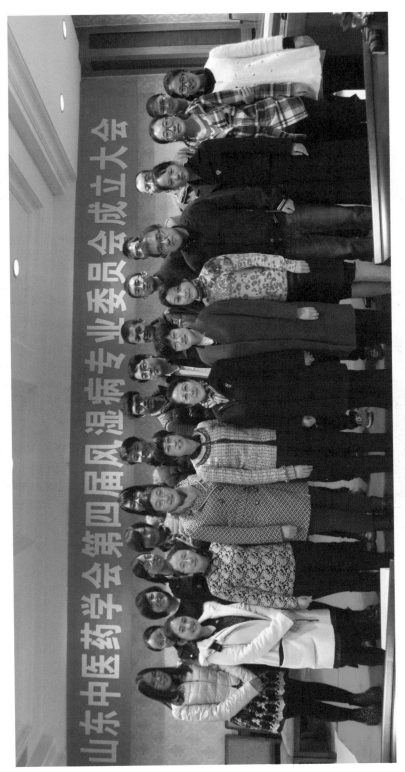

▲ 2014 年，山东中医药学会第四届风湿病专业委员会成立大会周翠英教授与学生合影

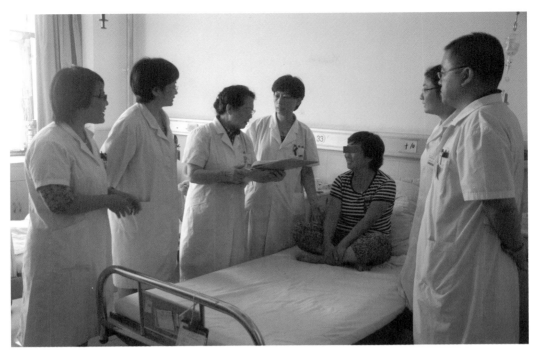

▲ 周翠英教授查房

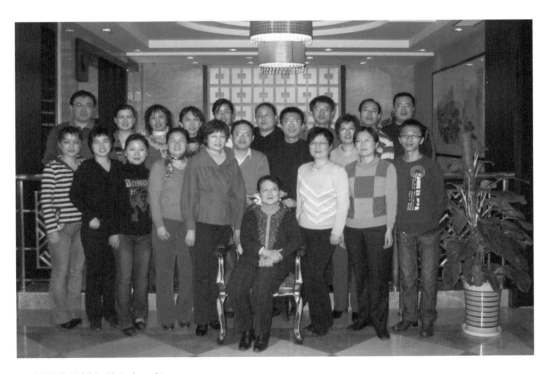

▲ 周翠英教授与学生在一起

《周翠英风湿临证传薪录》
编委会名单

序

古人云"不为良相，便为良医"，凡为医者，先有仁心，周翠英教授正是心怀仁爱，从医四十余载，济世悬壶，治病救人。

风湿病以其病程迁延、缠绵难愈、反复发作、易致残疾等特点，属病中顽疾，临床治疗颇为棘手。中医辨证论治概以益气养血、蠲痹定痛、祛风除湿、温经散寒、疏通经络、活血定痛等多种方法，取得较好疗效，后世医家各有继承发扬。周教授长期致力风湿病研究，精研医理，立足临床，发皇古义，融会新知，从热毒立论，倡导清热解毒为主治疗活动期风湿病，归纳总结了用于风湿病治疗的系列有效方药，并带领学术团队深入开展了一系列相关科学研究，取得了具有一定影响力的学术成果，丰富了现代中医治疗风湿病理论。

周教授杏林耕耘，桃李遍地，其中不乏优秀的中青年风湿病学术骨干，他们继承和发展了周教授的学术思想。其弟子们通过总结其临证经验，系统梳理其学术思想，从不同角度、不同层面进行发掘整理而成《周翠英风湿临证传薪录》一书。

本书内容丰富、贴近临床，条分缕析、鞭辟入里，集理法方药于一炉，结合临床案例于一体，既有继承、又有创新，具有一定的学术价值。能对从事风湿病临床的同道有所裨益，对中医药事业的发展起到积极的推动作用，为广大病患带来福音，是为序。

张春正

2016年3月15日于北京怡春斋

前　言

　　周翠英，山东省中医院主任医师，山东中医药大学教授，博士生导师，山东省名中医。曾兼任山东中医药学会第二届、第三届风湿病专业委员会主任委员，中华中医药学会风湿病分会副主任委员，中华中医药学会内科分会委员，山东中医学会理事，全国第三和第四批老中医药专家学术经验继承指导老师。擅长风湿免疫性疾病的中医和中西医结合治疗。从医 40 余年来，精勤不倦，医术精湛，口碑载道。为人谦和，虚怀若谷，不慕虚名，深受同行和患者爱戴。我们有幸师从周教授，她严谨的治学态度、刻苦的治学精神、顽强的工作作风、宽厚的为人之风，是我们的学习榜样、前进动力，也是让我们受用一生的财富。在深受裨益的同时，我们将恩师的学术经验整理下来，以飨同道。

　　周翠英教授从医 40 余年，在临床实践中积累了丰富的经验。她的研究几乎涵盖全部风湿免疫系统疾病，德高才广，医术精湛，在中医风湿病的诊断治疗方面形成了个人独到的见解。她以中西医理论及临床为基础，从理论与实践角度摸索出"毒"是关键性病理因素，确立了以清热解毒为主治疗风湿性疾病的方法，并由此深入开展一系列相关研究，取得了较多有影响力的学术成果，推动了清热解毒法治疗风湿病向纵深研究的发展，目前清热解毒法已经成为本学科治疗风湿病的一大特色。

　　近年来，周翠英教授主持省部级、厅局级课题 10 余项，参加全国多项科研协作项目，获得省部级科技进步三等奖 1 项，厅局级科技奖励 3 项。培养学术继承人 4 人，硕士研究生 20 名，博士研究生 17 名。

　　周教授虽已年过七旬，但是精神矍铄，除了继续坚持临床工作外，仍利用业余时间总结临证经验、体会，著书立说传与后人。出版著作 10 部，发表论文 40 余篇。她主编的《风湿病中西医诊疗学》获山东省教委科技进步理论成果一等奖。

　　2011 年，经国家中医药管理局批准，周翠英全国名老中医药专家传承工作室成立。以此为契机，我们收集周教授治疗风湿病的特色病例，全面发掘、整理、传承周翠英教授学术思想和临床经验，以培养高层次的中医药人才，促进中医治疗风湿病的发展。

本书分从医掠影、学术思想与学术传承、典型病例 3 个部分，力争全面准确地体现老师的学术观点和临床经验。但由于能力有限，难免有浅疏之处，敬请读者批评指正。

编者

2015 年 12 月 于济南

目　录

第一部分　从医掠影篇

第二部分　学术思想及学术传承篇

第三部分　典型医案篇

第一部分　从医掠影篇

济世悬壶　杏林耕耘

——周翠英教授从医掠影

面带微笑，风趣幽默，诚以待人，诲人不倦，这是熟悉周翠英教授的人对她的一致评价。她致力于风湿免疫性疾病的诊治，师古而不泥古，开拓创新，提出"毒"是关键性病理因素，确立了清热解毒为主治疗风湿性疾病的方法，深入研究，硕果累累。对于学生，她毫无保留，悉心指导。学业上力求严格，生活中宽厚仁爱。多年来，她讲学授徒，著书立说，在中医药的传承方面倾注了大量心血。

孜孜以求，学贯古今

1944年，周教授出生于山东即墨，在战火、灾荒连连的年代，年幼的周翠英亲眼目睹了老百姓饱受病痛、灾荒折磨的疾苦，曾默默许愿"要是我能帮助他们解除痛苦那该有多好！"庆幸的是，新中国成立后，她和其他女孩子一样获得了读书学习的机会。经过她不懈的努力，于1964年考入山东中医学院（山东中医药大学前身），成为一名光荣的大学生。中医文献浩如烟海，但是这没有难倒她。她发扬了头悬梁、锥刺股的精神，在校系统学习了中药学、方剂学、针灸学等课程，熟读《黄帝内经》、《伤寒论》、《金匮要略》等经典古籍，1970年以优异成绩毕业并成为山东省中医院的一名女中医师。

临证悬壶，济世为民

工作后，她一直工作在中医临床一线。门诊、查房、抢救，巾帼不让须眉。她在工作中结合临床病证，发挥中医优势，主攻风湿免疫性疾病。这类患者多是病痛多年、行动不便、生活质量差，许多家庭因此而贫困不堪。周教授深怀博爱之情，以大医精诚之心，潜心研究，在临床实践中积累了丰富的经验。她的研究几乎涵盖全部风湿免疫系统疾病，德高才广，医术精湛，在中医风湿病的诊断治疗方面形成了个人独到的见解。她以中西医理论及临床为基础，从理论与实践角度摸索出"毒"是关键性病理因素，确立了以清热解毒为主治疗风湿性疾病的方法，并由此深入开展一系列相关研究，取得了较多有影响力的学术成果，推动了清热解毒法治疗风湿病的纵向发展，目前清热解毒法已经成为本学科治疗风湿病的一大特色。她创立的"消痹灵"、"痹清饮"等药物为广大患者解除了病痛，疗效达到了国内领先水平。她还参加了"十一五"国家科技支撑计划课题"强直性脊柱炎中医规范化及疗效评价研究"，为该病的中医系统化诊疗做出了贡献。近年来，周翠英教授主持省部级、厅局级课题10余项，参加全国多项科研协作项目，获得省部级科技进步三等奖1项，厅局级科技奖励3项。

虚怀若谷　厚德敬业

周教授从医40余年，时常对自己的临床经验进行总结，反思自己临床上对一些疑难病例的诊治，把一些珍贵的个人经验和体会告诉弟子和学生，总结疑难疾病的诊疗要点，以不断提高风湿病疑难病症诊疗水平。

周教授认为，作为医生，高明的医术固然重要，但居第一位的是医德，救死扶伤是医生的天职。医德是医务人员必须遵循的职业道德，是医务人员从思想意识和作风态度等各方面应具备的道德品质与情操。因此，医生要以"高尚的医德"为患者服务。同时，师徒之间、同事之间关系要融洽，互学互尊，团结协作，严谨求实，奋发进取。

杏林春雨，诲人不倦

周翠英教授在完成大量临床工作的同时，还积极教书育人，培养新人。她培养研究生37名，其中硕士研究生20名，博士研究生17名。研究生分布于中国、英国、韩国。毕业后，他们分赴济南、青岛、北京、天津、烟台、聊城、即墨、东营等地的临床一线，在风湿科、内分泌科、皮肤科、痛疼科、保健科、血液科、神经科、综合急诊科、中医临床医学研究所、检验科等各个岗位上救死扶伤，解除患者病痛。通过他们的工作实践，又将周教授的学术理论发扬光大。周教授作为全国第三批、第四批老中医药专家学术经验继承指导老师，她的四位继承人孙素平、米杰、刘英、樊冰是学术界骨干、学科带头人和临床专家，不仅业务领先并有高尚的医德，从不计较个人得失，不争名利，尊敬前辈，团结同仁，重视学术和临床，注重科研，敢于创新，为发展壮大风湿队伍奋斗不息。

勤于读书　重视临床

周教授常教育弟子和学生，要认真学习中医四大经典，同时要熟悉本专业疾病的研究进展概况和学术前沿。需理解清代俞东扶在《古今医案按》中一段话："读书与治病，时和时离；古法与今方，有因有革。善读书斯善治病，非读死书之谓也。用古法须用今方，非执板方之谓也。专读仲景书，不读后贤书，譬之井田封建，周礼周官，不可以治汉唐之天下也。仅读后贤书，不读仲景书，譬之五言七律，昆体宫词，不可以代三百之雅颂也。"中医四大经典奠定了中医药的理论基础，是有效地沟通中医药理论和临床实践的桥梁，对指导临床实践意义重大。应认真研习以中医四大经典为代表的中医经典著作，熟读与痹病相关经典，牢固掌握痹论精华，与临床实践相互参验，以提升中医临床水平。

周教授认为临床实践是传授学术经验的主要途径，因此她始终遵循自定的"三学、三分、四结合"进行临床实践。三学是学习并掌握疾病诊疗前沿性知识，学习并吸收同行诊疗经验，学习并熟读中医四大经典精华。三分是分清疾病诊断（中、西医），分清病期（活动期、稳定期）治疗，分清证候辨治。四结合是疑难疾病中西医密切结合，临床与科研密切结合，四大经典精华与临床密切结合，师承培养与专业队伍发展结合。在实践中牢记"六启示"即注重不同群体辨证用药，注重不同病期的用药特点，注重不同疾病锻炼及养生法，勿忘扶正祛邪原则，勿忘活血化瘀往往贯穿风湿免疫疾病始终，勿忘未病先防、有病早治、既病防变、愈后防复的治疗思路。

疑难重症　从毒辨治

周教授临床上始终注重毒瘀在风湿病发生、发展中的致病作用，主张以清热解毒、活血化瘀为基本治法，其中更以清热解毒法为主线，辨证基础上辨病，辨病范围内辨证，疗效肯定。对于"毒"，从古到今，有不少记载和论述。周教授认为，目前毒的概念，已经超越了以往狭义的"热毒"的含义，而是指凡是显著超出正常范围，对人体造成严重伤害的邪气，都是毒邪。风湿免疫性疾病，如类风湿关节炎、系统性红斑狼疮、硬皮病、白塞病等，多数缠绵难愈，有的致残甚至导致死亡，严重危害患者的身心健康，可以说"毒"邪在此类疾病的发生发展中占了重要地位。

近年来周教授又致力于清热解毒法取效的疗效机理的研究，并用现代科学实验探明其作用机制，从理论与实践角度验证了毒是风湿病致病的关键性因素，探讨了毒的概念范畴、形成因素、致病机理、发病特点等，提出了毒在现代医学中相应的病理实质，探索了毒的客观化指标，并以细胞因子为切入点，深入研究了清热解毒法抗炎和免疫调节的作用机制。以类风湿关节炎的研究为例，发现类风湿关节炎患者的致炎性细胞因子增多，抗炎性细胞因子减少，经清热解毒药物干预后，致炎性细胞因子减少而抗炎性细胞因子增多，二者趋于平衡。由此研究结果周教授认为，致炎性和抗炎性细胞因子如同中医学阴和阳的概念，健康状态下，二者动态平衡，在某些因素的作用下，这种平衡被打破，致炎性细胞因子增多，抗炎性细胞因子减少，从而导致疾病的发生，在这种状况下，致炎性细胞因子就是"毒"邪的实质之一，经过中药或其他药物的干预，恢复失衡的阴阳，就会使疾病得到控制。基于这些相关的研究，周翠英教授进一步丰富、完善了"热毒致痹"学说，并逐渐形成了"毒邪致痹"的创新理论。周教授主持研究与此相关的课题"清热解毒法对类风湿关节炎炎性细胞因子作用的研究"获 2005 年山东省科技厅科技进步三等奖。

西为中用　病证结合

"他山之石，可以攻玉"。周翠英教授积极主张中西医结合，在临床工作中将中医的辨证论治同西医的辨病求因和局部分析结合起来，相互印证，取长补短。周教授指出：这种结合不是依据西医的诊断而随从，更不是受其支配而"西化"，而是为求做到辨证有理，辨病有据，这样便于准确立法、组方、择药，有利于疗效的提高。因为对疾病的诊断更加清晰明确，所以在治疗上往往可以取得良好疗效，不仅患者的自觉症状可以消除，有些疾病患者的客观指标也可恢复正常。

周教授在临证时强调的"三分"，即在明确中西医疾病诊断的前提下，分清活动期还是稳定期，同时辨明寒热、虚实。

风湿病是一类古老的疾病，古希腊、古罗马、古代中国都曾有风湿病的记载，但一直到最近三十年，随着免疫组化和分子生物学的重大发现，现代风湿病学才有了飞跃性发展。而最近十年，随着生物制剂的应用，现代风湿病的治疗也走上了一个新的台阶，对中医治疗风湿病也是一个巨大的挑战。

在这种背景下，周教授表示，一定要紧跟风湿病的研究前沿，充分学习现代风湿病学的知识，尤其是诊断和治疗手段。要深入学习各种检查项目的含义，尽量对患者早期明确诊断，早期正规治疗，不能延误病情。同时，以血沉、C反应蛋白等各种化验指标为参考，分清疾病的活动期还是稳定期。再结合中医学的辨证论治，明辨寒热和虚实来进行治疗。

总结经验　笔耕不辍

周教授虽已年过七旬，但是精神矍铄，除了继续坚持临床工作外，仍利用业余时间总结临证经验、体会，著书立说传与后人。主编《风湿病中西医诊疗学》、《现代新药与检查》、《山东省各级医师三基训练医疗分册》、《中医类别医师资格实践技能考试应试指导》、《杏林传薪集》、《中医养生50法》、《临床经验荟萃》等；参编《实用中医风湿病学》、《中西医结合风湿免疫病学》等著作，参编中医内科教材一部。撰写论文40余篇。"消痹灵袋泡剂的临床研究"获山东省卫生厅科技成果二等奖；《清热解毒法对类风湿关节炎炎性细胞因子作用的临床研究》获山东省科技成果三等奖。她主编的《风湿病中西医诊疗学》获1999年山东省教委科技进步理论成果一等奖。她先后获博士团三下乡社会实践活动优秀指导者、山东省名中医药专家、山东省首届中医适宜技术推广应用先进个人、全国老中医药专家学术经验继承指导老师等称号，以勤奋的工作树立了一座学术丰碑。

杏林春暖　薪火相传

2011年，经国家中医药管理局批准，周翠英全国名老中医药专家传承工作室成立。工作室以整理、发掘、传承和创新周翠英教授的学术经验、学术思想为宗旨，培养高层次的中医药人才，促进中医治疗风湿病的发展。工作室注重对周翠英教授临床经验和学术思想的总结，通过回顾性研究，查阅、整理既往反映周翠英教授临床诊疗特色和辨证思维特点的原始病案。全面发掘、整理、传承周翠英教授学术思想和临床经验，进而促进中医药文化传承、学术发展并着力打造现代中医名医，培养高素质中医药人才。

孙素平　樊冰　李大可

第二部分
学术思想及学术传承篇

痹病治疗经验总结

一、痹病的异病同治

痹病的主要表现为关节的疼痛、肿胀、僵硬及活动不利，尪痹、痛风、脊痹、骨痹等痹病基本表现都是如此。这些病证虽然各有规律，但在发生发展过程中，有时会出现一些相同的病机或者证候特点。周教授在长期的临证实践中，用心辨别，总结了几个痹病异病同治的特点。

（一）活动期辨治——加减四妙汤

尪痹、痛风、脊痹等痹病，在病情高度活动时，一般会出现关节疼痛剧烈、红肿、局部发热、活动严重受限，常常伴有发热等全身症状，舌红苔黄腻，脉弦滑或数，实验室检查会有血沉（ESR）、C反应蛋白（CRP）等炎性指标的增高。此期多从热辨证，由于机体阴阳失调，脏腑蕴热，或由五志化火，或饮食不节，湿热内生，复感风湿热邪，或感风寒湿邪从阳化热，或郁而化热，内外合邪而发病。针对病机，周教授认为本期的治疗以清热解毒、利湿通络为第一要义，拟定了治疗活动期痹病的"基本方"：黄柏、川牛膝、薏苡仁、土茯苓、金银花（或忍冬藤）、红藤、徐长卿、猪苓、虎杖、蜂房、甘草等。

此基本方以《成方便读》"四妙丸"为基础进行加减。黄柏、土茯苓、虎杖清热利湿，金银花清热解毒，薏苡仁利湿，红藤清热通络，川牛膝活血通络、祛风除湿，猪苓利湿除热，徐长卿祛风除湿，蜂房解毒止痛，甘草调胃和中。全方以甘淡寒凉为主，兼以苦寒，清热解毒、利湿通络而不伤正。

（二）疑难怪症，解毒为先——解毒方

风湿免疫性疾病疑难怪症比较多，周教授在临证时，尤其重视毒邪在病因病机中的作用，认为毒既是一种致病因素，又是一种病理产物，起着致病的始动与导致复发加重的双重作用。毒邪性质酷烈顽恶，致病迅猛，进展急速，或病势缓但病情深，顽固难愈。所以周教授在遇到疑难怪症时，常使用一些有解毒作用的中药，组成"解毒

方"：金银花、连翘、白花蛇舌草、蒲公英、蜂房、土茯苓、红藤。

方中金银花、连翘、白花蛇舌草、蒲公英、土茯苓、红藤均有清热解毒的作用，其中连翘、蒲公英又能散结，红藤又能通络；再加攻毒止痛之蜂房，全方清热解毒，散结通络。

临床诊断疑难怪症有时比较困难，这时应抓住患者的主要矛盾先果断应用中药，同时进行相关检查尽快明确诊断以进行更有针对性的治疗。

（三）引经达节，辨位用药

不同的痹病常累及不同的关节，周教授在辨证和辨病的基础上，根据不同的病变关节，运用引经药独特的搜剔穿透之力，引导诸药直达病所，有利于提高疗效。如上肢关节痛多选用片姜黄、桑枝、羌活、威灵仙等；痛在下肢可选独活、川牛膝、防己、木瓜等；四肢小关节肿胀、灼热疼痛者可选土贝母、猫眼草、漏芦、蜂房等；两膝关节肿胀、有积液者可选土茯苓、薏苡仁、猫爪草、猪苓、车前草等；两膝关节疼痛为主可选全蝎、赤芍、白芍等；两踝关节肿胀疼痛可选地龙、钻地风等；颞颌关节受累、张口咀嚼困难者可选白芷、细辛、川芎等；颈椎受累，出现颈部僵硬不适、疼痛、转侧不利者可选用葛根、赤芍、白芍等；腰背疼痛、僵硬可选续断、狗脊、杜仲、桑寄生、独活、土元等；筋脉拘挛者选用木瓜、白芍、伸筋草、海桐皮等。

周教授还根据中医学取象比类的原理，认为茎藤类药物善走四肢而通利关节，还有引经功用，常选用青风藤、忍冬藤、络石藤、海风藤、鸡血藤、红藤、桑枝等茎藤类通络药，以增强疗效。

二、按病论治

（一）尪痹（类风湿关节炎）

1. 病机特点　周教授认为，尪痹活动期之邪，以湿热毒为主，稳定期之邪，以湿瘀毒占先。毒邪贯穿尪痹的始终，不论活动期还是缓解期。活动期表现关节肿胀热痛，或伴发热，一派湿热毒象。经过治疗，病情缓解，关节时有疼痛微肿，局部色黯，或有结节，病势缠绵，则表现为湿瘀毒象。

就虚实而言，邪气贯穿始终，而中晚期会出现虚实夹杂的证候。湿热、痰瘀、寒毒等邪气，都会在尪痹病程中出现，有时同时出现，有时交替发生，活动期邪气盛，缓解期邪气仍存，一直到终末期。我们在临床上就经常看到老年尪痹患者，关节已经明显变形，但病情仍时有反复，说明邪气一直存在。而到了疾病中晚期，或因邪气、或因药毒，损伤正气，或年老体衰，致正气亏虚，出现虚实夹杂的表现。

2. 用药特点

（1）经验方：周教授在治疗尪痹时最常用的两个经验方，一个是活动期的"痹速清方"，一个是稳定期的"痹清饮加味方"。

痹速清方 功效：清热解毒，利湿通络。方药组成：雷公藤 15g（先煎），金银花 20g，虎杖 15g，蜂房 15g，薏苡仁 20g，猪苓 30g，羌活 12g，独活 20g，徐长卿 12g，荜茇 12g，甘草 6g。方中金银花、虎杖清热解毒，虎杖并有活血之功，蜂房攻毒止痛，雷公藤、羌活、独活、徐长卿祛风除湿，雷公藤现代研究具有免疫抑制和抗炎作用，薏苡仁、猪苓利水渗湿，荜茇散寒温中止痛，甘草调胃和中。

痹清饮加味方 功效：清热利湿，活血通络。方药组成：土茯苓 20g，黄柏 12g，忍冬藤 30g，蜂房 15g，细辛 3g，徐长卿 12g，独活 20g，羌活 12g，川牛膝 20g，猪苓 30g，猫爪草 20g，薏苡仁 30，红藤 20g 甘草 6g。方中土茯苓、黄柏、忍冬藤、红藤清热利湿通络，羌活、独活、徐长卿、猫爪草、祛风除湿，猪苓、薏苡仁利水渗湿，川牛膝、红藤活血通络，蜂房解毒止痛，细辛散寒止痛，甘草调胃和中。

（2）随证变化：由于本病多种病理因素常相兼致病，寒热之间亦有消长、转化，故周教授在临床用药时非常注意随证变化。虽然湿热毒邪在尪痹的病机中占重要地位，但周教授认为，如遇有寒邪的患者，治疗不应拘于解毒利湿化瘀之法，而应分清寒热的孰轻孰重以及寒热间的相互转化，寒热并举或大胆应用温热药，常用药物如桂枝、制川乌、细辛、补骨脂、骨碎补、羌活、独活、麻黄、熟附子等。

部分患者长期应用激素出现阴虚内热的表现时，多以丁氏清络饮加减，药用金银花、连翘、知母、青蒿、生地黄、秦艽、石斛、牡丹皮、麦冬、地骨皮等清热养阴药物，而慎用辛热之品。

部分患者因长期应用激素及非甾类抗炎药，损伤脾胃，或素体脾胃虚弱，在用药时慎用苦寒，常加入干姜、高良姜、荜澄茄、吴茱萸、荜茇等温中散寒之品，部分经上述处理仍难以耐受者，可选加健脾、消食、和胃之品，如党参、炒白术、茯苓、焦神曲、焦山楂、焦麦芽、鸡内金等。

（二）脊痹（强直性脊柱炎）

强直性脊柱炎是一种慢性进行性、主要累及中轴关节的炎症性关节病，病变主要在骶髂关节、脊柱、髋关节，部分周围大关节亦可受累。本病现规范名称为"脊痹"，焦树德先生则用"大偻"之名代指强直性脊柱炎。《素问·痹论》言："肾痹者，善胀，尻以代踵，脊以代头。"与本病晚期脊柱畸形，严重影响患者日常生活的表现类似。

1. 病机特点　结合临床观察，周教授指出肾虚督空，筋骨关节失于濡养是发病的内因，风、寒、湿、热等邪气及痰瘀毒等病理因素为诱发、加重本病的因素。肾精亏虚，髓不得充，而督脉出于胞中，与肾关系密切，督脉、筋骨不得濡养，成为外邪滞留之所，正所谓"至虚之处，必是容邪之所"，或曰"邪之所凑，其气必虚"。腰为肾之府，而脊柱为督脉循行部位，故一旦感受风寒湿热等邪气，或体内痰瘀毒等病理因素蓄积，易损伤腰府及脊柱，出现腰痛及脊柱疼痛、变形等表现。

脊痹的辨治也有活动期及缓解期的不同。活动期常有腰背疼痛剧烈，或伴有外周大关节的肿胀热痛，或有发热、目赤等表现。周教授认为此期的病机特点为湿热毒滞。缓解期表现为腰背酸痛不适，活动不利，或有关节畸形，常伴腰膝酸软，病逝缠绵不愈。周教授认为此期病机关键为肾督空虚，痰瘀毒滞，多表现为虚实夹杂，晚期则以正气亏虚为主。

2. 用药特点

（1）经验方：周教授在治疗脊痹时常用的两个经验方，一个是活动期的"脊痹清方"，一个是缓解期的"脊痹饮方"。

脊痹清方　功效：清热解毒，利湿通络。方药组成：土茯苓 30g，金银花 20g，黄柏 12g，葛根 20g，赤芍 20g，白芍 20g，独活 20g，川牛膝 20g，狗脊 15g，猪苓 30g，王不留行 15g，木瓜 15g，徐长卿 12g，薏苡仁 20g，甘草 6g。方中土茯苓、金银花、黄柏清热解毒利湿，狗脊、徐长卿祛风除湿，猪苓、薏苡仁利水渗湿，赤白芍、木瓜通络柔筋，葛根清热，川牛膝、独活祛风除湿并补益肝肾，王不留行活血通经，甘草调胃和中。针对脊痹累及部位在腰背脊柱及下肢大关节的特点，本方运用多种引经药物，其中金银花、葛根走头颈部，狗脊、独活走脊柱、腰背，川牛膝、木瓜走下肢，王不留行通行经脉。

脊痹饮方 功效：补肾强督，化瘀散结。方药组成：骨碎补 30g，狗脊 15g，续断 15g，蜈蚣 2 条，独活 20g，刘寄奴 15g，白芥子 12g，伸筋草 12g，红花 12g，川芎 15g，黄芪 20g，当归 15g，忍冬藤 30g，徐长卿 12g，薏苡仁 20g，甘草 6g。方中骨碎补、狗脊、续断、独活补肾强督，刘寄奴、红花、当归、川芎活血通络，忍冬藤清热通络，白芥子化痰散结，黄芪补气以行血，徐长卿、伸筋草祛风除湿，薏苡仁利水渗湿，蜈蚣攻毒散结、通络止痛，甘草调胃和中。

（2）随证变化：脊痹的发病部位与尪痹有所不同，治疗时所用引经药物亦有所不同。脊痹常出现肌腱附着端点的炎症，根据部位的不同，酌用相应药物。如足跟痛加两头尖、皂刺；胸痛用郁金、元胡；胁肋部疼痛，常用柴胡、白芍。上肢关节痛多选用片姜黄、桑枝、威灵仙、羌活等；下肢疼痛可选独活、川牛膝、防己、木瓜等，并善用黄柏、薏苡仁等清利下焦。两膝关节疼痛为主可选全蝎、赤芍等；两踝关节肿胀疼痛可选地龙、钻地风等。筋脉拘挛者选用木瓜、白芍、伸筋草、海桐皮等。有椎旁韧带硬化者，常用蜂房、山甲、王不留行、夏枯草等活血散结，软坚祛痰。

（三）骨痹（骨关节炎）

1. 病机特点 人进入老年后，脏腑功能逐渐减退。就"骨痹"而言，正气亏虚主要是指肝肾亏虚，筋骨失养。在此基础上，一旦感受风寒湿热等邪气，邪气入里，着于筋骨，痹阻脉络；或者感受外伤，或者劳损过度，瘀血阻于脉络，损伤筋骨，均可导致骨痹的发生。

活动期的病理因素多责之湿热，因患者常表现为关节的肿胀热痛，活动不利。而慢性期则多虚实夹杂，既有痰瘀阻滞，又有肝肾亏虚。

2. 用药特点 周教授在治疗活动期骨痹的常用经验方为"蠲痹饮"。

蠲痹饮 功效：清热利湿，舒筋通络。方药组成：薏苡仁 30g，土茯苓 30g，苍术 12g，黄柏 10g，川牛膝 20g，独活 20g，猪苓 30g，车前草 15g，王不留行 15g，木瓜 15g，海桐皮 15g，甘草 6g。全方以清热利湿之四妙丸为基础，加入清热解毒利湿之土茯苓，加猪苓、车前草加重利水渗湿之效，王不留行通行经络，海桐皮祛风除湿，木瓜祛风湿并引药下行。甘草调胃和中。本方重点清下肢湿热，适用于老年人常见的膝骨关节炎急性期。

至缓解期，关节肿胀渐消，仍时有关节疼痛，活动后加重，或伴关节粗大，局部或有瘀斑，或有腰膝酸软乏力，此时辨证为肝肾亏虚、痰瘀痹阻，治宜补益肝肾，祛痰散瘀，蠲痹饮方去渗湿之车前草、猪苓，加白芥子、炮山甲祛痰软坚散结，加桑寄生、骨碎补、杜仲补益肝肾、强筋壮骨，加川芎、土元、红花活血祛瘀。

（三）痛风（痛风性关节炎）

1. **病机特点**　周教授认为，痛风非风，而为湿热瘀毒也。痛风的发病以内因为主，或由素体阳盛，复因饮食不节，嗜食肥甘厚味，或饮酒过度，或劳倦过度，情志过极，脾失健运，聚湿生痰，血滞为瘀，久蕴不解，酿生浊毒。湿热瘀毒流注经络骨节则肢体疼痛，甚则痰瘀浊毒附骨，出现痛风结节。本病以脾肾失调、脏腑蕴热为本，以湿热痰瘀浊毒为标。其中，毒是本病的关键因素。痛风性关节炎与六淫外邪无直接关系，病因病机不同于正气不足、外感风寒湿热，邪气痹阻经络之痹证。

2. **用药特点**　周教授治疗痛风时常用的协定方为"痛风饮"。

痛风饮　功效：清热解毒，利湿泄浊。方药组成：薏苡仁30g，土茯苓30g，虎杖30g，山慈菇15g，大黄9g，猪苓30g，郁金15g，秦皮30g，白芍20g，赤芍20g，甘草6g，山药30g。方中有土茯苓、虎杖清热利湿解毒，薏苡仁、猪苓利水渗湿，使浊毒从小便而出，大黄泄热通便，使浊毒从大便而解，赤芍清热凉血通络，白芍、甘草酸甘相配，缓急止痛，山药补益脾肾，而山慈菇、秦皮、郁金的应用则体现了周教授一直给我们强调的"西为中用"的原则，因山慈菇含秋水仙碱，对痛风急性炎症发作有明显的抑制作用，秦皮和郁金现代研究有促进尿酸排泄的作用。全方以解毒排毒为先，既有清热解毒之品，又能通利前后二便，使邪有出路。

热毒之象明显者，加金银花、蒲公英、白花蛇舌草、漏芦等。关节肿胀，湿毒明显者，加用萆薢、防己、泽泻、黄柏、云苓等。病程日久，局部色暗红有瘀斑甚至有痛风结节形成，瘀毒之象明显者，加牡丹皮、丹参、土元、蜂房等。关节变形，或有结石形成，痰毒之象显著者，加白芥子、夏枯草、皂刺、牡蛎等。

痛风进入缓解期，则应注意调理脏腑功能，以健脾补肾为首要治法，前方可伍用六君子汤、参苓白术散、六味地黄丸等进行加减。

樊冰

从热毒论治类风湿关节炎的学术思想及临证经验

周翠英教授勤求古训，博采众长，学验俱丰。从 20 世纪 80 年代开始一直潜心于风湿免疫性疾病的研究，对类风湿关节炎的诊治造诣颇深，对活动期类风湿关节炎的病因、病机及辨治提出了一系列新的见解。周教授认为类风湿关节炎的发病以阴阳失调、脏腑蕴热为内因，邪气内舍为外因，湿热毒瘀胶结为病机关键。主张以清热解毒、利湿通络、活血化瘀为基本治法，并取得了较好疗效。

一、对活动期类风湿关节炎病因病机的认识

类风湿关节炎是一种致残性很强而又较为常见的慢性全身性自身免疫性疾病，属中医学痹证、历节病、尪痹等范畴。历代医家从寒论治者颇多，周教授则有其独到的见解。根据活动期类风湿关节炎关节肿胀、灼热、疼痛、屈伸不利、晨僵胶着感明显，苔黄或腻，脉滑数等临床特点，认为类风湿关节炎活动期当按"热痹"论治。

早在《素问》中已明确记载了"热痹"的名称及病机。《素问·痹论》提出："其热者，阳气多，阴气少，病气胜，阳遭阴，故为痹热。"《素问·四时刺逆从论篇》中也有"厥阴有余，病阴痹，不足，病热痹"的论述，均为后世探讨热痹的理论渊源。东汉·张仲景在《金匮要略·中风历节病脉证并治第五》中提出脾胃湿热内生可致历节，"趺阳脉浮而滑，滑则谷气实，浮则汗自出"。隋代巢元方在《诸病源候论》中首次倡导了脏腑积热、蕴毒致痹学说，曰："热毒气从脏腑出，攻于手足，手足焮热、赤、肿、疼痛也。"尤在泾《金匮翼·热痹》言："热痹者，闭热于内也"，"所谓阳遭阴者，脏腑经络，先有蓄热，而复遇风寒湿气客之，热为寒郁，气不得通，久之寒亦化热"。唐·孙思邈在《千金要方》中提出了"热毒流于四肢，历节疼痛"，并以犀角汤施治，确定了清热解毒的治疗方法。清代吴鞠通在《温病条辨》中指出"痹之因于寒者固多，痹之兼乎热者，亦复不少"，并总结了湿痹、湿热痹、暑湿痹的辨治经验，创用宣痹汤、加减木防己汤等。林佩琴在《类证治裁》中提出邪热致痹，"风热攻注，筋弛脉缓"，湿热者治以加味三妙散、苍术散及当归拈痛散，风热者用消风散，暑湿用清暑益气汤，热毒流注骨节用千金犀角散等。

类风湿关节炎的发生发展是一个动态演变的病变过程，由于阶段不同，邪正消长各异。其病因不外乎内因、外因两个方面。外因责之于风寒湿热毒邪，内因责之于正气不足。根据活动期类风湿关节炎关节疼痛、肿胀、灼热、功能受限，晨僵胶着感明显，并伴发热汗多，类风湿结节，以及舌质红或暗红有瘀斑，苔黄或腻，脉滑数等临床特点，结合文献及现代研究，周教授认为本病是由于机体阴阳失调，脏腑蕴热，或由五志化火、饮食不节，湿热内生，复感风寒湿热毒邪，内外合邪，邪郁蕴毒，酿生热毒或湿热毒邪；毒邪伤正，气血津液运行失常，痰瘀内生，蕴结化毒。邪毒痹阻经脉肢节，流注骨骱经隧，气血不通而发病。湿热毒瘀是活动期类风湿关节炎的病机关键。

（一）阴阳失调，脏腑蕴热为内因

类风湿关节炎的发病有其内在基础。一方面，素体阳盛，脏腑积热，或精神紧张，五志化火，或嗜食辛热肥甘，湿热内生；另一方面，素体阴血不足，或久病耗伤肝肾之阴，或用药过于温燥伤阴，阴虚内热而为痹。在痹病的发病过程中，人体禀赋的体质因素对疾病的转归和预后具有决定性作用，决定着痹病性质的转化。若素体阳盛阴虚，致病之邪每与体内阳盛之气相结，邪郁而化热为形成热痹的主要因素之一，此即《素问·痹论》所说："其热者，阳气多，阴气少，病气胜，阳遭阴，故为痹热。"《诸病源候论》亦指出："热毒气从脏腑出，攻于手足，手足焮热、赤、肿、疼痛也。"再者，阳盛内热，或阴血不足、虚火内生，纵然风寒湿邪，也多从阳化热形成热痹，尤在泾《金匮翼·热痹》言："热痹者，闭热于内也"，"所谓阳遭阴者，脏腑经络，先有蓄热，而复遇风寒湿气客之，热为寒郁，气不得通，久之寒亦化热"。清代张志聪说得更透彻："夫寒热者，由人身之阴阳气化也……若阳气多而阴气少，邪得人之阳盛而病气盛矣。人之阳气盛，而遇天之阴邪，则邪随气化为痹热矣。"

此外，周教授认为医者拘泥于"风寒湿三气杂至合而为痹"之说，治痹"不问经络，不分脏腑，不分表里，便作寒湿脚气，乌之附之乳之没之，种种燥热攻之"，反逐燥伤阴，"愈服愈热"，促发或加重了热痹。且临床上许多患者有滥用糖皮质激素史，糖皮质激素从中起添加剂作用，容易助热生火蕴毒，轻则伤津耗气，重则灼阴炼液，形成活动期湿热毒未除而阴虚内热复生并存的局面。另外，随着人民生活水平日益提高，饮食过于肥甘厚味，易化生内热，酿成毒邪；生存竞争加剧，各种压力过大，加于人体，出现七情过极，"气有余便是火"，火为阳盛之邪，既可充斥经络，又可伤津灼液，火毒内生；现代社会生活节奏加快，劳逸调摄不当，亦能耗伤气血，阴虚内热。

由此可见，阳盛阴虚，脏腑积热蕴毒是类风湿关节炎活动期的内在基础，在外易招致风湿热邪，或感受风寒湿邪易从阳化热，或郁而化热，在内易蕴热成毒，导致病变进一步发展。

（二）邪气内舍为外因

1. 风寒湿邪，从阳化热 风寒湿之邪袭于肌表，留滞筋脉，郁闭阳气日久，可"风变为火，寒变为热，湿变为痰"，化热化火，变生湿热毒邪；或遇阳盛阴虚之体，虽感阴邪，阴不胜其阳，极易从阳化热，湿热毒攻于筋骨关节而为病。

2. 风热淫邪，直中经络 风热之邪属阳邪，常相兼为患，风得热其气愈奋，热得风其性愈炽，风热相搏，火性骤急，直中经络，与气血相搏，壅滞经络、筋骨、关节而发病。临床上，许多类风湿关节炎患者发病较急，关节红肿热痛，伴全身发热、咽痛、口干、口渴、大便干，舌红、苔黄腻，脉滑数。

3. 湿热内蕴，流注骨节 湿热之邪，可由外感、内生而成。外感湿热多与时令气候有密切关系。患者多暑季冒雨涉水，加之坐卧湿地，暑湿相感，客于人体，热蒸湿动，流注经络，蚀筋着骨而成。内生湿热，往往"直趋中道"，以脾胃为病变中心，患者多为劳力之人，饥饱失常，饮食不节，损伤脾胃，脾失健运，则内生湿邪，湿蕴化热；或平素嗜食肥甘醇厚辛辣之品，碍胃滞脾，食物不归正化，反生湿浊热毒。内外之湿热相引，同气相求，湿热之邪流连，难以速去，从而形成湿热痹。

（三）湿热毒瘀胶结为病机关键

素体脏腑积热或阴虚内热，或阳气偏盛，复感风湿热邪，或感风寒湿邪从阳化热，或郁而化热，而致湿热毒蕴结。湿热毒邪壅塞气机，血脉凝滞可为瘀；热毒伤络，血溢脉外可成瘀；热痹不已，热毒必伤阴耗气，气虚者，不足以推血运行而成瘀。湿热毒瘀互生互化交炽一体，痹阻经脉肢节，流注骨骱经隧，成为活动期类风湿关节炎的病机关键。

二、毒是活动期类风湿关节炎的关键因素

周教授认为毒是活动期类风湿关节炎重要的病理因素，目前对其实质的研究较少。

（一）前人对毒的认识

《说文解字》云"毒，厚也，害人之草，往往而生。"毒本义指毒草，有害人、厚重之性。后人以此为基础广泛引申运用，如《康熙字典》曰："恶也，一曰害也；痛也；苦也；恨也；药名。"《辞源》解释为"苦恶有害之物；祸患；伤害；痛；恨；猛烈、强烈"，此均为毒的含义。

毒在古代医籍中出现十分广泛，可指代病因，如《灵枢·寒热》"此皆鼠瘘寒热之毒气也"；指代病证，多用于焮热肿胀或滋水浸淫者，如丹毒、湿毒等；指药物的性能，如"用毒以攻疹，用和以安神"；或指药物的偏性，如《类经》"药以治病，因毒为能"；指代毒物；或意为剧烈，如《脉经》"左手关前寸口脉绝者，无心脉也，苦心下毒痛"。其中，用于病因，既可作为一般病邪的概称，如《注解伤寒论》"寒毒藏于肌肤，至春变为温病"，又可指代异于六淫的特殊邪气，如《素问·生气通天论》所云"虽有大风苛毒，弗之能害"。单就后者作为独立的病因概念，历代医家也有不同认识，多认为毒从外来，或认为乃由六淫过盛郁结所化，如《素问·五常政大论》曰："少阳在泉，寒毒不生……"提出了寒毒、热毒、湿毒、燥毒的名称。王冰注："夫毒者，皆五行标盛暴烈之气所化也。"或由受邪不解积久而成，如尤在泾谓："毒，邪气蕴结不解之谓。"或认为毒乃异气，具流行传染之性，如吴鞠通言"诸温挟毒"、"毒附湿而为灾"。少数医家也曾提出内生毒邪，如《诸病源候论》曰："热毒气从脏腑出，攻于手足，手足则焮热、赤、肿、疼痛也。"性质上多认为毒性火热。可见毒是性质苦恶猛烈，能对机体产生严重损害，使人极度痛苦的因素。目前，国内中医界对毒的研究取得进展，但对活动期类风湿关节炎中毒的概念及内涵却未见系统而明确的论述。

（二）活动期类风湿关节炎毒的概念

临床上，活动期类风湿关节炎常表现为关节疼痛剧烈不可触，肿胀不可屈伸，甚至骨质疏松或骨质破坏，而且病情反复发作，呈进行性加重，最终患者出现关节强直固定畸形，病变特点远超出六淫外邪与内生五邪的致病范畴。

近年来周教授致力毒的研究，从理论与实践角度验证了毒是致病的关键性因素，探讨了毒的概念范畴、形成因素、致病机理、发病特点等，提出了毒在现代医学中相应的病理实质，探索了毒的客观化指标。在周教授带领下，我们完成了课题"清热解毒法对类风湿关节炎炎性细胞因子作用的研究"，并获得了山东省科技厅科技进步三等奖。该研究对 100 例活动期类风湿关节炎患者统计发现，关节疼痛数目≥20者占 73.35%，中度疼痛以上者占 82.85%，97 例关节肿胀患者中，肿胀数目≥20者占 59.33%，病程 3 年以上者占 60%，生活仅能或不能自理、关节功能 2 级以上者占 37.14%。病情之酷烈顽恶与"痛"、"苦"、"猛烈"、"苦恶有害之物"、"凶狠"、"酷烈"等"毒"的概念相吻合。病位上，本病之邪直达筋骨经隧，深伏痼结，且邪势猖獗，正气难达，与一般邪气多侵及肌表、脏腑，或虽累及筋骨但邪去正自安者不同，甚难搜剔驱除，以致反复发作，致病力强，极易损形坏体，此乃邪之极甚者为病，概称为毒，一般祛风胜湿、补益肝肾药力难敌，临床需从毒邪辨治方获殊效。我们通过临床及实验研究也证实清热解毒法治疗活动期类风湿关节炎确有很好的疗效，治疗活动期类风湿关节炎 100 例，总有效率 94.12%。因此认为，毒是活动期类风湿关节炎发病的关键因素。

结合理论及临床研究，活动期类风湿关节炎之"毒"可归纳为：一切邪气蓄积猛烈、蕴酿顽恶所形成的，对机体具有特殊、强烈损伤作用的致病物质。毒既是病因，又是病理产物，起着致病的始动与导致复发加重的双重作用。毒邪性质酷烈顽恶，致病迅猛，进展急速，或病势虽缓但病情深重，顽固难愈。在类风湿关节炎中常表现为慢性病程伴有反复发作，可以突然起病，病势重，病程长，或病情暂时缓解而余毒未尽，留伏体内，遇外邪引动或正气虚弱则毒邪复燃，病情复发。毒善走窜经隧，深达骨骺，可见筋脉胀急，骨节疼痛，活动受限。毒好入阴血，易伤营成瘀，聚湿成痰，而进一步出现关节肿大、变形，或形成痰核、结节等。毒易伤正败体，对人体生理功能和组织器官具有严重损伤作用，表现为病变关节的骨质疏松、骨质破坏，甚至毒伤脏腑，"内舍于其合"，产生"脉不通，烦则心下鼓，暴上气而喘"等关节外表现。

（三）活动期类风湿关节炎毒的产生与实质

1. 感受外毒　外毒包括外界毒邪与六淫邪气侵入，邪郁不解蕴结所化之毒。外界邪毒包括生物、理化、环境等致病因素。对于邪郁化毒，又有直接化毒，与邪郁化热或从阳化热，蓄热成毒之不同。风寒湿热外袭，机体不能抗邪外出，邪气稽留，致病之性愈强，酿为风寒湿热毒邪。类风湿关节炎患者多为阳盛阴虚脏腑积热之体，受邪后易从阳化热或邪郁化热，热蕴不解，热甚蓄积化毒。

2. **内生毒邪**　内毒是指由于脏腑功能紊乱，气血运行失常，病理产物积聚蕴化，致病力进一步增强而形成的某些致病物质。五志化火，火热怫郁，酿生热毒；饮食不节，脾失健运，水湿内停，失于及时疏布宣化，湿蕴化毒，或阳盛阴虚之体，湿郁化热，湿热蓄积蕴化成毒；邪阻气滞，脉络瘀阻，瘀血积聚不化，蕴结为毒。内毒致病是类风湿关节炎发病的一个重要方面，毒生于内，与前人强调"风寒湿三气杂至"以及"风寒暑湿之毒"有所不同，内毒既是病理产物，又是直接致病因素，亦有别于气血不足、痰瘀阻痹等内因。

病变过程中，外毒和内毒常难以截然分开。外毒入侵，诱导机体脏腑功能失调，湿热痰瘀内蕴，酿生内毒；内毒伤正，卫外不固，又易招致外毒。内外相引，反复加重，使病情愈加顽恶胶结。

3. **活动期类风湿关节炎毒的实质**　活动期类风湿关节炎中，"毒"可包含环境因素、外来抗原、自身易感基因、血清及关节局部过量的细胞因子、自身反应性 T 细胞、CD5$^+$ B 细胞、多种自身抗体、炎性介质、酶类等。尤其细胞因子的过量产生是诱导自身反应性 T 细胞增殖分化，介导免疫性滑膜炎症反应，并进一步激活破骨细胞，介导蛋白多糖降解，造成关节破坏、骨与软骨吸收的主要因素。课题"清热解毒法对类风湿关节炎炎性细胞因子作用的研究"也显示，活动期类风湿关节炎患者血清炎性细胞因子水平失调，经以清热解毒为主要治法的痹速清合剂治疗后，其水平趋于正常，与患者临床症状、体征及实验室检查的改善情况相平行，因此我们提出，血清中异常升高的促炎性细胞因子是活动期类风湿关节炎中"毒"的重要病理实质之一，至少是"毒"证病理基础的一部分，而抗炎性细胞因子为机体"正气"的一部分，二者的属性如同"正—邪"或"阴—阳"，其动态平衡影响着炎症的发展和转归。类风湿关节炎本质为免疫性炎症反应，有多种炎性细胞因子参与，而临床关节肿痛灼热、发热等表现较多，热毒之象明显，故清热解毒是本病的主要治法，下调血清中异常升高的促炎性细胞因子、升高低下的抗炎性细胞因子水平是本治法的主要作用机制。该研究对毒证客观化的探索有所裨益。

三、活动期类风湿关节炎的基本治法方药

1. **基本治法** 阴阳失调，脏腑蕴热为类风湿关节炎活动期的发病内因，邪气内舍为发病外因，湿热毒瘀胶结是病机关键。湿热毒瘀互结，经脉为之痹阻，其证以邪实为主。根据标本缓急原则，治疗当务之急为祛邪，故老师拟定清热解毒、利湿通络、活血化瘀的治疗大法。其中又以清热解毒，利湿通络为第一要义。认为本病以热毒为患，故拟清热解毒之法，直挫病势，扼邪之咽喉，有利于抑制病势，缓解病情。"无湿不成痹"，"痹必夹湿"，湿性黏滞，为病缠绵难清，热毒易附之为患，湿与热相合，湿得热愈横，热得湿愈炽，湿热互为因果，如油入面，尤为难解。若只清热则湿不退，只祛湿则热愈炽，唯有湿热两清，分消其势，才能使湿去热清，从而亦除生瘀、化毒之源；湿热两清，直折病势，防其耗气伤阴之弊，邪去正自安，此为不补而补之法也。邪毒壅滞，气血运行不畅，瘀阻脉络，故辅以活血化瘀之品，使血行通畅，给邪以出路。针对可能存在的热盛伤阴的现象则以清热存阴、利湿不伤阴之法对治，以寓补于泻。

2. **基本方药** 周教授在中医理论指导下，结合现代医学对本病的研究进展，针对活动期类风湿关节炎湿热毒瘀胶结的病机特点，以清热解毒、利湿通络、活血化瘀立法，潜心组方，采用先进工艺制成"痹速清合剂"，临床上确实收到了较好的疗效。痹速清合剂药物组成：金银花、土茯苓、黄柏、北豆根、红藤、蜂房、土贝母、薏苡仁、牡丹皮、赤芍、白芍、细辛。方中以金银花、土茯苓清热利湿解毒为君药；黄柏、北豆根、土贝母、红藤、蜂房合用加强君药功效，又活血止痛为臣药；赤芍、牡丹皮、白芍、薏苡仁、细辛合用可解毒止痛、化止痛瘀、散寒止痛、健脾和胃，共为佐药。全方以甘淡寒凉为主，兼以苦寒，清热解毒、利湿通络而不伤正；配活血之品，瘀未成可防寒凉涩血，瘀已成则除血脉瘀毒；少佐辛温之品，以顺病势，入络散邪。共奏清热解毒，利湿通络，活血化瘀之功。

由于类风湿关节炎具有慢性迁延及反复发作的特点，患者往往需要长期服药，加之部分患者在就诊前有服用糖皮质激素及非甾体抗炎药史，已出现了胃肠道反应。因此选择既有较好的临床疗效，又能最大限度地保护胃黏膜以降低胃肠道不良反应的药物尤为重要，痹速清合剂正符合这一组方思想。活动期类风湿关节炎虽以湿热毒瘀互结为主要病机，但期间有风寒湿未尽化热，或多或少留滞肌表经络，故仍不可忽视风寒邪气的存在，选细辛一味，辛温散寒，祛风止痛，又可反制他药寒凉之性，使不伤

胃。陈皮辛苦温，为脾肺二经气分之药，为理气健脾、和胃、燥湿之佳品，在大堆甘寒、苦寒清热药中佐之，既可收燥化水湿、健脾和胃、理气疏壅以散邪滞之效，又可建温通、缓和药性、顾护胃气之功。综观全方，组方巧妙，一药多效，攻邪不伤正，耐受性好。该方临床上应用于其他风湿性疾病活动期以关节肿痛、灼热、触之发热或皮色发红，关节屈伸不利，或全身发热、口渴、溲黄或大便干，舌质红，苔黄或黄腻，脉滑数者，也收到了较好的疗效。

四、临证强调"五辨一抓"

（一）辨寒热

周教授强调，临证辨寒热既要注重患者的主观自觉症状，更要注重查体得到的客观表现，当主、客观症状在辨证中出现抵触时，要以客观表现为依据。如活动期类风湿关节炎最突出的临床表现为关节局部赤、肿、热、痛，所以类风湿关节炎的辨证要点要以关节局部客观存在的体征为主，即中医认为的"诸赤肿痛皆属于热"，而不能单凭患者诉关节疼痛、怕风怕凉、遇寒加重等表现，而辨证为寒湿痹，因为痹证的病变部位是在肢体经络骨节，所以辨证要以关节局部的客观存在的体征为主，患者的其他主观症状可作为参考。

（二）辨湿滞

晨僵是类风湿关节炎的主要表现，晨僵即中医所说重着、胶着感，这是由于湿邪阻滞经、络、筋、脉、骨节所致。湿在经络则为重着、筋骨疼痛、活动不利，以晨起及久坐后最为常见。湿性黏滞，为病缠绵，善阻气机，蕴结酿毒；湿性属阴，易与热相合，湿热互为因果，如油入面，尤为难解，所谓"热得湿而愈炽，湿得热而愈横"，正符合类风湿关节炎缠绵难愈、反复发作的特点。

（三）辨瘀血

活动期类风湿关节炎常出现类风湿结节，该结节的出现乃血热壅结、热壅血瘀、痰瘀阻于皮肤骨节所致。

（四）辨内生毒邪

活动期类风湿关节炎有高滴度的类风湿因子，这种致病的抗原或自身抗体可以看作是一种内生"毒邪"。血沉、C反应蛋白及异常升高的炎性细胞因子等急性炎性指标从中西医结合的角度分析多属中医"火"、"热"、"毒"范畴。

（五）辨舌苔变化

对临床大量类风湿关节炎患者观察总结发现，活动期类风湿关节炎患者的舌苔变化有以下规律：舌苔由薄黄兼白到苔黄、黄腻，再到苔黄而干、少苔等变化，恰好符合患者外感风寒湿热之邪，从阳化热，或郁而化热，致湿热痹阻，或湿重于热，或热重于湿，湿热伤阴等变化。舌苔变化规律这一客观指标也比较符合活动期类风湿关节炎以热痹为主的发生发展规律。

（六）抓病机关键

周教授认为活动期类风湿关节炎基本病机变化一定存在湿、热、毒、瘀这4个方面的问题，且这4方面不处于同等的位置，临床常见的是湿热并重，或湿重于热，或热重于湿。其发病一方面由于素体阳盛，脏腑积热，或精神紧张，五志化火，或嗜食辛热肥甘，湿热内生；另一方面，素体阴血不足，或久病耗伤肝肾之阴，或用药过于温燥伤阴（包括滥用糖皮质激素助阳化热）。在这种内在基础上感受风寒湿邪，从阳化热，或郁而化热，或风湿热邪直中经络，湿热不解，蕴结化毒，内外合邪，加重病情。邪毒伤正，气血津液运行失常，痰瘀内生，内生之痰瘀反过来又可蕴结化毒。湿热毒瘀互生互化交织一体，痹阻经脉肢节，流注骨骱经隧，成为活动期类风湿关节炎的病机关键。因此，治疗类风湿关节炎，一定要分清病情是处于活动期还是缓解期，这样有利于宏观辨证论治与微观辨病用药相结合，使治疗用药更有针对性。

五、分型论治

对活动期类风湿关节炎，周教授多从热痹论治，具体又分为湿热阻络证，阴虚内热证，脾虚湿阻、余毒未尽证，现分述如下。

（一）湿热阻络证

主症：关节肿胀、疼痛、重着，触之灼热，或关节积液，屈伸不利，或伴发热，口苦口黏，口渴不欲饮，溲黄，舌质红，苔黄腻，脉滑数。

治法：清热解毒，利湿通络，宣痹止痛。

代表方剂：四妙丸合五味消毒饮化裁。

常用药物：苍术 12g、黄柏 12g、薏苡仁 30g、川牛膝 20g、土茯苓 30g、猫爪草 30g、蜂房 12g、金银花 20g、蒲公英 20g、虎杖 20g、羌活 12g、独活 15g。

药物加减：关节肿甚者，加车前草 20g、猪苓 15g、泽泻 15g；热毒盛者，加板蓝根 20g、红藤 20g、生石膏 30g；热灼伤阴者，加石斛 15g、牡丹皮 15g、知母 15g。

（二）阴虚内热证

主症：关节肿胀疼痛、触之发热，甚则屈伸不利，筋肉挛缩，伴低热，盗汗，五心烦热，口干喜饮，大便干结，舌质红或红绛，苔少或剥脱，脉沉细或弦数。

本证多见于类风湿关节炎活动期热毒伤阴化燥，或燥热之邪灼津，或素体阴虚之人，复受热毒侵袭以及热痹之证，因误用汗、吐、下或过用温燥药物所致的阴虚内热证。

治法：养阴清热，凉血解毒。

代表方剂：丁氏清络饮加减。

常用药物：生地 30g、石斛 15g、知母 15g、牡丹皮 15g、秦艽 12g、青蒿 15g、白薇 12g、赤芍 15g、羚羊粉 1.5g（冲服）、桑枝 30g、生甘草 9g。

药物加减：兼湿热者，加苍术 12g、黄柏 12g、薏苡仁 30g、土茯苓 30g。

（三）脾虚湿阻、余毒未尽证

主症：关节疼痛、肿胀、灼热，时轻时重，晨起骨节重着不适，阴雨天加剧，伴周身乏力，怕风怕冷，易感冒，舌体胖，舌苔薄黄，脉象沉细数。

本证多见于类风湿关节炎活动期病情趋于好转，正气渐虚，余毒未尽者。

治法：健脾除湿，清解余毒。

代表方剂：四君子汤、参苓白术散、补中益气汤等方加减化裁。

常用药物：黄芪 30g、太子参 30g、白术 12g、山药 15g、薏苡仁 30g、金银花 20g、虎杖 20g、土茯苓 30g、青风藤 30g、羌活 12g、独活 15g、炙甘草 6g。

辨证论治是一个动态的诊疗过程，所以，临床中以上证型往往兼夹出现或相互转化，临证需灵活运用。

六、处方用药的特色与经验

（一）辨证施治，应机而变

虽然清热解毒、利湿通络、活血化瘀为活动期类风湿关节炎的基本治法，但由于本病变化多端，错综复杂，多种病理因素常相兼致病，寒热之间亦有兼夹、消长、转化，故在具体应用时还应根据病情的表里、寒热、虚实抓主症而分别治之。如临床可见同一患者既有关节疼痛、肿胀，局部触之发热，却又自觉畏寒；或局部触之不热，但自觉发热。周教授认为，此时的治疗不应拘于解毒利湿化瘀之法，而应分清寒热的孰轻孰重和上下表里以及寒热间的相互转化，寒热并举。常用药物如桂枝、赤芍、白芍、知母、生石膏、制川乌、补骨脂、骨碎补、羌活、独活等。并量寒热之偏盛，权衡用药比例。热毒重者可选加金银花、红藤、虎杖等药；阴亏有热者可选加生地黄、白薇、青蒿、石斛、地骨皮等药；寒重者加熟附子、麻黄。对于素体卫表不固或未成年患者，即使寒象明显，周教授认为亦应禁用或慎用附子、乌头、麻黄等大辛大热之品，可选用风中润药或藤类祛风通络药，如防风、青风藤、海风藤等。此外，周教授在治痹过程中，还观察到有些类风湿关节炎患者，病情时轻时重，关节肿胀反复发作，仔细诊察发现其中不少人有咽部红肿的表现，此为病情不稳定的重要原因。此时在处方中加入桔梗、山豆根、板蓝根、牛蒡子、射干、锦灯笼等利咽解毒之品，对提高疗效、稳定病情大有裨益。

（二）辨位选药，注重引经

类风湿关节炎是以对称性多个滑膜关节病变为主，活动期以滑膜炎症为主要临床表现，不同患者患病关节亦不同。周教授认为在辨证和辨病的基础上结合病变关节，运用引经药，利用它们独特的搜剔穿透之力，引导诸药直达病所，有利于提高疗效。如上肢关节痛者可选用片姜黄、桑枝、羌活、威灵仙等；痛在下肢者可选用独活、川牛膝、千年健等；四肢小关节肿胀、灼热为主者可选用土贝母、猫眼草、漏芦、蜂房等；两膝关节肿胀、有积液者可选用土茯苓、薏苡仁、猫爪草、泽泻、猪苓、车前草等；两膝关节疼痛为主者可选用全蝎、赤芍、白芍等；两踝关节肿胀疼痛者可选用地龙、钻地风等；腰背疼痛、僵硬者可选用续断、狗脊、杜仲、寄生、土元等；颞颌关节受累、张口咀嚼活动受限者可选用白芷、细辛、川芎等；颈椎受累，出现颈部僵硬不适、疼痛、转侧不利者可选用葛根、赤芍、白芍等；筋脉拘挛者选用木瓜、白芍、伸筋草、海桐皮等。周教授还根据中医学取类比象的原理，取"肢"与"枝"同，"经络"与"藤"相似，茎藤类药物善走四肢而通利关节，还有引经功用，选用青风藤、忍冬藤、络石藤、海风藤、鸡血藤、桑枝等茎藤类通络药，以增强疗效。

（三）巧伍妙用，善用对药

周教授治痹善用对药，认为这样可收事半功倍的最佳效果。如金银花配连翘，清热凉血解毒、散结消肿，活动期类风湿关节炎无论邪热在表、在里、在气、在血均可应用。半枝莲配虎杖，清热解毒、消肿止痛、散瘀通络，用于活动期类风湿关节炎热毒征象重者，力专效宏。白花蛇舌草配忍冬藤，清热解毒、通经活络，二药甘寒不苦寒，虽大剂量亦无伤害，对于素体脾胃虚弱患者尤为适宜。土茯苓配泽泻、猪苓、薏苡仁，既能清热利湿、渗湿消肿，又能健脾益胃，主治关节肿胀、积液。赤芍配白芍，白芍合甘草，滋阴养血、通络活血、缓急止痛。蜂房配土贝母，清热解毒、消肿散结、通络止痛，适用于小关节疼痛、肿胀、僵硬、屈伸不利。猫眼草配猫爪草，清热解毒、散结消肿，其中猫眼草常用于上肢小关节肿胀积液，猫爪草常用于下肢大关节肿胀积液。青风藤配威灵仙，走表行络，通达十二经，搜风胜湿除痹，类风湿关节炎周身痛者用之有效。细辛配全蝎，温经散寒、祛风除湿、通络止痛，痹痛重者用之最宜。

（四）着眼临床，处理矛盾

湿热阻络与阴虚内热并存的矛盾证候可出现于活动期类风湿关节炎，处理不当，往往顾此失彼。若清利湿热，则利而伤阴，致阴液更亏；滋阴润燥，则助邪碍胃，使邪无出路。对已使用糖皮质激素治疗的患者，这一矛盾现象尤其突出，针对主要矛盾或矛盾的主要方面合理用药是处理这一矛盾的关键。如以阴虚内热为主时，多以丁氏清络饮加减；湿热阻络为主者，多以四妙丸加味；若热重于湿者重用清热解毒之品，湿重于热者重用利湿通络之品。此外，由于类风湿关节炎具有慢性迁延及反复发作的特点，患者往往需要长期服药，加之部分患者在就诊前有服用糖皮质激素及非甾体类抗炎药史，出现了胃肠道反应，此时，胃肠耐受能力与苦寒解毒药的矛盾也就表现得尤为突出。因此，在清热解毒药的选择上，尽量选用微寒或甘寒之品，如金银花、蒲公英、半枝莲、土茯苓、白花蛇舌草、虎杖、生甘草等，少用或不用苦寒直折之品，如黄芩、黄连、黄柏、苦参等。同时在治疗主方中配合使用1～2味温中和胃之品，如荜澄茄、干姜、生姜、吴茱萸、高良姜、荜茇等，以制约清热解毒药的苦寒之性而发挥反佐作用。对素体脾胃虚弱，或经上述处理仍难以耐受者，可选加健脾、消食、和胃之品，如党参、炒白术、茯苓、炒薏苡仁、焦三仙、鸡内金等。

（五）重视扶正，勿忘培本

痹证是因风寒湿热毒诸邪侵入人体，造成气血运行不畅，经脉痹阻不通所致。遵经旨理当"因其实而泻之"，在治疗上应以祛邪为主，然而临床上有些患者对清热利湿通络祛风散寒之剂，并无明显效果。周教授认为其原因在于忽视了扶正培本，因此，对这些疗效欠佳的患者，需辨证使用扶正培本药物。

在扶正培本过程中，周教授尤其重视健脾益胃，认为脾胃功能的强弱与痹证的疗效、转归、预后有密切关系。不论实痹、虚痹、顽痹，只要脾胃健旺，则疗效明显，愈后较好。这是因为，一方面"五脏六腑皆禀气于胃"、"脾为后天之本"。而且"脾主肌肉四肢"，脾为气血生化之源，主运化水湿。脾胃强健则五脏六腑俱旺，气血充盈则筋脉关节得以濡润，四肢肌肉有所禀受也。另一方面，痹证之所以长期不愈，从病邪的角度来看，是由于湿邪不去。风可骤散，寒亦可速温，唯湿难以速除。无论寒痹、热痹、风痹，每多夹湿，轻者肌肉重着，重者关节肿痛，屈伸不利。因此，湿在风湿病的发生发展、预后中占重要地位，而湿的根源在脾胃。故临床上除了可见关节疼痛、肿胀积液、周围软组织肿胀、晨僵胶着感明显、困重乏力、口渴不欲饮、苔腻脉滑等症外，还常伴见疲倦乏力、少气懒言、自汗、宜感冒、大便溏薄、食欲减退、食后腹胀、舌质淡胖等。故在这种情况下，应注重补益脾胃，脾胃健旺则无湿，无湿则无痰，无痰则少瘀，临床常选用四君子汤、平胃散、胃苓汤、参苓白术散、补中益气汤、益胃汤等加减化裁。

痹证后期，还应注意培补肝肾。痹证后期，邪气多已由肌表、经络深入筋骨，盖邪盛正衰，病邪乘虚而入之故。因肝主筋、肾主骨，筋骨既赖肝肾精血的充养，又赖肾阳之温，肝肾精亏，肾阳虚弱，不能滋养温煦筋骨，使筋挛骨弱而留邪不去，痰浊瘀血逐渐形成，遂致痹病迁延不愈，甚或关节变形。因此痹证后期，也应注重培补肝肾，使阴充阳旺，以增强驱邪外出之力、御邪再侵之功，临床常选虎潜丸、二至丸、六味地黄丸、肾气丸等加减化裁。

　　在扶正培本的同时还要根据邪气的偏盛选用相应的祛邪药物。如湿热盛，热重于湿者选用金银花、蒲公英、虎杖、红藤、板蓝根、羚羊角粉、生地等，湿重于热者选用四妙丸加土茯苓、猫爪草、猪苓、车前草、生薏苡仁等；寒湿盛者选用苍术、防风、麻黄、附子、羌活、桂枝等；风湿盛者选用独活、桑枝、海桐皮、秦艽、青风藤、羌活、威灵仙等；瘀血者选用桃仁、红花、制乳香、制没药、苏木、地龙、土元、赤芍、穿山甲、全蝎、蜈蚣等；痰阻者选用白芥子、僵蚕、胆星等；有骨质破坏者选用骨碎补、补骨脂、水蛭、土元、地龙等。

（六）合理使用虫类药

　　痹证日久，正气虚馁，邪气深伏，入于经络，伏踞筋骨，痰瘀互结，尪痹遂成。此非草木之品所能宣达，必借虫蚁之类搜剔窜透，方能瘀祛痰开，经络气血通畅，伏邪外达驱除，故周教授临床常选用全蝎、蜈蚣、僵蚕、地龙、穿山甲、露蜂房、炒水蛭、土鳖虫等以活血搜风、通络止痛。但虫类药性多燥烈、易伤阴耗血，且味多腥膻易碍胃滞脾，故周教授使用此类药物特别注意剂量和配伍，并加入养血柔肝或补肾滋阴之品，以防其耗血伤阴，更注意时时顾护胃气，阴虚火旺及脾胃虚弱者宜慎用。另虫类药多有毒，不能用大剂量，应适可而止，继以养血活血通络之品以善后。

　　周翠英教授通过几十年的临床实践和探索，在类风湿关节炎的辨治方面积累了丰富的经验，并逐渐形成了自己颇有见地的学术思想。始终注重湿热毒瘀在活动期类风湿关节炎发生、发展中的致病作用，主张以清热解毒、利湿通络、活血化瘀为基本治法，其中更以清热解毒法为主线，辨证基础上辨病，辨病范围内辨证，擅于把握疾病过程中的主次轻重缓急，形成了自己独特的辨治思路。周教授还致力清热解毒法取效的疗效机理研究，从理论与实践角度验证了毒是致病的关键性因素，探讨了毒的概念范畴、形成因素、致病机理、发病特点等，提出了毒的病理实质，探索了毒的客观化指标，为确立以清热解毒法为主治疗活动期类风湿关节炎及其他活动性风湿病奠定了坚实的基础。

孙素平　李大可

"毒邪致痹"学术思想探析

周翠英教授以中西医理论及临床为基础，对风湿病的病因病机有独到的见解，认为其发病及病理变化过程与毒邪密切相关，提出"毒寓于邪，毒随邪入，毒化于脏，痹由毒致，变由毒起"的观点，形成"毒邪致痹"的学术思想，并从毒邪论治风湿病。本文系统阐述了周教授"毒邪致痹"学术思想的形成及发展过程。

一、毒邪学说源流概说

毒邪学说源于《黄帝内经·素问》中提出的"寒毒"、"热毒"、"湿毒"、"燥毒"、"大风苛毒"等概念；《神农本草经》记载药物365种，其中73味药物载有"解毒"、"主蛊毒"、"逐毒气"等功效，为毒邪学说的建立和发展奠定了最早的药物学基础。汉代《金匮要略》中有"阴毒"、"阳毒"之病名，对毒邪学说已有发挥。唐代医学文献中有"时气瘟毒"之记载。金元四大家中刘河间的"火热论"、张从正的"攻邪论"为毒邪学说奠定了理论基础。温病学派更是将"毒"作为病因加以深化，如吴又可提出了"杂气论"，将"毒"涵盖了外因六淫之邪及其他的一些特殊致病因子；喻昌在《寓意草》中指出："内因者，醇酒厚味之热毒，郁怒横逆之火毒也"，明确把"毒"作为疾病的内因来认识。在病机上，毒邪致病，伤及脏腑，导致气血逆乱，脏腑功能失调，遂致变症丛生。在治疗上，解毒是其根本大法，并根据病因、病机、证候的不同，灵活采取多治法的联合应用，如清热解毒、活血解毒、益气解毒等。方药上选用苦寒、咸寒等寒凉性质具有清热解毒功效的中草药及方剂。显然，从病因、病机、证治、方药来看，毒邪学说已经形成一套完整的理、法、方、药理论体系，成为中医学的重要组成部分。

二、毒邪的概念及致病特点

东汉·许慎《说文解字》谓："毒，厚也，害人之草，往往而生，从中从毒。"是为毒之本意。尤在泾于《金匮要略心典·百合狐惑阴阳毒病脉证治第三》中指出："毒，邪气蕴结不解之谓。"说明邪气不去，蕴久则可化生为毒，由此产生了"邪盛谓之毒"的观点。纵览历代医药典籍，毒具有多重含义，或言病邪，或言病证，或言药物，或言治疗等。但就病因学而言，毒是指病邪。现代认为，毒邪是长期蕴积达一定程度，引起机体严重阴阳气血失调，具备一定特点和特殊症状的因素，可概括为导致脏腑组织反复或持续性损伤的病理过程，由此逐渐发展为毒邪学说。

就毒邪的来源而言，有外感之毒与内生之毒。外感之毒概指六淫邪毒，主要有邪化为毒或邪蕴为毒两种致病方式。前者如温病学中所言"毒寓于邪，毒随邪入"，天之六气，过与不及，化为六淫，六淫邪盛，则化为毒。《素问·五常政大论》中所言"寒毒"、"湿毒"、"热毒"、"燥毒"即属此类。后者乃外邪内侵，久而不除，蕴积成毒，多具有明显的从化性。内生之毒系多种原因所致脏腑功能和气血运行失常，使机体产生的生理或病理产物不能及时代谢排出，蕴积体内而化生的。毒既是病理产物，又可作为新的致病因素。外毒与内毒两者互为因果，既是疾病之因，又是疾病之果，互相作用，产生一系列病理变化，又可衍生新的病证。

三、毒邪致痹的立论依据

毒邪在病因病机中有其重要作用。周教授认为"毒"邪是风湿病的重要致病因素，并存在于风湿病发病过程中的任何一个阶段。风湿病的发病、演变过程与内毒和外毒都有密切的关系。周教授归纳为"毒寓于邪，毒随邪入，毒化于脏，痹由毒致，变由毒起"，提出"毒邪致痹"的学术观点，强调了毒邪在风湿病发病及病理变化中的地位。

（一）"毒邪致痹"的理论渊源

《素问·刺法论》有云："正气存内，邪不可干。"《灵枢·百病始生》曰："盖无虚，故邪不能独伤人。"说明了疾病的发生与发展，取决于毒邪的强弱、正气的盛衰及两者相互作用的结果。

外来邪气致痹的论述最早见于孙思邈《备急千金要方》："夫历节风著人，久不治者，令人骨节蹉跌，变成癫病，不可不知，古今以来，无问贵贱，往往罹之，此是风毒之毒害者也。"中唐时期的王焘提出"风寒暑湿之毒"，完善了外毒致痹的理论。隋代巢元方在《诸病源候论》中指出："热毒气从脏腑出，攻于手足，手足则焮热、赤肿、疼痛也。"被认为开创了内毒致痹学说的先河。

（二）毒邪致痹的特点

随着对痹证研究的深入，周教授认为痹证病情复杂、缠绵难愈与毒邪的深伏密切相关。毒邪致痹具备毒邪致病的多种特点。①暴戾性（凶）：致病暴戾，病势急剧，如系统性红斑狼疮的急性期及危重狼疮。②难治性（难）：多因素致病，常规辨治难以奏效，如干燥综合征。③顽固性（痼）：病情顽固，易于反复，如复发性口腔溃疡、白塞病、类风湿关节炎、强直性脊柱炎等。④广泛性（广）：致病区域广泛，可侵犯不同的脏腑、经络，既有外周躯干症状，又有内在脏腑病变，如系统性红斑狼疮、系统性血管炎。⑤兼夹性（杂）：内外之毒交错为患，相兼致病，如重叠综合征。凶、难、痼、广、杂概括了毒邪致痹的特点。痹证之所以病情复杂，反复发作，缠绵难愈，难以根治，终因一个"毒"字作祟。

四、从毒论治风湿病

基于毒邪致痹的学术思想，周教授在风湿病的治疗上突破传统观念，提出辨病、辨证与分期相结合，从毒论治风湿病，灵活选用解毒药物，从而达到提高临床疗效的目的，强调解毒是治疗的重要治则之一。在清热解毒的基础上，依据病因、病机、证候、体质的不同，与其他治法联合应用，衍化为两种或以上治法结合的多种治法，如活血解毒、化痰解毒、清热凉血解毒、养阴解毒活血等，常能取得单一治法不能达到的良好效果。干燥综合征强调燥毒为患，治疗重在清解燥毒；狐惑病强调湿热蕴毒，治疗重清热利湿，解毒通络；系统性红斑狼疮强调热毒为患，清热解毒贯穿治疗的始终。周教授强调分期与辨证有机结合，抓住不同病期的病机本质从毒论治。治疗风湿病一般分为活动期和缓解期，活动期以热毒蕴结为主要病机特点，治疗以清热解毒为基本治法；缓解期以余毒未尽，正气亏虚为主，此期虽有正气亏虚，但热毒之邪未清，也需用清热解毒药物清解余毒。

清热解毒作为风湿免疫性疾病的基础治法，常用药物有金银花、红藤、板蓝根、连翘、半枝莲、蒲公英、贯众、大青叶、虎杖、猫爪草、猫眼草等。同时结合临床辨证、辨病灵活用药，如白塞病活动期以湿热毒邪蕴结为主，以清热利湿解毒法为主，方用化裁甘草泻心汤治疗；类风湿关节炎常把雷公藤作为首选药物。清热药具体应用随病位、病性而择药。四肢小关节选用土贝母、猫眼草、蜂房；肩关节选用桑枝、忍冬藤；膝关节选用土茯苓、红藤、虎杖、猫爪草、黄柏；踝关节选用土茯苓、漏芦、车前草；四肢关节疼痛多选用藤类药物如红藤、忍冬藤、青风藤。

五、解毒中药的现代药理研究

现代药理研究证明，清热解毒药物中，金银花、连翘、蒲公英、紫花地丁、龙胆草、大青叶、青蒿、败酱草、黄柏等，不仅有杀菌抑菌、抗病毒的作用，且具有减毒、解毒，或抗炎、抗渗出作用；穿心莲、白花蛇舌草等可提高吞噬细胞的功能；大黄、虎杖、丹参、白头翁、苦参、黄连、地榆等对杆菌有较强抑杀作用，且有中和毒素作用。凉血解毒药物中，赤芍、丹皮有很好的抗炎、抗菌作用，能显著提高网状内皮系统的吞噬功能，并有抗变态反应的作用。祛瘀解毒药物中，土鳖虫、水蛭、穿山甲可抑制血小板聚集，抑制纤维蛋白原转化为纤维蛋白，抑制凝血因子的活化及凝血酶诱导的血小板反应，抗凝作用强大，防止血栓形成，对已形成的血栓有溶解作用；三棱、莪术、桃仁有抑制血小板聚集、抗血栓形成作用。

在实验研究方面，周玲玲等发现白芍总苷能拮抗实验小鼠 IgG 自身抗体水平、抑制 ConA 及 LPS 诱导的淋巴细胞增殖和 IL-1 生成增多；赵国庆等发现大黄和黄芪水提醇沉液能降低狼疮鼠的尿蛋白含量及血清 ANA 滴度，减少肾内免疫物沉积；蔡小燕等证实黄芪能下调 Fas 抗原表达、上调 bcl-2 表达、上调 $CD4^+/CD8^+$ 比值、增加激素和免疫调节剂的效果；王晓琴等发现黄芪多糖低剂量能使抗磷脂抗体升高，而高剂量则明显抑制其产生；彭学标等发现雷公藤能抑制外周血单核细胞 CD40 配体的 RNA 表达、影响 CD40-CD40L 信号传导、抑制 IL-10 和 NF-κB 表达；许迅辉等发现雷公藤提取物雷公藤红素能减少 BWF1 小鼠尿蛋白和病理学改变、缓解免疫损害；徐瑞宏等证实雷公藤提取物雷公藤内酯醇一定滴度下能抑制 CD86 表达；杨德森等证实雷公藤双层片能降低血清 IL-2，抑制 Th 细胞和 B 细胞功能，并有类激素样抗炎作用；张剑勇等证实青蒿琥酯能降低模型鼠 IL-2 的表达，减少激素用量，升高 $CD3^+$、$CD4^+$ 水平及 $CD4^+/CD8^+$ 比值；朱卫星等证实青蒿琥酯能降低模型鼠 IL-6 的表达，升高 TGF-β 的表达。

由此可见，解毒药物的作用机制，并非简单的抗菌、解热作用，能通过提高机体吞噬毒素的能力，对抗各种毒性反应，并从细胞、分子水平对机体的免疫系统起到整体调节作用。

刘英

基于中医传承辅助系统分析周翠英教授治疗类风湿关节炎的经验

我们以周翠英教授多年治疗类风湿关节炎的临床实践为基础，以中医传承辅助系统 V2.5（Traditional Chinese Medicine Inheritance Support System，TCMISS V2.5）为平台，提取出周教授治疗类风湿关节炎处方中的药物使用频次、核心药对、组方规律、新方分析，从而总结其治疗本病的临床用药经验及学术思想，进而探索中医药治疗本病的新方法，以期对改善患者的预后有所裨益。并辅助构建名老中医工作室的网络资源共享平台，为以后新方的开发和周教授临床经验及学术思想的传承和推广做铺垫。

一、临床资料

（一）病例选择

1. 西医诊断标准 符合 2010 年美国风湿病学会（ACR）和欧洲抗风湿联盟（EULAR）联合制定的类风湿关节炎分类标准[1]。

2. 中医证候诊断标准 参照《中药新药临床研究指导原则（试行）》[2]制定。

（1）湿热痹阻证：

主症：①关节肿胀，②疼痛，③触之发热，④皮肤发红。

次症：①关节屈伸不利，②晨僵，③发热，④口渴，⑤咽痛，⑥汗出，⑦小便黄，⑧大便干。

舌脉：舌质红，苔黄厚或黄腻，脉滑数或弦滑。

（2）寒热错杂证：

主症：①关节肿胀，②疼痛，③局部发热，④恶风寒。

次症：①关节屈伸不利，②晨僵，③身热不扬，④口渴，⑤汗出，⑥阴雨天加重，⑦肢体沉重。

舌脉：舌质红，苔薄白，脉弦。

（3）肝肾亏虚证：

主症：①关节酸痛，②或隐痛，③肿胀，④或有关节变形。

次症：①关节屈伸不利，②晨僵，③腰膝酸软，④乏力，⑤五心烦热，⑥口干咽燥，⑦盗汗，⑧头晕耳鸣。

舌脉：舌质淡红，苔薄白，脉沉细数。

（4）痰瘀痹阻证：

主症：①关节疼痛，夜间明显，②肿胀，③关节强直畸形。

次症：①关节屈伸不利，②晨僵，③皮下硬节，④关节局部肤色晦暗，⑤肌肤干燥无光泽，⑥或肌肤甲错，⑦妇女月经量少或闭经。

舌脉：舌质黯红，有瘀斑或瘀点，苔白腻或黄腻，脉涩或沉细或弦滑。

以上除寒热错杂证外，中医辨证诊断均需满足以下条件：

每个辨证分型的 3 项主症兼见 4 项次症，参考舌脉，可诊断为相应证型。

寒热错杂证需满足主症 4 项，兼见 4 项次症，参考舌脉，可以诊断。

3. 纳入病例标准

（1）符合类风湿关节炎诊断标准。

（2）服用中药汤剂治疗者。

（3）资料完整，至少包括一般情况、临床表现、辨证分型、治则和处方用药。

（4）关节功能Ⅰ～Ⅲ级，X 线分期Ⅰ～Ⅲ期。

（5）性别不限，年龄在 18 ～ 65 岁。

4. 排除病例标准

（1）合并其他风湿病，如系统性红斑狼疮、干燥综合征、强直性脊柱炎，以及激素所致股骨头缺血性坏死、严重的膝骨关节炎等。

（2）消化性溃疡患者及有消化道出血病史或大便隐血阳性者。

（3）患有严重疾病者，包括如下情况（但不限于此）：严重糖尿病、重度高血压、心脑血管疾病、血液系统疾病病史、全身感染或传染性疾病、有出血倾向或正在进行抗凝治疗者，阿司匹林性哮喘或有阿司匹林性哮喘病史的患者，精神疾病及恶性肿瘤患者。

（4）有慢性肝病史或明显肝肾功能异常者（ALT 或 AST ＞ 1.5 倍正常值上限，Cr ＞正常值上限）。

（5）怀疑或确有酒精、药物滥用史，以及过敏体质者，或已知对中药过敏者。

（6）妊娠或哺乳期妇女。

（7）因各种原因而资料不完全者。

（二）处方来源与筛选

本研究全部处方均来自山东中医药大学附属医院周翠英教授2014年7月～2015年1月于风湿病科门诊亲自书写的处方，学生跟诊时记录存档，病例资料包括患者的一般信息、四诊信息、中医诊断、西医诊断、症状、证型、治法、方药等，依据上述研究标准筛选出处方155首。

二、方法

（一）分析软件及简介

"中医传承辅助系统V2.5（TCMISS V2.5）"软件是一种针对中医药数据特点的分析处理软件，由中国中医科学院中药研究所提供，可自动实现信息管理、数据分析及网络化展示等功能[3]。该软件内置频次统计方法、复杂系统熵聚类方法、改进互信息方法以及无监督熵层次聚类等数据分析挖掘方法[3-5]，能同时提取高频次高相关的药对组合和低频次高相关的药对组合，以实现药物与药物之间关联性的定量计算、演化与提取药物核心组合及演化新处方等功能。为挖掘和发现隐性经验创造了客观条件，更容易有创新性的发现和认识名老中医经验。

（二）处方的录入和核对

将筛选后的处方录入到TCMISS V2.5，以建立类风湿关节炎病案数据库，为保证数据的准确性，录入完成后，由双人进行数据的审查。

（三）数据挖掘及分析

使用"TCMISS V2.5"软件"数据分析"模块中的"方剂分析"功能，包括药物使用"频次统计"、"组方规律"及"新方发现"等功能，对所收集到患者中药处方的用药规律进行分析，并通过软件中"网络展示"功能，可视化展示所得结果。

具体过程如下：第一步：提取出治疗类风湿关节炎的全部处方，点击"频次统计"并将结果导出至Excel。第二步：进行"组方规律"分析，将支持度个数设为90，置信度设为0.95，并通过"规则分析"模块，分别得到药物组合频次、关联规则。第三步：进行"新方分析"，将相关度设置为8，惩罚度设置为2，进行聚类分析，得到药物两两之间的关联度，点击"提取组合"，得到药物核心组合及治疗类风湿关节炎的新处方，并将所得结果进行网络化展示。

三、研究结果

（一）用药频次统计分析

使用软件对周翠英教授治疗类风湿关节炎的 155 首方剂进行"频次统计"，可以得到这 155 首方剂共包含 116 味中药，其使用频次由高到低自动进行排序，手动将"频次统计"结果导出，统计这些药物使用的频次总和为 2325 次，使用频次在 10 次以上的药物共有 44 味，将这些药物的使用频次及所占百分比（每种药物的使用频次 /药物使用频次总和）按使用频次从高到低进行排序（见表 1）。

表 1　方剂中使用频次大于 10 的药物情况表

药物名称	频次	百分比（%）	药物名称	频次	百分比（%）
薏苡仁	138	5.94	王不留行	25	1.08
独活	135	5.81	白芍	25	1.08
甘草	131	5.63	陈皮	23	0.99
蜂房	124	5.33	刘寄奴	23	0.99
羌活	119	5.12	车前草	22	0.95
猪苓	114	4.90	白芥子	20	0.86
金银花	112	4.82	葛根	20	0.86
徐长卿	103	4.43	山药	20	0.86
雷公藤	93	4.00	炒白术	18	0.77
虎杖	83	3.57	木瓜	18	0.77
萆薢	81	3.48	当归	18	0.77
川牛膝	75	3.23	细辛	17	0.73
威灵仙	70	3.01	赤芍	15	0.65
土茯苓	64	2.75	红花	15	0.65
蒲公英	47	2.02	黄芪	15	0.65
猫爪草	47	2.02	猫眼草	14	0.60
川芎	43	1.85	白术	13	0.55
大血藤	41	1.76	络石藤	13	0.56
黄柏	37	1.59	连翘	13	0.56
忍冬藤	34	1.46	荜澄茄	12	0.52
苍术	33	1.42	伸筋草	11	0.47
海桐皮	25	1.08	炙甘草	11	0.47

（二）用药分类及数量统计

将处方中的 116 味中药按功效分类法进行人工分类，并进行分类计数，譬如中药"威灵仙"为"祛风湿药"类，即归为此类，并计数为 1，并将同一种药物不同炮制品归为同一类，如甘草和炙甘草归为一类。以此类推，共计 16 类，分类完成后按出现药味数量由高到低排序（见表 2）。

表 2　药物分类及药味数量统计表

药物分类	药味数	药物分类	药味数	药物分类	药味数
祛风湿药	18	化痰药	6	理气药	2
清热药	17	温里药	4	平肝息风药	2
补虚药	16	化湿药	3	收涩药	1
活血化瘀药	15	消食药	3	攻毒杀虫药	1
利水渗湿药	11	安神药	3		
解表药	8	止血药	3		

（三）各类药物使用频次统计

将处方中的 116 味中药按功效分类，分别统计各类药物的使用频次及各类药物使用频次占药物使用频次总和的百分比，按使用频次从高到低进行排序（见表 3）。

表 3　各类药物使用频次及百分比统计表

药物分类	频次	百分比（%）	药物分类	频次	百分比（%）
祛风湿药	517	22.24	化痰药	78	3.35
利水渗湿药	434	18.67	化湿药	38	1.63
清热药	327	14.06	理气药	24	1.03
补虚药	273	11.74	安神药	6	0.26
活血化瘀药	216	9.29	止血药	4	0.17
解表药	176	7.57	平肝息风药	4	0.17
攻毒杀虫药	124	5.33	消食药	4	0.17
温里药	99	4.26	收涩药	1	0.04

（四）基于关联规则的处方中组方规律情况分析

利用软件的"组方规律"模块分析所选 155 首方剂的组方规律。设置支持度个数为 90，即表示对所选 155 首处方中出现频率 ≥ 90 次的药物进行分析。共分析出

156 条数据，其中有 66 条数据出现频率 ≥ 100 次。同时，这 156 条数据中共包含 9 味核心中药，即薏苡仁、独活、羌活、金银花、猪苓、雷公藤、蜂房、徐长卿、甘草，利用软件的"网络展示"功能，可根据药物关联情况进行可视化网络化展示。基于上述数据挖掘结果，将置信度设为 0.95，利用软件的"规则分析"功能，对所得 156 条数据的用药规则进行分析，得到 531 条关联规则。例如：9 味核心药物中出现徐长卿时，甘草、独活、薏苡仁均可出现，但出现概率不同，其概率分别是 1、0.989148435、0.97826087。

（五）基于熵聚类的方剂组成规律分析

1. **基于改进互信息法的药物间关联度分析** 利用软件"新方分析"模块，进行聚类分析，根据处方数量、结合经验判断和不同参数测试分析的结果，将相关度设置为 8，惩罚度设置为 2，是比较理想的参数，能得到比较满意可靠的结果。得到治疗类风湿关节炎处方中 116 味药两两之间的关联度，仅将关联系数大于 0.03 的药物组合进行列表，共计 119 组。其中相关度是指，药物与药物之间的关联度，每一味药物与其余药物之间的关系定量计算出来后由大到小排序，然后综合在一起进行计算分析。比如相关度设置为"8"就意味着涉及 8 味药，取排序在前 7 位的药物组合进行聚类计算。如果相关度设置过小就会丢失大量信息，但过大就会影响软件运行速度，无用的信息就会对聚类结果产生干扰。惩罚度是减少负面数据信息干扰的一个参数。如惩罚度设计为"2"就表示两个药物至少在已有的处方中同时出现，这样对那些在所有处方中都没有同时出现的药物进行排除。

2. **基于复杂系统熵聚类的核心药物组合分析** 使用上述改进互信息法的数据分析结果，基于预先设定的相关度及惩罚度的约束，运用复杂系统熵聚类方法，经过 TCMISS V2.5 软件演算后，提取出 10 组由 3 ～ 4 味中药组成的核心组合（见表 4）。

表 4 药物核心组合表

序号	核心组合	序号	核心组合
1	络石藤、葛根、片姜黄	6	络石藤、葛根、白术
2	猪苓、白芍、徐长卿	7	猪苓、白芍、川芎、猫眼草
3	土茯苓、大血藤、细辛	8	土茯苓、苍术、王不留行
4	红花、桃仁、当归	9	红花、黄芪、当归、续断
5	虎杖、金银花、忍冬藤、萆薢	10	虎杖、忍冬藤、雷公藤、萆薢

3. 基于无监督熵层次聚类的新处方分析 以上述药物核心组合为基础，按照预设的相关系数及惩罚系数的约束，TCMISS V2.5 软件运用无监督熵层次聚类算法，演化出 5 首由 4 ~ 5 味药物组成的新处方（见表 5）。

表 5 治疗类风湿关节炎的新处方表

序号	新处方组合
1	络石藤、葛根、片姜黄、白术
2	猪苓、白芍、徐长卿、川芎、猫眼草
3	土茯苓、大血藤、细辛、苍术、王不留行
4	红花、桃仁、当归、黄芪、续断
5	虎杖、金银花、忍冬藤、萆薢、雷公藤

四、讨论

（一）周翠英教授治疗类风湿关节炎的学术思想及临床经验总结

类风湿关节炎属中医学"痹病"范畴，又称"痹证"、"历节风"、"鹤膝风"等，焦树德教授首次提出并确立了"尪痹"病名。

类风湿关节炎病因复杂，周翠英教授认为本病是由于禀赋不足、劳逸失度、情志不畅致气机失其条达影响气血津液运行，或情志过激化火伤阴，或嗜食辛辣肥甘厚味致酿生湿热，或体瘦之人阴血不足多火，或久病耗伤肝肾之阴，或过用温燥药治疗伤阴，或素体阴虚内热，导致脏腑阴阳失调，复感风寒湿热等邪，诸邪虽有不同，但其间存在兼夹、消长、转化的关系，因脏腑阴阳失调及体质差异，或从阴化寒，或从阳化热，或寒邪郁久化热，或热去湿留，素体阴偏盛者湿从寒化。此外，治疗中只重视祛除外在寒湿之邪，滥用辛温之品，促使外袭的风寒湿邪热化。总之，人体正气不足，无力祛邪外出，内外合邪，邪郁蕴毒，酿生热毒或湿热毒邪内停，以致毒邪进一步耗伤正气，伤津耗液，影响气血正常运行，血不利而为水，聚湿成痰化瘀，或血液运行迟滞成瘀，痰瘀内生，湿热毒瘀之邪互生互化交炽于一体，痹阻经脉肢体关节，流注骨骱经隧而发病[6]。

周翠英教授根据活动期类风湿关节炎临床表现特点，结合文献研究及西医对本病的认识，认为湿热毒瘀胶结为疾病活动期的病机关键，临床运用清热解毒法疗效显著；"毒"是活动期 RA 发病的关键因素，提出活动期类风湿关节炎"毒"的概念[7]。

针对类风湿关节炎活动期的病机特点，周翠英教授主张活动期治疗首当祛邪，以清热解毒、舒筋除痹、利湿通络、活血化瘀立法[8、9]。稳定期主张以祛风除湿，活血通络立法。组方用药遵守"有胃气则生，无胃气则死"的古训，时时顾护脾胃，多选甘寒之品，慎用苦寒败胃及辛温大热之品，同时由于类风湿关节炎病程缠绵，反复不愈，损伤人体正气，疾病后期呈现出不同程度的气血亏虚，故临床上常辅以黄芪、当归、炒白术等健脾益气之品。根据临床实践经验创立了治疗类风湿关节炎的痹速清方、痹清饮、蠲痹汤3首基础方，介绍如下：

1. **痹速清方**　用于疾病活动期，热重于湿者。药物组成：金银花20g、虎杖15g、雷公藤15g（先煎60分钟）、羌活12g、独活20g、徐长卿12g、薏苡仁30g、猪苓30g、蜂房15g、荜茇12g、甘草6g。该方具有清热解毒，利湿通络功效。方中金银花、虎杖清热解毒，凉血化瘀；雷公藤祛风除湿，活血通络，消肿止痛；羌活、独活、徐长卿善于祛风除湿，行气活血，通痹止痛；薏苡仁、猪苓利水渗湿，舒筋除痹；蜂房功擅祛风止痛，攻毒消肿；荜茇温中散寒止痛，少量反佐，以顺病势，入络散邪，且防雷公藤对胃刺激；甘草缓急止痛，调胃和中。

2. **痹清饮**　用于疾病活动期，湿重于热者。药物组成：土茯苓20g、忍冬藤30g、蒲公英15g、大血藤15g、独活20g、羌活12g、徐长卿12g、猫爪草20g、猪苓30g、薏苡仁30g、蜂房15g、细辛3g、甘草6g。该方具有利湿解毒，清热通络功效。方中土茯苓、忍冬藤、蒲公英、大血藤利湿解毒，清热通络；羌活、独活、徐长卿、猫爪草祛风除湿，行气活血，消肿止痛；猪苓、薏苡仁利湿消肿，舒筋除痹；蜂房功擅祛风止痛，攻毒消肿；细辛辛温散邪止痛，寒温并用，不失偏颇；甘草缓急止痛，调胃和中。

3. **蠲痹汤**　用于疾病后期，湿热毒瘀胶结者。药物组成：土茯苓30g、薏苡仁30g、猪苓30g、独活18g、川牛膝18g、黄柏9g、苍术12g、木瓜15g、海桐皮12g、车前草15g、王不留行15g、甘草6g。该方具有祛风除湿，活血通络功效。方中独活、木瓜、海桐皮共奏祛风除湿，通络止痛之效；苍术、薏苡仁、猪苓健脾利湿消肿，舒筋除痹；土茯苓、车前草、黄柏功擅清热利湿，消肿止痛；川牛膝、王不留行逐瘀通经，通利关节，二者合用能散筋脉、骨节、经络之瘀血，使经络气血通畅；甘草缓急止痛，调胃和中。

临床随症加减法：颞颌关节受累，张口咀嚼活动受限者，加白芷、细辛、川芎以开骨窍，止疼痛；颈椎痛转侧不利可选加葛根、络石藤通经达络，祛风除湿；累及两肩关节，症见关节疼痛，上抬活动受限者，可加片姜黄、桂枝、桑枝等祛风除湿，温经止痛；四肢小关节肿胀、灼热者加土贝母、猫眼草、漏芦解毒散结，消肿止痛；两膝关节肿胀或有积液者，可选用土茯苓、苍术、黄柏、猫爪草、车前草、萆薢等以清热利湿，消肿止痛；两膝关节疼痛为主者，可选用赤芍、白芍以活血养血，通络止痛；双踝关节受累，肿胀疼痛，走路困难者，选加地龙、钻地风以通经活络，搜风除湿；腰背僵硬而痛者，选加续断、狗脊、杜仲祛风湿壮筋骨；筋脉拘挛者加木瓜、伸筋草、赤白芍养阴柔筋，活血止痛；骨节重着感显著者，加土茯苓以加强内清湿热，外祛湿邪的作用；风寒偏胜者，关节窜痛，痛处怕冷，疼痛似掣者加制川乌以祛风除湿，温经止痛；外感后致关节肿痛加重伴咽喉肿痛者，选加连翘、蝉蜕利咽解表。

（二）周翠英教授治疗类风湿关节炎用药规律分析

1. **常用药对分析** 周教授治疗类风湿关节炎善用药对，常用药对如下：

（1）羌活配独活：二药性味相同，同归入膀胱、肾经，味辛能散，味苦能燥，皆性温，故二活相配，祛风除湿，散寒止痛之力协同增强。主治肩背肢节及腰膝、腿足关节上下一身尽痛，或兼有外感表证者用之。

（2）猪苓配薏苡仁：二药性味归经相近，甘淡利湿，微寒清热。猪苓功专利水渗湿，薏苡仁尚能健脾，舒筋除痹，《神农本草经》言其"主筋急拘挛，不可屈伸。"常用于治疗关节肿胀或兼有肢体沉重，关节拘急不能灵活伸展者。

（3）土茯苓配猪苓：土茯苓归肝、胃经，猪苓归脾、肾、膀胱经，二药归经不同，但药性皆甘淡性平，均可渗湿利窍，同用可扩大归经范围，共奏清热利湿，渗湿消肿之功，擅治关节肿胀、积液。

（4）猫眼草配猫爪草：二药均有小毒，均有清热解毒、散结消肿之力，常用于治疗关节肿胀积液，其中猫眼草常用于治疗上肢小关节肿胀疼痛，猫爪草常用于治疗下肢大关节肿胀积液。

（5）蜂房配土贝母：蜂房以祛风止痛，攻毒消肿见长，土贝母功擅消肿散结解毒。二者同用能加强消肿散结、解毒止痛之力，对于关节肿胀、疼痛，僵硬或强直畸形，屈伸不利者尤为适宜。

（6）忍冬藤配大血藤：二者皆以藤茎部分入药，根据中医学取类比象的思维，藤茎类药物多具有舒展之性，善于走四肢，通经络，利关节。本病多以四肢起病，用之尚有引经作用，以增强疗效。

（7）金银花配连翘：二药皆体轻质浮，能清能散，均能清热解毒、疏散风热，此外，连翘尚有散结消肿之功，被誉为"疮家圣药"。周教授认为，活动期类风湿关节炎邪热炽盛、关节肿胀热痛，正是邪热壅滞经络，不通则痛，二药合用能令邪热向外透达，热散则结通。

（8）赤芍配白芍：基于前人对芍药"白补赤泻"的认识，周教授认为二者合用能滋阴养血、活血通络，常配伍甘草，取《伤寒论》中芍药甘草汤之义，缓急止痛，对肝血亏虚筋脉失养而拘急疼痛者尤为适宜。

（9）威灵仙配王不留行：二药其性善行，威灵仙性猛善走，可横行直往，宣通十二经络，为除风湿痹痛要药，王不留行行而不住，能活血通经，除风痹。二药合用，搜风胜湿活血通络除痹，对全身游走性风湿痹痛尤为适宜。

2. 常用药物分析　为了对类风湿关节炎临床用药规律进行较为全面系统客观的分析和掌握，结合本研究在类风湿关节炎治疗药物中统计的结果，选择使用频率较高的药物：薏苡仁（138次）、独活（135次）、甘草（131次）、蜂房（124次）、羌活（119次）、猪苓（114次）、金银花（112次）、徐长卿（103次）、雷公藤（93次）、虎杖（83次）、萆薢（81次），以此为例说明。

（1）薏苡仁：味甘、淡，性微寒，归脾、胃、肺经。能利湿健脾，舒筋除痹，主治风湿痹痛，又兼健脾除湿之功，如《神农本草经》指出："主筋急拘挛，不可屈伸，风湿痹，下气。"《本草正》载："以其去湿，故能利关节，除脚气，治痿弱拘挛湿痹，消水肿疼痛。"《本草经疏》言："薏苡仁主筋急拘挛不可屈伸及风湿痹，除筋骨邪气不仁，利肠胃，消水肿。"周教授认为，"无湿不成痹"，"痹必挟湿"，湿邪为类风湿关节炎发病重要因素，内湿常易招外湿。脾主运化，若脾气健运自无内湿停留之患，若脾气虚弱，失其健运之职，则内湿易招外湿，湿邪黏腻重浊，易郁而化热，导致湿热痹阻经络，易合难分，缠绵难解，亦是本病缠绵难愈的重要原因。薏苡仁是利湿健脾，舒筋除痹的要药，用之有治病求本之义。其性微寒而无苦寒伤阴损阳之弊，一药之用身兼数功，故为临床喜用。现代药理研究认为薏苡仁素的解热镇痛作用与氨基比林相似，且在用其治疗重度功能性痛经的实验中，90%显效[10]。

（2）独活：味辛、苦，性微温，归肾、膀胱经。能祛风胜湿，散寒止痛。为祛风要药，临床用之是因风为百病之长，其性开泄，寒湿之邪常依附之而侵犯人体，形成三气杂至，合而为痹的局面。正如《本草正义》所言："独活为祛风通络之主药。"《名医别录》言："疗诸贼风，百节痛风无久新者。"《本草汇言》："独活，善行血分，祛风行湿散寒之药也。凡病风之证，如头项不能俯仰，腰膝不能屈伸，或痹痛难行……必用独活之苦辛而温，活动气血，祛散寒邪。"所以对类风湿关节炎患者手、足、膝、颈椎、颞合关节疼痛，伴有肢体麻木，用之尤为对症。现代药理研究认为独活挥发油具有良好的抗炎和镇痛作用，对醋酸扭体法的镇痛效果更明显，其镇痛作用接近非甾体抗炎药[11]。

（3）甘草：味甘，性平，归脾、胃、心、肺经。《本草经集注》称之为"国老"，能补脾益气，清热解毒，祛痰止咳，缓急止痛，调和诸药。《神农本草经》中记载："主五脏六腑寒热邪气，坚筋骨，长肌肉，倍力，金疮肿，解毒。"《名医别录》载："通经脉，利血气，解百药毒。"《日华子本草》言："通九窍，利百脉，益精养气，壮筋骨，解冷热。"《用药心法》中言："热药用之缓其热，寒药用之缓其寒。"药理研究表明甘草的有效成分是甘草甜素、甘草次酸、甘草苷元、甘草多糖等，具有抗炎、抗变态反应、解毒、抗病毒等作用。王访等[12]研究显示甘草具有糖皮质激素样作用，甘草甜素是甘草解毒的主要有效成分。

（4）蜂房：味微甘，性平，有小毒，归肝、胃、肾经。能祛风止痛，攻毒消肿。蜂房的功效主治有明确记载，如《云南思茅中草药选》所载："舒筋活络，祛风湿，利尿。治风湿性关节炎，腰膝湿痹，肾炎水肿。"值得一提的是，其消肿止痛的作用显著，正如《本草汇言》言："驱风攻毒，散疔肿恶毒……治风痹肿痛……及历节风痛，痛如虎咬。"现代药理研究证实蜂房有明显的抗炎及镇痛作用，其水提物对巴豆油诱发小鼠的急性炎症有明显抑制作用，而且与醋酸氢化可的松有相似的对抗作用[13]。

（5）羌活：味辛、苦，性温，入膀胱、肾经。有祛风湿，利关节，散寒止痛之功。诸如《日华子本草》言："治一切风并气，筋骨拳挛，四肢羸劣……骨节酸疼，通利五脏。"《珍珠囊》曰："去诸骨节疼痛。"《品汇精要》载："主遍身百节疼痛，肌表八风贼邪，除新旧风湿。"《医学启源》言："羌活，治肢节疼痛……加川芎治足太阳、少阴头痛、透关利节，又治风湿。《主治秘诀》云：其用有五：手足太阳引经，一也；风湿相兼，二也；去肢节疼痛，三也；除痈疽败血，四也；风湿头痛，五也。"

药理实验结果表明，羌活水提液有抗炎、镇痛作用，初步确定紫花前胡苷为其有效单体[14]。

（6）猪苓：味甘、淡，性平，归脾、肾、膀胱经。功专利水渗湿。《用药心法》载："猪苓，苦以泄滞，甘以助阳，淡以利窍，故能除湿利小便。"猪苓除利水渗湿作用外，还具有抗肿瘤、免疫调节等功能。聂红等[15]研究证实猪苓的主要有效成分猪苓多糖使环磷酰胺小鼠淋巴细胞转化能力、NK细胞杀伤活性、T细胞总数和免疫球蛋白G产生能力均有所回升，可增强小鼠的免疫功能。马兴铭等[16]研究表明猪苓多糖能明显提高小鼠腹腔巨噬细胞吞噬指数，提高小鼠血液T淋巴细胞的数量，加强B细胞产生抗体的能力，上调小鼠特异性细胞免疫和体液免疫功能。

（7）雷公藤：味苦、辛，性凉，有大毒，归心、肝经。能祛风除湿，活血通络，兼有消肿止痛的功效。本药有大毒，使用时多与甘草久煎60分钟，能明显减少毒副作用，增加疗效，故临床应用颇为广泛，在治疗类风湿关节炎、肾小球肾炎、肾病综合征、系统性红斑狼疮、湿疹、银屑病、麻风病、疥疮、顽癣等自身免疫性疾病及各种皮肤病中均有应用。药理研究证实雷公藤具有免疫抑制、抗炎、抗生育、抗肿瘤作用，在类风湿关节炎的治疗中疗效确切，可作为治疗类风湿关节炎的一种安全有效的药物[17]。潘祝平等[18]研究表明雷公藤多苷联合MTX能显著改善类风湿关节炎患者的病情，疗效及不良反应发生率与MTX联合来氟米特方案相当。涂胜豪等[19]认为雷公藤治疗类风湿关节炎不仅疗效肯定，而且能改善患者的生活质量。

（8）徐长卿：味辛，性温，归肝、胃经。有祛风除湿，行气活血，去痛止痒之功。常用于治疗风湿痹痛，腰痛，脘腹疼痛，跌扑伤痛，带状疱疹，荨麻疹，月经不调，痛经等。《生草药性备要》认为徐长卿"能除风湿最效"，《本草求真》言其"治跌打散瘀"，《常用中草药手册》云其"祛风止痛，解毒消肿，温经通络"。药理研究证实徐长卿具有抗炎，镇痛，抗肿瘤，保护心血管等作用[20]。许青松等[21]研究证实徐长卿水煎剂能明显抑制小鼠肉芽肿增生，延长小鼠扭体反应潜伏期、减少扭体次数。

（9）金银花：性味甘寒，功专清热解毒，疏散风热。体轻质浮，气味芳香，能令邪热向外透达，且其性甘寒不败胃气，为治疗风湿诸毒之要药。《本草正》言其善于化毒，指出："故治痈疽……风湿诸毒，诚为要药。"《本草汇言》指出："驱风除湿，散热疗痹。"药理研究证实金银花具有抗炎，解热，抑菌，抗病毒，保肝，免疫调节等作用[22]。

（10）虎杖：味苦，性微寒，归肝、胆、肺经。具有活血散瘀，祛风通络，清热利湿，解毒功效。《名医别录》言："主通利月水，破留血癥瘕。"《本草拾遗》曰："主风在骨节间及血瘀。"《滇南本草》载："攻诸肿毒。"药理研究证实虎杖具有抗炎、镇痛、抗菌、抗病毒、抗肿瘤、保护心血管、改善微循环等作用[23]。其抗炎作用的机制可能是抑制炎症介质 PGE_2 的合成、抑制细胞免疫及与垂体—肾上腺皮质系统有关[24]。

（11）荜茇：味辛，性热，归脾、胃、大肠经。功擅温中散寒，下气止痛。处方中少量反佐，以防苦寒败胃。《天宝本草》载："荜茇辛温壮骨精，跌打损伤脚手疼，腹内疱块腰脊痛，通关利窍效如神。"亦常用于脘腹冷痛，呕吐，泄泻，头痛等病证。《本草拾遗》言："温中下气，补腰脚……除胃冷。"荜茇的药理研究发现其具有抗胃溃疡、抗肿瘤、调节血脂代谢、抗血小板凝集、镇痛、抗菌消炎、抗氧化、免疫调节等作用[25、26]。

（三）基于中医传承辅助系统分析组方规律

1．按药物频次和药物分类分析处方　通过 TCMISS V2.5 软件统计得出周翠英教授治疗类风湿关节炎常用的中药有薏苡仁、独活、甘草、蜂房、羌活、猪苓、雷公藤、徐长卿、金银花、虎杖、荜茇、川牛膝、土茯苓、威灵仙、蒲公英、猫爪草等，这些药物以清热解毒、祛风湿、止痹痛、健脾利湿、通络除痹、活血化瘀等功效为主。

结合表 2、表 3 数据统计结果可以看出，18 味祛风湿药，累计使用频次 517 次，占药物使用频次总和的 22.24%，其中以独活、雷公藤、徐长卿、威灵仙最常用；11 味利水渗湿药，累计使用频次 434 次，占药物使用频次总和的 18.67%，其中以薏苡仁、猪苓、土茯苓、虎杖最常用；17 味清热药，累计使用频次 327 次，占药物使用频次总和的 14.06%，其中金银花、蒲公英、大血藤、忍冬藤、黄柏最常用；16 味补虚药，累计使用频次 273 次，占药物使用频次总和的 11.74%，其中甘草、白芍、山药、炒白术最常用；15 味活血化瘀药，累计使用频次 216 次，占药物使用频次总和的 9.29%，其中以川牛膝、川芎、王不留行、刘寄奴最常用。研究表明周翠英教授治疗类风湿关节炎用药以祛风湿药、利水渗湿药、清热解毒药及活血化瘀药为主。

2．处方的组方规律分析　基于关联规则分析所选 155 首方剂的组方规律情况可以看出，支持度个数设置为 90 时，共分析出 156 条数据，即经软件分析得出的周翠英教授治疗类风湿关节炎经常配伍使用的药物组合。有些是显性经验，例如：羌活配独活、猪苓配薏苡仁等。有些是隐性经验，例如：独活配薏苡仁、蜂房配羌活、羌活配薏苡仁、蜂房配薏苡仁、蜂房配独活、蜂房配甘草、独活配猪苓、独活配徐长卿、蜂房配雷公藤等。

同时分析出 9 味核心中药，分别是金银花、雷公藤、羌活、独活、猪苓、薏苡仁、蜂房、徐长卿、甘草，即经软件分析得出治疗类风湿关节炎的核心药物，分析其功效具有清热解毒，祛风除湿，消肿止痛作用，可用于类风湿关节炎活动期的治疗。药理研究证实这些药物大多有抗炎、镇痛、调节免疫作用，符合类风湿关节炎的治疗。以上药物及配伍基本体现了周翠英教授治疗类风湿关节炎的用药特点。

3. **对新方的初步探讨** 在提取核心组合时，利用改进互信息法分析出药物间关联度，演化出 10 组核心组合，进一步演化出治疗类风湿关节炎的 5 首新方，如表 5 所示。

新方 1：由络石藤、葛根、片姜黄、白术组成，能活血通络，祛风止痛，以药测证，考虑该方证型属于血瘀气滞，主要用于颈椎、肩关节受累，对伴有脾气虚弱的患者尤为适宜。

新方 2：由猪苓、白芍、徐长卿、川芎、猫眼草组成，可祛风除湿，活血止痛，以药测证，方中徐长卿、川芎祛风除湿，活血止痛，白芍柔肝缓急止痛，猪苓利水渗湿，猫眼草多用于上肢小关节肿胀、疼痛，或伴有关节积液者。

新方 3：由土茯苓、大血藤、细辛、苍术、王不留行组成，有清热解毒，健脾利湿，通络止痛之功，以药测证，可用于关节肿痛较甚，伴有脾胃虚湿盛者，症见关节疼痛明显，肢体沉重，关节屈伸不利，晨僵明显者。周翠英教授认为，细辛气味芳香，善开结气，宣百脉，利关窍，通百节，除能祛风散寒止痛外，用于全方尚有反佐之用，寒温并用不失偏颇，不至于寒凉之药损伤脾胃。

新方 4：由红花、桃仁、当归、黄芪、续断组成，能活血化瘀，补肝肾，以药测证，适用于痰瘀痹阻证，本证型多见于病程日久，痰瘀胶结凝滞，正气不足。大多数患者关节痛夜甚，肿胀强直畸形，关节屈伸不利，晨僵，关节局部肤色晦暗，或肌肤甲错，妇女月经量少颜色深暗或夹有血块甚或闭经。

新方 5：由金银花、忍冬藤、虎杖、萆薢、雷公藤组成，具清热解毒，祛风除湿，活血止痛之功，以药测证，考虑该方的证型为湿热痹阻，热重于湿证。如前所述，活动期立方用药首当祛邪，本方以清热解毒为主，辅以活血通络止痛，少佐辛温，以防凉遏，入络散邪。治疗关节肿胀、疼痛，局部触之发热，关节屈伸不利，晨僵或伴有发热、口渴、咽痛、小便黄、大便干，舌红苔黄厚，脉弦数或滑数等。

综上，对周翠英教授155首治疗类风湿关节炎的处方进行分析，得出其治疗类风湿关节炎的用药规律，即以甘淡寒凉药为主，兼以苦寒药，佐以辛温之品，清热解毒、利湿通络，并兼顾脾胃而不伤正；配活血化瘀通络之品，以助除湿止痛，瘀未成可防寒凉涩血，瘀已成则除经络血脉中瘀滞。经软件分析得到的核心组合及新处方，也为下一步的临床研究提供了有益的线索，对以后新方的开发和周翠英教授临床经验及学术思想的传承和推广大有裨益。

刘建勤　孙素平　樊冰

参考文献

[1] 中华医学会风湿病学分会．类风湿关节炎诊断及治疗指南 [J]．中华风湿病学杂志，2010，14（4）：265．

[2] 郑筱萸．中药新药临床研究指导原则（试行）[M]．1版．北京：中国医药科技出版社，2002：116-119．

[3] 卢朋，李健，唐仕欢，等．中医传承辅助系统软件开发与应用 [J]．中国实验方剂学杂志，2012，18（9）：1．

[4] 唐仕欢，陈建新，杨洪军，等．基于复杂系统熵聚类方法的中药新药处方发现研究思路 [J]．世界科学技术——中医药现代化，2009，11（2）：225．

[5] 吴嘉瑞，张冰，杨冰．基于关联规则和复杂系统熵聚类的颜正华教授治疗胃脘痛用药规律研究 [J]．中国实验方剂学杂志，2012，18（20）：1．

[6] 孙素平，米杰．周翠英治疗活动期类风湿关节炎经验 [J]．山东中医杂志，2004，23，（7）：442-443．

[7] 周翠英，樊冰，孙素平，等．清热解毒法对类风湿关节炎炎性细胞因子作用的临床研究 [J]．山东中医杂志，2004，23（3）：137-139．

[8] 周翠英，孙素平，刘建，等．痹清饮对类风湿关节炎成纤维样滑膜细胞的干预作用 [J]．山东中医杂志，2009，28（5）：332-335．

[9] 邓长财，周翠英，孙素平，等.痹清饮对类风湿关节炎成纤维样滑膜细胞增殖的影响[J].江苏中医药，2011，43（9）：88-90.

[10] 刘晓梅.薏苡仁的药理研究与临床新用[J].中国医药指南，2010，8（2）：36-37.

[11] 范莉，李林，何慧凤.独活挥发油抗炎、镇痛药理作用的研究[J].安徽医药，2009，13（2）：133-134.

[12] 王访，苏耀海.甘草的药理作用及临床应用[J].时珍国医国药，2002，13（5）：303-304.

[13] 李琳.露蜂房的研究和应用[J].中草药，1998，29（4）：277-280.

[14] 秦彩玲，张毅，刘婷，等.中药羌活有效成分的筛选实验[J].中国中药杂志，2000，25（10）：683-684.

[15] 聂红，马安伦，沈伯华，等.复方猪苓多糖对小鼠免疫功能的调节[J].细胞与分子免疫学杂志，2000，16（5）：384-386.

[16] 马兴铭，赵进昌.六种多糖对小鼠免疫功能调节作用的比较[J].中药药理与临床，2003，19（4）：14-15.

[17] 谢艳，郭云鹏.雷公藤治疗类风湿关节炎的作用机制研究进展[J].风湿病与关节炎，2013，2（4）：72-75.

[18] 潘祝平，林顺平，林旋.雷公藤多苷联合甲氨蝶呤治疗类风湿关节炎短期疗效观察[J].风湿病与关节炎，2014，3（3）：17-20.

[19] 涂胜豪，胡永红.雷公藤治疗类风湿关节炎的疗效和生活质量评价[J].湖南中医学院学报，2006，26（2）：25-27.

[20] 金贤兰.徐长卿药理作用及临床应用研究进展[J].现代医药卫生，2010，26（19）：2947-2948.

[21] 许青松，张红英，李迎军，等.徐长卿水煎剂抗炎及镇痛作用的研究[J].时珍国医国药，2007，18（6）：1407-1408.

[22] 赵国玲，刘佳佳，林丹，等.金银花化学成分及药理研究进展[J].中成药，2002，24（12）：973-976.

[23] 樊慧婷，丁世兰，林洪生.中药虎杖的药理研究进展[J].中国中药杂志，2013，38（15）：2545-2548.

[24] 张海防，窦昌贵，刘晓华，等.虎杖提取物抗炎作用的实验研究 [J].药学进展，2003，27（4）：230-233.

[25] 吴宜艳，杨志，刘广勤，等.荜茇有效成分提取及抗炎作用的研究 [J].中国医药导报，2009，6（1）：16-17.

[26] 张鹏，黄启来，华子春.荜茇酰胺的药理作用研究进展 [J].中草药，2012，43（1）：201-204.

类风湿关节炎寒热错杂证病机分析

　　类风湿关节炎是一种以慢性、对称性、多关节非化脓性炎症为主要临床表现的全身性自身免疫疾病，晚期关节可出现不同程度的僵直和畸形，中医归属为"痹证"、"尪痹"范畴。风、寒、湿、热、痰、瘀、虚为本病基本病因，而其辨证的关键在于分清病性寒热之所属。临证类风湿关节炎往往有寒痹兼热象或热痹兼有寒象者，辨为寒热错杂证，治疗较纯寒纯热证更为棘手。现对寒热错杂证的病因病机加以分析，以进一步指导临床治疗。

一、类风湿关节炎"寒热错杂"证的含义、表现及辨证标准

　　"寒热错杂"一词原本是对《伤寒论》诸痞证的病机概括，主要是以方测证归纳而来。张仲景在《伤寒论》中涉及寒热互见、寒热并治的内容颇多，较为详细地阐述了寒热错杂理论。古人对于痹证的寒热错杂现象亦有较多论述，《金匮要略·中风历节病脉证治》提出："诸肢节疼痛，身体尪羸，脚肿如脱，头眩短气，温温欲吐，桂枝芍药知母汤主之。"吴鞠通在《温病条辨·中焦湿温》中阐述痹证认为："因于寒者固多，痹之兼乎热者亦复不少。误用辛温，其害立见。"可见，古代虽未将寒热错杂证单独作为痹证的一个证型，但对于寒热错杂的现象早有认识，并做了较详细的阐述，为后世治疗寒热错杂证奠定了基础。

　　寒热错杂证，即寒证和热证交错，同时出现的病症。临床上不论是寒证兼见热象，或热证兼见寒象，或寒热并见皆可归为寒热错杂证。类风湿关节炎寒热错杂证常见的大致有以下几种表现：肢体关节作痛、肿胀，自觉局部灼热，关节活动不灵，可涉及一个或多个关节，又感畏风恶寒，脉象紧数，舌苔黄白相间；关节红肿热痛，或伴见结节红斑，但局部畏寒喜热，且得寒痛不减，苔黄或白，脉弦或紧或数；关节冷痛，沉重，局部喜暖，但伴有身热不扬，口渴不喜饮；肢体关节疼痛较剧，逢寒更甚，局部畏寒喜暖、变形、伸屈不便，伴见午后潮热，夜卧盗汗，舌质红苔薄白；又如，寒邪所致之典型痛痹症状，但舌苔色黄；或临床一派热痹表现，但观其舌苔色白而厚，皆属寒热错杂之象。

类风湿关节炎寒热错杂证辨证标准可参照《中国风湿病学》[1]的类风湿关节炎"寒热错杂证"标准：关节肿痛而热，屈伸不利，晨僵，遇寒加重，得温则舒，或有关节畸形，舌质淡红或偏红，舌苔薄白或黄，脉弦数或缓。抑或1993年中华人民共和国卫生部制定发布的《中药新药临床研究指导原则》[2]中的诊断标准：①肌肉关节疼痛，局部触之发热但自觉畏寒；②肌肉关节疼痛，触之不热但自觉发热，全身热象不显；③舌苔白或黄或黄白相间；④脉弦数。具备①或②，参照③或④辨证即可确立。

我院风湿科2008年共观察102例类风湿关节炎患者，各种证型中湿热阻络证最常见，共61例（58.8%），其次为寒热错杂证18例（17.6%），瘀血痹阻证10例（9.8%）。2009年共观察类风湿关节炎152例，各种证型中湿热阻络证仍最常见，共104例（68.4%），与RA活动期的表现相符，其次为寒热错杂证21例（13.8%），瘀血痹阻证15例（9.9%）。可见寒热错杂证属临床常见的辨证分型之一。

二、类风湿关节炎寒热错杂证的病因病机分析

（一）体质因素

体质是个体生命过程中，在先天遗传和后天获得的基础上表现出的形态结构、生理功能和心理状态方面综合的、相对稳定的特质[3]。体质因素在疾病的发生、发展、转归等各方面具有重要作用。①体质决定疾病的发生，现代中医学认为疾病的内因在很大程度上归于体质，即体质决定着疾病的发生与变化。②体质决定对某些病因及病变的易感性，不同体质对某种致病因素或某些疾病有着特殊易感性。③体质决定疾病的证候与发展过程。体质"从化"不同，决定了中医证候的不同和发生并发症的倾向性不同，具体治疗方法和选方用药也不同[4-6]。

同样，在类风湿关节炎寒热错杂证的形成中，患者的体质因素也扮演着重要角色，不仅在很大程度上决定了其容易感受寒邪或热邪，还决定了其在发病后病情易发生寒化还是热化，是形成寒热错杂证的内在生理基础。《素问·痹论》云："其寒者，阳气少，阴气多，与病相益，故寒也；其热者，阳气多，阴气少，病气胜，阳遭阴，故为痹热。"说明了素体阳气不足，阴盛体质，易感受寒邪、湿邪，风寒湿邪入侵，从阴化寒，阻滞经络，凝滞关节，形成风寒湿痹；而湿热之体，易感受湿热之邪，或

风寒湿邪入侵湿热之体，阴不胜阳，邪可从阳化热，阻于经络，痹阻气血经脉，滞留筋骨，发为热痹。表明疾病因为体质的差异而出现不同的寒热属性。《伤寒广要》曰："凡人禀气各有盛衰，宿病各有寒热，因伤寒蒸起宿疾，更不在感异气而变者，假令素有寒者，多变阳虚阴盛之疾或变阴毒也；素有热者，多变阳盛阴虚之疾或变阳毒也。"无论最初感邪如何，在其病程发展过程中，体质往往决定了最终的寒热状态及进一步的演化趋势。现代研究通过各种统计分析方法及科学技术亦证实了这一理论。如李英帅[7]研究发现，以阳气不足、虚寒表现为主要特征的阳虚体质者，阴寒内盛，卫外不固，气化无力，固摄不足，易患痹证、泄泻、感冒、自汗、水肿、痰饮、咳喘、遗尿；以阴液亏少，虚热表现为主要特征的阴虚体质者，阴津匮乏，易生内热，易患便秘、咳嗽、血证、消渴、肺痿。

（二）外邪因素

邪气入侵是致病的重要条件。《素问·痹论》中记载："风寒湿三气杂至，合而为痹，其风气胜者为行痹，寒气胜者为痛痹，湿气胜者为著痹也。"历代医家多由此认为风、寒、湿三种邪气是痹证发生的主要外在因素。至《诸病源候论》又有复合邪气之风湿痹论，之后逐渐出现热邪为病之湿热、暑湿论。汉代华佗在《中藏经·论痹》说："痹者，风寒暑湿之气中于人脏腑之为也。"首次提出暑邪也为致痹之因。延至现代，名老中医路志正又提出燥邪为病，也有医家认识到六淫过盛，化而成毒，邪毒侵蚀是类风湿关节炎的病因病机[8-10]。总之，类风湿关节炎致病的外因有风、寒、湿、热（暑）、燥、毒6种。

虽然某种类型的体质对某种致病因子具有易感性，即中医学所说的"同气相求"，然而如果邪气太盛，则各种体质均可侵犯，如瘟疫之邪性烈易感，且感者必有热证；严寒烈风，避之不及，亦多有风寒外束之证。这就使体质易于感寒或寒化之人遭遇热邪，或易热之人冒触风寒时，必然产生寒热错杂之证。

类风湿关节炎患者，若素体阳虚，阳虚则阴盛，故平素有面色㿠白、畏寒、喜暖等里寒之象，当感受湿热之邪时，湿热之邪既可单独作用，又可引动阳虚不化形成内湿，流注关节肌肉，出现局部红肿热痛等热痹之象，由此形成了内有里寒、外有湿热的寒热错杂证；若素体阴虚，阴虚则阳亢，素日可有午后潮热、盗汗、心烦、舌红等阴虚火旺之象，当感受风寒湿邪时，风寒之邪凝滞经络，痹阻关节，又可见肌肉关节冷痛、拘急、屈伸不利、局部畏寒喜暖等寒痹表现，由此形成了内有虚热、外有风寒的寒热错杂证；若素体阳气偏盛，平日可有面赤口苦、烦躁、便秘等实热之象，当感受风寒湿邪时，又有风寒湿邪凝滞经络，留恋关节肌肉，致关节肌肉疼痛、麻木不仁、屈伸不利、得温则减的风寒湿痹之象，由此形成内有实热、外有风寒湿的寒热错杂证，《圣济总录》中"盖脏腑壅热，复遇风寒湿三气至……"即是指此。

（三）内外合邪的影响

内外合邪是指内生之邪与外感之邪合而为病的情况。内生之邪主要包括内寒、内热（火）、内湿、内燥、内风、痰饮、水湿、瘀血等。外邪不仅可单独致病，相兼致病，也可与内邪合而致病，内邪与外邪两者相互纠缠，相因为病，使病机复杂化，产生寒热错杂之势。《伤寒论》第 38 条："太阳中风，脉浮紧，发热恶寒，身疼痛，不汗出而烦躁者，大青龙汤主之。"即是指外感风寒，约束肌表，卫气迎拒，寒重郁遏，转而化热烦躁，变为里热之邪，内外混杂而成外寒里热之势，是为内生热邪与外感寒邪合而致病之理。此内生之热邪是由表寒不解，入里郁而化热产生的。

类风湿关节炎患者风寒湿痹日久不愈，则"风变为火，寒变为热"，即可内生郁热之邪，热又可伤阴，由此形成外有风寒湿、内有郁热或虚热的寒热错杂证，临床表现为既有肢体关节疼痛，或游走不定，或痛有定处，或手足沉重、关节屈伸不利、得温痛减的风寒湿痹之象；又有风寒湿邪郁而化热或伤阴致关节肿大、舌苔薄黄等里热之象。类风湿关节炎后期，久病成瘀，瘀阻经络，脉络不通，瘀久化热，复感风寒之邪，则可形成内有瘀血、郁热或虚热，外有风寒湿的寒热错杂之证；临床表现为痛有定处，关节周围皮下结节或出现瘀斑、低热、关节红肿的瘀热表现，又有畏寒怕冷，遇寒加重的现象。平素嗜食辛辣，肥甘厚味者，可内生湿热之邪，湿热与外感风寒湿邪相合，可形成内热外寒之势，临床表现为胃脘灼痛、拒按、渴喜冷饮或胃脘嘈杂、消谷善饥、饥不欲食、痞胀不舒等胃热炽盛证或胃阴不足，阴虚内热之证，以及肢体关节疼痛，或游走不定，或痛有定处，或手足沉重、关节屈伸不利、得温痛减的风寒湿痹之象。而平素嗜食寒凉，可致脾胃虚寒，脾胃气机运化不畅，寒湿内停，当复感风湿热邪之时，可形成内寒外热之势，临床表现为纳呆食少、腹胀腹痛、身重便溏的中焦虚寒、中阳不足、寒湿困脾证，以及关节局部灼热红肿，得冷则舒的风湿热痹之象。

（四）失治误治

治疗类风湿关节炎时，如果对患者病机把握不准，用药不对症或失去最佳治疗时机，邪气入里传变等，会使患者病机更加复杂化，而成体内寒热并存、寒热错杂之证。祛风散寒是治疗痹证的常用方法，遣方多用辛温苦燥之剂，但是辛温苦燥之剂更易化燥伤阴，对阳常有余、阴常不足的痹证患者最易造成寒热错杂之势。西药中，激素是治疗类风湿关节炎的常用药物，许多学者，如罗月中、贾红莲、蔡仿等根据中医基本理论，观察激素使用以后的证候，认为激素乃"纯阳"之品，应用后中医证候易往热毒证、阴虚阳亢证及阴虚燥热证转变[11-13]。临床中，我们也发现，如果患者长期、过量或不规则应用激素，可使中医证候向阴虚阳亢、阴虚燥热方面转化，从而出现寒热错杂证。临床表现为既有肢体关节疼痛、痛有定处、得温则减的风寒湿痹之象，又有温热药物耗伤阴津而出现口干、舌红、小便涩、大便干的阴津耗伤化热之象，由此形成外有风寒湿、内有阴伤化热的寒热错杂证。

古代文献中也有因失治误治引起寒热错杂证的记载，如《杂证会心录》中有"又有服热药太过，胃中蕴热太深……医家不知清热降火，泥于风寒湿三气之说……愈服愈热"。《儒门事亲》中有"医家不分脏腑，不辨表里，便作寒湿脚气，乌之附之，汤之炕之"，均指此种寒热错杂证。

寒热错杂证是类风湿关节炎常见的证型之一，体质因素是寒热错杂证形成和转化的基础，风、寒、湿、热（暑）、燥、毒6种外因及内外合邪是致病和寒热错杂证形成的条件，临床的失治误治是促发和加重寒热错杂证的重要因素。谨守病机，寒热并调是临床治疗寒热错杂证的关键所在。

刘英　庄秀萍

参考文献

[1] 娄玉铃.中国风湿病学 [M].北京：人民卫生出版社，2001：2103.

[2] 中华人民共和国卫生部.中药新药临床研究指导原则（第一辑）.1993：212.

[3] 王琦.中医体质学 [M].北京：人民卫生出版社，1995：2.

[4] 许越.中医体质学说在中风病一级预防中的理论研究 [D].广东：广州中医药

大学，2008.

[5] 李昇容.《伤寒论》与《东医寿世保元》体质学术思想的比较研究 [D]. 北京：北京中医药大学，2003.

[6] 汪涛，姚实林.中医证候规范化理论基础初探 [J].中国中医基础医学杂志，2002，8（1）：5.

[7] 李英帅.阳虚、阴虚体质理论及代谢组学比较研究 [D].北京：北京中医药大学，2009.

[8] 路志正.国医大师医论医案集·路志正医林集腋 [M].北京：人民卫生出版社，2009：62.

[9] 刘英，周海蓉，周翠英.从毒探讨活动性类风湿关节炎的发病机制 [J]. 山东中医杂志，2003，22（7）：390.

[10] 卢思俭.邪毒致病与类风湿关节炎 [J].山东中医杂志，2005，24（4）：200.

[11] 罗月中.成人肾病综合征激素治疗的中医证候证型分析 [J].中国中西医结合肾病杂志，2002，3（4）：202.

[12] 贾红莲.成人原发性肾病综合征激素治疗后证候演变规律研究 [D].成都：成都中医药大学，2005.

[13] 蔡仿.慢性肾小球肾炎应用激素前后的中医证候变化及主要证候的若干特点 [D].南京：南京中医药大学，2009.

清热解毒法对类风湿关节炎炎性细胞因子作用的临床研究

清热解毒法是山东中医药大学附属医院治疗类风湿关节炎的特色，本课题通过对炎性细胞因子作用的研究，探讨清热解毒法抗炎和免疫调节的作用机制。

一、临床资料

（一）诊断标准

类风湿关节炎的诊断标准参照美国风湿病学会（ACR）1987 年分类标准，活动期类风湿关节炎的诊断标准参照《新药（西药）临床研究指导原则》，中医证候辨证依据参照《中药（新药）治疗类风湿关节炎的临床研究指导原则》。

（二）一般资料

全部观察病例共 100 例，均来自山东中医药大学附属医院，按随机化分组表随机分为治疗组 34 例、对照甲组 33 例、对照乙组 33 例。治疗组、对照甲组、对照乙组三组的性别、年龄、病程等经统计学处理，无显著差异（P > 0.05）。

二、研究方法

（一）给药方法

治疗组：痹速清合剂（山东中医药大学附属医院药房提供）每次 50ml，温服，每日 3 次。全方如下：金银花 30g，土茯苓 45g，黄柏 12g，土贝母 10g，北豆根 12g，红藤 30g，蜂房 10g，牡丹皮 20g，赤芍 24g，白芍 15g，细辛 10g，陈皮 10g。对照甲组：选用合适的一种非甾体抗炎药（限双氯酚酸钠类），按常规剂量服用。对照乙组：湿热痹冲剂（大连长白山制药有限公司生产，批号 990601）开水冲服，每次 5g，每日 3 次。疗程：连续服用 1 个月为 1 个疗程，部分病例观察 2 个疗程。

（二）观察指标

1. **安全性指标** 血常规、尿常规、肝功能、肾功能，治疗前后各查 1 次。

2. 疗效性指标 关节晨僵指数，疼痛指数，肿胀指数，压痛指数，双手握力，关节功能分级；全身症状：发热，汗出，口渴，咽痛等；舌脉变化；实验室检查包括血沉（ESR）、类风湿因子（RF）、C 反应蛋白（CRP）、免疫球蛋白（Ig）、白细胞介素 1（IL-1）、白细胞介素 6（IL-6）、白细胞介素 8（IL-8）、肿瘤坏死因子 α（TNFα）等。

（三）主要症状、体征计分法

参照《类风湿性关节炎》第 2 版[1]。

（四）检测方法

IL-1、IL-6、IL-8、TNFα 放免试剂盒，购自北京东亚免疫技术研究所。取血后分离血清，-20℃冷冻保存，使用时避免反复冻融，按试剂说明操作。其他实验室检查按常规方法检测。全部指标均于治疗前后各检测 1 次。

（五）疗效评定标准

参照《类风湿性关节炎》第 2 版[1]。①临床控制：治疗后疗效平均指数≥90%，或临床及实验室指标完全恢复正常，并停药随访观察≥6 个月无复发者。②显效（控制）：治疗后疗效平均指数减少≥60%。③缓解（有效）：治疗后疗效平均指数减少≥30%。④无效：治疗后疗效平均指数减少＜30% 或出现负值（即加重或恶化）。

三、结果

（一）对 RA 主要症状、体征的疗效比较及分析

治疗前各组患者关节疼痛、肿胀程度及数目，握力，晨僵，功能分级等均无显著差异（P＞0.05）。治疗后各项症状、体征均获不同程度改善，治疗组 P＜0.01，对照组 P＜0.05。在关节疼痛指数、肿胀指数、握力指数、晨僵指数及关节功能指数方面，治疗组疗效明显优于对照组（P＜0.05），见表 6。进一步做单项指数疗效比较分析，组间未见明显差异。

（二）对炎性细胞因子的作用

治疗前各组 RA 患者血清中 IL-1、IL-6、IL-8、TNFα 水平均明显高于正常参考

范围，组间无显著差异（P > 0.05）。治疗后其水平均较治疗前显著降低（P < 0.05，P < 0.01），对 IL-1 的降低治疗组较对照甲组有显著意义（P < 0.05）；IL-6、IL-8，治疗组较对照甲组和对照乙组均有显著意义（P < 0.05）；TNFα，三组对比无显著差异（P > 0.05），见表 7。

表6　对类风湿关节炎主要症状、体征疗效分析（$\bar{x} \pm s$）

	治疗组	对照甲组	对照乙组
疼痛指数	0.720 ± 0.189** △	0.509 ± 0.2589	0.423 ± 0.275
肿胀指数	0.825 ± 0.231** △	0.553 ± 0.237	0.483 ± 0.225
握力指数	0.623 ± 0.150* △ △	0.480 ± 0.162	0.531 ± 0.142
晨僵指数	0.666 ± 0.288* △	0.495 ± 0.225	0.473 ± 0.192
关节功能指数	0.634 ± 0.347** △ △	0.418 ± 0.179	0.417 ± 0.165

注：*：与对照甲组相比 P < 0.05，**：与对照甲组相比 P < 0.01；△：与对照乙组相比 P < 0.05，△△：与对照乙组相比 P < 0.01。

表7　对类风湿关节炎患者 IL-1、IL-6、IL-8 及 TNFα 水平的影响（$\bar{x} \pm s$）

	治疗组		对照甲组		对照乙组	
	治疗前	治疗后	治疗前	治疗后	治疗前	治疗后
IL-1 （Q/ng · ml^{-1}）	0.39 ± 0.24	0.26 ± 0.09* △	0.46 ± 0.22	0.30 ± 0.12*	0.37 ± 0.29	0.25 ± 0.11*
IL-6 （Q/pg · ml^{-1}）	55.8 ± 29.6	36.3 ± 25.5* △ △	58.1 ± 27.6	47.2 ± 25.3**	48.8 ± 26.2	38.4 ± 24.6**
IL-8 （Q/ng · ml^{-1}）	0.66 ± 0.44	0.38 ± 0.30* △ △	0.81 ± 0.58	0.51 ± 0.46**	0.69 ± 0.53	0.48 ± 0.39**
TNFα （Q/ng · ml^{-1}）	0.62 ± 0.37	0.38 ± 0.32**	0.83 ± 0.24	0.43 ± 0.27**	0.60 ± 0.46	0.35 ± 0.41**

注：*：与治疗前相比 P < 0.01，**：与治疗前相比 P < 0.05；△：与对照甲组相比 P < 0.05，△△：与对照乙组相比 P < 0.05 。
（参考值：IL-1（0.19 ± 0.06）ng/ml，IL-6（108.85 ± 41.48）pg/ml；IL-8（0.323 ± 0.06）ng/ml；TNFα（1.14 ± 0.40）ng/ml）

在异常升高的 ESR、CRP、RF 及 Ig 方面，各组治疗前无显著差异（P > 0.05），治疗后水平均显著下降，治疗组对 IgG、IgA、IgM 的作用较对照甲、乙组没有显著差异（P > 0.05）；治疗组对 RF 的作用较对照甲、乙组均有显著差异（P < 0.05），对 ESR 和 CRP 的作用较对照乙组有显著差异（P < 0.05）。

（三）疗效分析

经 Ridit 分析，治疗组总有效率 94.12%，对照甲组总有效率 81.82%，对照乙组总有效率 78.79%，三组疗效相比无显著性差异（P > 0.05），见表 8。

表 8　三组疗效分析　例（%）

	n	临床控制	显效	有效	无效	总有效率（%）
治疗组	34	2（5.88）	19（55.88）	11（32.35）	2（5.88）	94.1
对照甲组	33	1（3.03）	13（39.39）	13（39.39）	6（18.18）	81.82
对照乙组	33	1（3.03）	9（27.27）	16（48.48）	7（21.21）	78.79

（四）不良反应

治疗组 34 例患者中，除 1 例空腹服药后出现轻度上腹部胀满、大便稀软外，其余均未见不良反应。治疗前后血、尿常规及肝、肾功能检测未见明显异常。

四、讨论

（一）活动期类风湿关节炎病因病机探讨

根据活动期类风湿关节炎关节疼痛、肿胀、灼热，功能受限，晨僵胶着感明显，或伴发热汗多、淋巴结肿大、类风湿结节及舌质红或暗红有瘀斑、苔黄或腻、脉滑数或弦数的临床表现特点，结合文献及现代研究，我们认为本病是由于机体阴阳失调，脏腑蕴热，或由五志化火，饮食不节，湿热内生，复感风寒湿热毒邪侵袭，内外相合，邪郁蕴毒，酿生热毒或湿热毒邪，邪毒伤正，气血津液运行失常，痰瘀内生，蕴结化毒，邪毒痹阻经脉肢节，流注骨骱经隧，气血不通而发病。毒是贯穿始终的关键因素。

（二）活动期类风湿关节炎"毒"的概念

临床上，活动期类风湿关节炎常表现为关节疼痛剧烈不可触，肿胀不可屈伸，甚至骨质疏松或骨质破坏，而且病情反复发作，呈进行性加重，最终 70% 患者出现关节强直固定畸形，病变特点远超出六淫外邪与内生五邪的致病程度，本研究 100 例活动期患者中，关节疼痛数目 ≥ 20 者占 73.35%，中度疼痛以上者占 82.85%；97 例关节肿胀患者中，关节肿胀数目 ≥ 20 者占 59.33%，2 度以上者占 62.5%，病程 3 年以上者占60%，生活仅能或不能自理、关节功能2级以上者占37.14%。病情之酷烈顽恶与"痛，苦；猛烈；苦恶有害之物；凶狠，酷烈"等毒的概念相吻合。病位上，本病之邪直达筋骨经隧，深伏痼结，且邪势猖獗，正气难达，与一般邪气多侵及肌表、脏腑，或虽累及筋骨但邪去正自安者不同，甚难搜剔驱除，以致反复发作，致病力愈强，极易损形坏体，此乃邪之极甚者为病，概称为"毒"。外科以结块漫肿酸痛、损筋坏骨、骨质破坏为特点的流痰、下石疽等疾病，与本病极为相似，临床需从毒邪辨治方获殊效[2]。众多临床及实验研究也已证实，清热解毒法治疗活动期类风湿关节炎疗效显著，本研究总有效率为94.12%。因此我们认为，毒是活动期类风湿关节炎发病的关键因素。结合理论及临床研究，我们将活动期类风湿关节炎之"毒"归纳为：一切邪气蓄积猛烈、蕴酿顽恶所形成的，对机体具有特殊、强烈损伤作用的致病物质。

（三）活动期类风湿关节炎"毒"的产生与实质

类风湿关节炎之毒从成因而言，有外源、内生之分。外毒包括外界毒邪与六淫侵入邪郁不解蕴结所化之毒。前者包括生物、理化、环境等致病因素。后者又有直接化毒，与邪郁化热或从阳化热、蓄热成毒之不同。风寒湿热外袭，机体不能抗邪外出，邪气稽留，致病之性愈强，酿为风寒湿热毒邪；类风湿关节炎患者多为阳盛阴虚脏腑积热之体，受邪后易从阳化热或邪郁化热，热蕴不解，热甚蓄积化毒。内毒是指由于脏腑功能紊乱，气血运行失常，病理产物积聚蕴化致病力进一步增强而形成的某些致病物质。内毒致病是类风湿关节炎发病的一个重要方面，毒生于内，与前人强调"风寒湿三气杂至"以及"风寒暑湿之毒"有所不同，内毒既是病理产物，又是直接致病因素，亦有别于气血不足、痰瘀阻痹等内因。

我们认为，活动期类风湿关节炎中，"毒"可包含环境因素、外来抗原、自身易感基因、血清及关节局部过量的炎性细胞因子、自身反应性T细胞、CD5⁺B细胞、多种自身抗体、炎性介质、酶类等。尤其炎性细胞因子的过量产生是诱导自身反应性T细胞增殖分化，介导免疫性滑膜炎症反应，并进一步激活破骨细胞，介导蛋白多糖降解，造成关节破坏、骨与软骨吸收的主要因素。本研究也显示，活动期类风湿关节炎患者血清炎性细胞因子水平明显高于正常，经以清热解毒为主要治法的痹速清合剂治疗后，其水平显著降低，与患者临床症状、体征及实验室检查的改善情况相平行，因此我们提出，血清中异常升高的炎性细胞因子是活动期类风湿关节炎中"毒"的重要病理实质之一。清热解毒是其主要治法，下调血清异常升高的炎性细胞因子水平是本治法的主要作用机制之一。

周翠英　樊冰　孙素平　周海蓉

参考文献

[1] 张进玉. 类风湿性关节炎 [M].2 版. 北京：人民卫生出版社，1998：544-547.

[2] 夏少农. 外科心得集 [M]. 上海：上海科学技术出版社，1985：93，94.

痹速清合剂治疗活动期类风湿关节炎的临床研究

我们在中医理论指导下，结合现代医学对本病的研究进展，针对活动期类风湿关节炎（RA）湿热毒瘀胶结的病机特点，研制了以清热解毒、利湿通络、活血化瘀为治法的痹速清合剂，并以细胞因子为切入点，通过痹速清合剂对血清 IL-1β、TNF-α、IL-4、IL-10 影响的研究，探讨本药的主要作用机制。

一、资料与方法

（一）病例选择

60 例患者来自山东中医药大学附属医院门诊与病房，均符合美国风湿病学会 1987 年 RA 的诊断标准，并符合卫生部制定的抗风湿药物研究指导原则活动期 RA 的标准。中医证候诊断标准参照《中药（新药）治疗类风湿关节炎的临床研究指导原则》辨证为湿热内蕴、毒瘀阻络证。受试者年龄在 18 ~ 65 岁，关节功能在 I ~ III 度，X 线分期在 I ~ III 期，排除重叠其他风湿病（如系统性红斑狼疮、干燥综合征、严重的膝骨关节炎）和合并心、脑、肝、肾和造血系统等严重疾病者，在 1 个月内应用激素或免疫抑制剂者及妊娠或哺乳期妇女不纳入试验。60 例患者随机分为两组，患者一般情况见表 9。

表 9　两组患者的一般情况比较

组别	例数	性别 男	性别 女	平均年龄 岁	平均病程 年	功能分级（例）I	II	III	X 线分期（例）I	II	III
试验组	30	7	23	41.39 ± 12.20	2.02 ± 2.45	5	18	7	13	15	2
对照组	30	9	21	45.17 ± 11.49	2.98 ± 4.09	3	21	6	7	21	2

注：两组间差异无显著性，有可比性。

（二）治疗方法

将 60 例患者随机分为试验组和对照组各 30 例。试验组服用痹速清合剂（山东中医药大学附属医院药剂中心提供），每次 50ml（药物组成：金银花、土茯苓、黄柏、北豆根、土贝母、红藤、蜂房、牡丹皮、赤芍、白芍、薏苡仁、细辛），温服，每日 3

次。对照组服用消炎痛片，每次 25mg，每日 3 次口服。两组均治疗 1 个月观察疗效。

（三）观察指标

1. **临床表现** 治疗前后对 RA 的下列指标评估：关节晨僵时间、关节疼痛程度、关节压痛指数、关节肿胀指数、双手平均握力、关节局部皮肤发热，以及发热、口渴、小便黄和 / 或大便干、硬结、瘀斑等全身症状，舌脉变化。

2. **实验室检查** 血沉（ESR）、C 反应蛋白（CRP）、类风湿因子（RF）、白细胞介素 1β（IL-1β）、肿瘤坏死因子 α（TNF-α）、白细胞介素 4（IL-4）、白细胞介素 10（IL-10），治疗前后各查一次。

（四）疗效评定标准

参照《中药（新药）治疗类风湿关节炎的临床研究指导原则》拟定。

（五）统计方法

计量资料数据用均数 ± 标准差（$\bar{x} \pm s$）表示，以 t 检验进行显著性检验；计数资料采用 χ^2 检验，疗效比较采用 Ridit 分析。

二、结果

（一）总疗效分析

见表 10。

表 10　总疗效分析　例

	n	临床控制	显效	有效	无效	总有效率（%）	P
试验组	30	0	11	13	6	80.00	> 0.05
对照组	30	0	8	14	8	73.33	

（二）主要症状、体征的疗效分析

见表 11。

表 11 两组主要症状、体征疗效分析（$\bar{x} \pm s$）

项目	试验组（30 例）				对照组（30 例）				组间差值比
	治疗前	治疗后	差值	P	治疗前	治疗后	差值	P	P
关节疼痛度	2.10 ± 0.67	0.87 ± 0.63	1.23 ± 0.86	< 0.01	2.13 ± 0.57	1.40 ± 0.72	0.73 ± 0.68	< 0.01	< 0.05
关节肿胀指数	11.67 ± 5.89	3.37 ± 3.31	8.30 ± 5.48	< 0.01	11.97 ± 5.76	6.67 ± 5.18	5.30 ± 4.75	< 0.01	< 0.05
关节压痛指数	15.93 ± 6.34	5.27 ± 4.46	10.66 ± 6.67	< 0.01	18.80 ± 11.32	7.23 ± 5.90	11.57 ± 12.14	< 0.01	> 0.05
握力（P/mmHg）	58.33 ± 28.02	75.27 ± 29.58	16.94 ± 11.78	< 0.05	54.97 ± 25.25	71.47 ± 26.63	16.50 ± 14.38	< 0.05	> 0.05
晨僵（t/min）	95.83 ± 53.95	28.53 ± 20.31	67.30 ± 49.33	< 0.01	89.50 ± 43.51	44.60 ± 48.82	44.90 ± 40.22	< 0.01	> 0.05

（三）中医证候疗效分析

见表 12、表 13。

表 12 两组中医证候疗效分析 例

	试验组		对照组		X^2	P
	治疗前	治疗后	治疗前	治疗后		
关节灼热	29	7	28	17	7.82	< 0.01
全身发热	25	3	23	2	0.14	> 0.05
口渴	22	4	26	5	7.78	< 0.01
小便黄和 / 或大便干	23	1	19	3	1.58	> 0.05
瘀斑	13	2	11	7	5.92	< 0.05
硬结	7	6	7	7	1.08	> 0.05

表 13 两组中医证候疗效分析 例

	n	临床控制	显效	有效	无效	总有效率（%）	P
试验组	30	3	14	10	3	90.00	< 0.05
对照组	30	1	7	14	8	73.33	

（四）实验室指标的疗效分析

见表 14、表 15。

表 14 两组对 ESR、CRP、RF 疗效分析（$\bar{x} \pm s$）

项目	试验组（30 例）				对照组（30 例）				组间差值比
	治疗前	治疗后	差值	P	治疗前	治疗后	差值	P	P
ESR（mm/h）	46.27 ± 25.17	20.53 ± 11.49	25.74 ± 19.92	< 0.01	44.93 ± 29.19	31.10 ± 21.75	13.83 ± 18.72	< 0.05	< 0.05
RF（IU/ml）	84.20 ± 56.22	51.47 ± 43.96	32.73 ± 35.95	< 0.05	87.20 ± 55.64	58.47 ± 44.07	28.73 ± 40.11	< 0.05	> 0.05
CRP（mg/L）	16.23 ± 19.70	7.78 ± 8.69	8.45 ± 12.69	< 0.05	15.66 ± 14.05	8.85 ± 8.14	6.81 ± 9.64	< 0.05	> 0.05

表 15 两组对 IL-1β、TNF-α、IL-4、IL-10 水平的影响（$\bar{x} \pm s$）

项目	试验组（30 例）				对照组（30 例）				组间差值比
	治疗前	治疗后	差值	P	治疗前	治疗后	差值	P	P
IL-1β（ng/ml）	0.41 ± 0.35	0.15 ± 0.10	0.26 ± 0.35	< 0.01	0.39 ± 0.28	0.26 ± 0.16	0.13 ± 0.25	< 0.05	> 0.05
TNF-α（ng/ml）	4.11 ± 2.07	2.42 ± 1.60	1.69 ± 1.58	< 0.01	3.74 ± 1.83	2.81 ± 1.52	0.93 ± 1.02	< 0.05	< 0.05
IL-4（ng/ml）	0.49 ± 0.33	0.91 ± 0.50	0.42 ± 0.43	< 0.01	0.52 ± 0.27	0.72 ± 0.37	0.20 ± 0.28	< 0.05	< 0.05
IL-10（ng/ml）	26.38 ± 6.07	33.21 ± 8.49	6.83 ± 8.66	< 0.01	28.16 ± 7.90	33.51 ± 8.38	5.35 ± 8.86	< 0.05	> 0.05

（五）不良反应

治疗组 30 例患者中，除个别患者大便稀软外，其余未见不良反应。治疗前后做血、尿、大便常规，肝肾功能及心电图检查，未见异常变化。

三、讨论

（一）病因病机及治法探讨

根据活动期 RA 关节疼痛、肿胀、灼热、功能受限，晨僵胶着，并伴发热，类风湿结节，以及舌质红或暗红有瘀斑，苔黄或腻，脉滑数等临床特点，结合文献及现代研究，我们认为本病是由于机体阴阳失调，脏腑蕴热，或由五志化火、饮食不节，湿热内生，复感风湿热邪，或感风寒湿邪从阳化热，或郁而化热，内外合邪，邪郁蕴毒，酿生热毒或湿热毒邪；毒邪伤正，气血津液运行失常，痰瘀内生，内生之痰瘀反过来又可蕴结化毒，湿热毒瘀互生互化交炽一体，痹阻经脉肢节，流注骨骱经隧而发病。阴阳失调、脏腑蕴热为内因，邪气内舍为外因，湿热毒瘀胶结为病机关键。

针对活动期 RA 的病机特点，治疗首当祛邪，以清热解毒、利湿通络、活血化瘀立法。本病以热毒为患，故拟清热解毒之法，直挫病势，扼邪之咽喉；湿性黏滞，为病缠绵难清，热毒易附之为患，故拟法利湿通络，使热毒无所依附；湿热两清，直折病势，防其耗气伤阴之弊，邪去正自安，此为"不补而补"之法也。邪毒壅滞，气血运行不畅，瘀阻脉络，故辅以活血化瘀之品，使血行通畅，给邪以出路。方中以金银花、土茯苓清热利湿解毒为君药；黄柏、北豆根、土贝母、红藤、蜂房合用加强君药功效，又活血止痛为臣药；赤芍、牡丹皮、白芍、薏苡仁、细辛合用可解毒、消瘀、散邪、健脾护胃，共为佐药。全方以甘淡寒凉为主，兼以苦寒，清热解毒、利湿通络而不伤正；配活血之品，瘀未成可防寒凉涩血，瘀已成则除血脉瘀毒；少佐辛温之品，以顺病势，入络散邪。共奏清热解毒，利湿通络，活血化瘀之功。

本研究显示，痹速清合剂能显著改善活动期 RA 患者的主要症状体征、改善中医证候，显著降低 ESR、CRP、RF 及 IL-1β、TNF-α 水平，升高 IL-4、IL-10 水平。虽然本合剂在总有效率、部分症状体征及部分实验室指标方面与消炎痛作用相当，但对关节疼痛度、关节肿胀指数的改善及对中医证候的改善作用优于消炎痛（$P < 0.05$），在降低 ESR、TNF-α 及升高 IL-4 方面作用优于消炎痛（$P < 0.05$），提示本合剂疗效满意且综合治疗作用优于消炎痛。

（二）疗效机制探讨

RA 是一种全身性异质性自身免疫性疾病，其病因及发病机制至今尚不清楚。一般认为，RA 可能是遗传易感者在未知的环境因素激发下，启动了由自身反应性 T 细胞介导的自身免疫反应，引起一系列炎症、免疫反应和关节滑膜的增生，最终导致了滑膜炎、关节破坏以及全身累及。在这个发病过程中细胞因子网络的失调，即促炎性的细胞因子（如 IL-1、TNF-α）和抗炎性的细胞因子（如 IL-4、IL-10）的不平衡占有重要地位。

有证据表明 IL-1β 和 TNF-α 与 RA 疾病活动相关，在发病机制中尤为重要[1-3]。IL-1 和 TNF-α 在活动性 RA 中主要参与以下病理过程[4]：①激活血管内皮细胞，增强内皮细胞黏附分子的表达；②刺激结缔组织细胞和多形核细胞产生前列腺素等小分子炎性递质；③通过刺激滑膜细胞和软骨细胞，破坏骨细胞，减少糖蛋白合成，增加糖蛋白降解，并产生胶原酶和其他中性蛋白酶，释放骨钙等，从而导致骨和软骨的破坏。

IL-4 是由活化的 Th2 细胞产生的一种细胞因子，在 RA 中的作用主要表现为[5]：①增加血液或淋巴中循环的单核细胞表达补体受体 3（CR3），促进巨噬细胞黏附到血管内皮细胞上，然后逸出血管，沿趋化梯度移动到炎症部位，是巨噬细胞重要的趋化因子；②抑制脂多糖（LPS）处理的单核细胞 IL-1β、TNF-α 和 IL-6 mRNA 的表达，同时诱导单核细胞增加表达 IL-1 受体拮抗剂（IL-1ra），从而对抗 IL-1 的作用；③通过促进 Th2 细胞扩增，抑制 Th1 细胞增殖，下调 Th1 细胞介导的免疫应答，从而抑制 RA 患者体内异常的免疫反应。IL-10 是近年来发现并克隆表达的一种细胞因子，能抑制单核细胞和巨噬细胞的抗原呈递功能，从而抑制多种促炎性细胞因子（如 IL-1、TNF-α 等）产生[6]；还能改善佐剂性关节炎大鼠的病情，降低血清及关节液内炎性细胞因子含量，明显抑制免疫细胞炎性细胞因子的产生，发挥抗炎作用[7]。因此，下调 IL-1β、TNF-α 水平，上调 IL-4、IL-10 水平是控制 RA 炎症的有效方法。

本研究表明，经痹速清合剂治疗后，患者血清中异常升高的 IL-1β、TNF-α 水平显著下降，而低下的 IL-4、IL-10 水平显著升高，与症状、体征的改善相平行，与治疗前相比有显著性差异。说明本药能下调促炎性的细胞因子水平、上调抗炎性的细胞因子水平，从而抑制致炎效应、增强抗炎效应。相关的药理学资料显示，本方中的某些药物对免疫反应，尤其是细胞因子有调节作用，如牡丹酚、白芍总甙能抑制大鼠佐剂性关节炎，白芍总甙还能使其腹腔巨噬细胞大量生成 H$_2$O$_2$、IL-1 及滑膜细胞过度分泌 IL-1、TNF-α、PGE$_2$ 的功能恢复正常，能减少炎症关节的纤维素渗出、炎性细胞浸润和滑膜增生[8、9]。综上推测，本合剂参与了细胞因子的网络调节，下调 IL-1β、TNF-α 水平，上调 IL-4、IL-10 水平，从而抑制了细胞因子的促炎效应，增强了细胞因子的抗炎效应，可能是本药取效的主要机制。

孙素平　周翠英　樊冰　王占奎

参考文献

[1] Brennan FM, Maini RN, Feldmann M. Role of pro-inflammatory cytokines in rheumatoid arthritis[J]. Springer Semin Immunopathol, 1998, 20：133-147.

[2] 张晓, Lindon Llamado, Iris Pillay, 等. 白细胞介素 -1 基因多态性与类风湿关节炎病情活动及骨代谢的相关性 [J]. 中华风湿病学杂志, 2001, 5（2）：87-90.

[3] 戴生明, 单婧婧, 韩星海. 类风湿关节炎骨侵蚀的发生机制 [J]. 中华风湿病学杂志, 2002, 6（3）：201-203.

[4] 蔡青, 孟济明 .IL-1 和 TNF 与类风湿关节炎 [J]. 上海免疫学杂志, 1998, 18（1）：62-63.

[5] 王彤钢, 陈慰峰. 白细胞介素 4 生物学功能研究进展 [J]. 国外医学免疫学分册, 1994, （1）：13-16.

[6] 陈建粮, 李晓玫, 王海燕. 白细胞介素 10 的免疫调节作用研究新进展 [J]. 肾脏病与透析肾移植杂志, 1998, 7（2）：147-151.

[7] 范祖森, 曹容华, 孙汶生, 等 .IL-10 对大鼠佐剂性关节炎的治疗及免疫机理探讨 [J]. 山东医科大学学报, 1996, 34（3）：194-197.

[8] 周金黄, 刘干中. 中药药理与临床研究进展（第一册）[M]. 北京：中国科学技术出版社, 1992：49.

[9] 周金黄, 刘干中. 中药药理与临床研究进展（第三册）[M]. 北京：中国科学技术出版社, 1995：127.

消痹灵袋泡剂的临床研究

我们经多年临床研制的消痹灵处方，运用现代工艺制成袋泡剂，自 1994 年 10 月至 1997 年 8 月共治疗活动期类风湿性关节炎（RA）和强直性脊柱炎（AS）患者 100 例，与对照组相比获得满意疗效，报告如下。

一、一般资料

所有病例均来自山东中医药大学附属医院门诊及病房患者，随机分为治疗组和对照甲、乙组。治疗组 100 例，男 53 例，女 47 例；年龄最小 19 岁，最大 63 岁，平均年龄 32.4 ± 13.3 岁；病程最短 1 个月，最长 18 年，平均病程 2.65 ± 2.74 年；RA 患者 58 例，AS 患者 42 例。对照甲组 50 例，男 25 例，女 25 例；年龄最小 18 岁，最大 58 岁，平均年龄 30.1 ± 12.1 岁；病程最短 1 个月，最长 21 年，平均病程 2.76 ± 3.45 年；RA 患者 32 例，AS 患者 18 例。对照乙组 50 例，男 26 例，女 24 例；年龄最小 18 岁，最大 60 岁，平均年龄 31.3 ± 12.0 岁；病程最短 1 个月，最长 16 年，平均病程 2.78 ± 3.09 年；RA 患者 30 例，AS 患者 20 例。三组性别、年龄、病程、RA 及 AS 分布相比均无显著差异（$P > 0.05$）。

诊断标准：RA 诊断标准参照美国风湿病学会 1987 年标准，AS 诊断标准参照 Van der Linden 的 AS 修订纽约标准，活动期 RA 及 AS 诊断标准参照《新药（西药）临床研究指导原则》；中医证候诊断标准参照《中药（新药）治疗类风湿关节炎的临床研究指导原则》湿热阻络证。

排除病例标准（包括不适应证）：①虽为本病，但服用与治疗本病有关的中、西药物者，应停用。如不能立即停用者，只限于使用丙酸类非甾体抗炎药，而且只能维持原剂量或减量，否则应排除。②晚期关节畸形、残疾、丧失劳动力者，应排除。③年龄在 18 岁以下或 65 岁以上者，妊娠或哺乳期妇女，过敏体质者。④合并心血管、肝、肾和造血系统等严重原发性疾病，精神病患者。⑤胃、十二指肠活动性溃疡者。

二、治疗方法

（一）治疗组

消痹灵袋泡剂（山东中医药大学附属医院剂改室提供）药物组成：金银花、土茯苓、黄柏、土贝母、赤芍、蜂房、牡丹皮、细辛等。每次 1 袋（15g），200ml 沸水浸泡 20min 后饮用，浸泡 2 次，每日 2 袋。

（二）对照甲组

消痹灵水煎剂（方药组成同消痹灵袋泡剂，剂量为袋泡剂 4 倍量），水煎服，日 1 剂。

（三）对照乙组

湿热痹冲剂（大连长白山制药有限公司生产，批号 960102），开水冲服，每次 5g，每日 3 次。

疗程：连续服用 1 个月为 1 个疗程，共观察 2 个疗程。

三、疗效评定标准

（一）疾病疗效

①临床治愈：症状全部消除，功能活动恢复正常，主要理化检查指标正常。②显效：全部症状消除或主要症状消除，关节功能基本恢复，能参加正常工作和劳动，理化检查指标基本正常。③有效：主要症状基本消除，主要关节功能基本恢复或有明显进步，生活由不能自理转为能自理，或者失去工作和劳动能力转为劳动和工作能力有所恢复，主要理化检查指标有所改善。④无效：和治疗前相比，各方面均无进步。

（二）中医单项症状、体征疗效评定标准

①显效：治疗后原有症状、体征消失，或症状、体征积分改善 2 级以上者。②有效：治疗后原有症状、体征积分改善 1 级，但未消失。③无效：治疗后症状、体征无变化。

四、治疗结果

（一）对 RA 主要症状、体征的疗效分析

治疗组在治疗前后对关节疼痛数目、肿胀数目、20m 行走时间的作用有显著差异（P < 0.001），且治疗组改善作用优于对照甲、乙组，见表 16。治疗组和对照乙组在对 RA 的主要症状改善方面有显著差异，治疗组的改善作用显著优于对照乙组，与对照甲组相比无显著差异，见表 17。

表 16　对 RA 患者主要症状、体征疗效分析（$\bar{x} \pm s$）

	治疗组			对照甲组			对照乙组			P△	P△△
	治疗前	治疗后	P	治疗前	治疗后	P	治疗前	治疗后	P		
疼痛数目	8.53 ± 4.10	3.10 ± 2.50	**	8.03 ± 4.37	3.09 ± 2.49	**	11.90 ± 5.81	7.47 ± 4.49	**	*	*
肿胀数目	5.42 ± 3.42	1.08 ± 1.50	**	4.70 ± 3.05	1.23 ± 1.48	**	7.68 ± 4.79	4.64 ± 4.59	**	*	*
20m 行走时间	26.41 ± 4.05	14.83 ± 3.40	**	23.58 ± 3.76	15.22 ± 2.89	**	27.50 ± 2.74	19.27 ± 2.72	**	*	*

注：△：治疗组与对照甲组对比，△△：治疗组与对照乙组对比。** : P < 0.001 * : P < 0.01。

表 17　对 RA 的主要症状、体征分析表　例

	治疗组			对照甲组			对照乙组		
	显效	有效	无效	显效	有效	无效	显效	有效	无效
疼痛程度	24	3	4	12	17	3	5	16	9
肿胀程度	17	29	2	11	18	1	6	11	11
晨僵	21	33	2	12	18	1	5	14	11
压痛	22	35	1	12	18	1	6	14	10
关节活动度	12	38	8	35	23	4	2	15	13

注：治疗组和对照乙组各项对比，P < 0.05，有显著差异；治疗组和对照甲组各项对比，P > 0.05，无显著差异。

（二）对 AS 的主要症状、体征的疗效分析

治疗组在治疗前后对 AS 患者疼痛数目、肿胀数目、20m 行走时间、胸廓扩张度的作用有显著差异，P < 0.001，且改善作用均优于对照甲、乙组，见表 18。治疗组

和对照组在对 AS 患者的疼痛、肿胀、压痛、晨僵的改善方面有显著差异；治疗组对压痛的改善与对照甲、乙组相比有显著差异，P < 0.01，对疼痛、肿胀和晨僵的改善与对照甲组无显著差异，P > 0.05，但明显优于对照乙组，P < 0.05，见表 19。

表 18 对 AS 患者主要症状、体征疗效分析（$\bar{x} \pm s$）

	治疗组			对照甲组			对照乙组			P△	P△△
	治疗前	治疗后	P	治疗前	治疗后	P	治疗前	治疗后	P		
疼痛数目	4.85 ± 2.54	1.55 ± 1.37	**	5.65 ± 3.49	2.11 ± 2.69	**	4.95 ± 2.21	2.35 ± 1.35	**	*	**
肿胀数目	1.87 ± 0.97	0.26 ± 0.54	**	1.36 ± 0.67	0.18 ± 0.40	**	1.88 ± 1.02	0.69 ± 1.01	**	*	*
20 行走时间	24.40 ± 4.42	14.88 ± 2.77	**	22.83 ± 4.51	12.55 ± 2.15	**	23.60 ± 3.51	17.45 ± 2.80	**	*	*
胸廓扩张度	3.06 ± 0.86	4.07 ± 0.97	**	3.31 ± 0.75	3.97 ± 0.96	**	3.20 ± 0.83	3.85 ± 0.86	**	*	*

注：△：治疗组与对照甲组相比，△△：治疗组与对照乙组相比。** : P < 0.001 * : P < 0.01。

表 19 对 AS 的主要症状、体征分析表 例

	治疗组			对照甲组			对照乙组		
	显效	有效	无效	显效	有效	无效	显效	有效	无效
疼痛程度	17	23	2	8	9	1	3	10	7
肿胀程度	10	1	1	5	5	1	2	7	7
压痛	18	12	1	8	9	1	4	6	10
晨僵	16	18	0	7	7	1	3	5	8

（三）对 RA 实验室检查指标的疗效分析

治疗组与对照甲、乙组在血沉（ESR）和免疫球蛋白（Ig）疗效方面治疗前后有显著差异（P < 0.001）。在降低 ESR 方面，治疗组较对照甲、乙组有显著差异（P < 0.01）。对 IgA 的作用，治疗组较对照乙组有显著差异（P < 0.01），对 IgG 和 IgM 的作用，三组之间相比无显著差异（P > 0.05）。对类风湿因子（RF）的影响，治疗组治疗前阳性者 42 例，治疗后转阴 19 例；对照甲组治疗前阳性者 22 例，治疗后转阴 9 例；对照乙组治疗前阳性者 17 例，治疗后转阴 5 例。三组相比无显著差异（P > 0.05）。

（四）对 AS 实验室检查指标的疗效分析

治疗组和对照甲、乙组在 ESR 和 Ig 的疗效方面治疗前后均有显著差异（P < 0.001）。降低 ESR 方面，治疗组与对照甲、乙组相比有显著差异（P < 0.01）。但对 IgG、IgA、IgM 的作用，三组相比无显著差异（P > 0.05）。

（五）对 RA 的疗效分析

治疗组总有效率 94.83%，对照甲组总有效率为 93.75%，对照乙组为 70%。治疗组疗效明显优于对照乙组（P < 0.05），与对照甲组相比差异无显著差异（P > 0.05）。

（六）对 AS 的疗效分析

治疗组总有效率 95.23%，对照甲组为 94.44%，对照乙组为 70%。治疗组疗效与对照甲组相比无显著差异（P > 0.05），但明显优于对照乙组（P < 0.05）。

（七）总疗效分析

治疗组疗效与对照乙组相比，差异具显著意义，治疗组疗效与对照甲组相比无显著意义（P > 0.05），但明显优于对照乙组（P < 0.05），见表 20。

表 20　总疗效分析　例

	n	治愈	显效	有效	无效	总有效率（%）
治疗组	100	22	36	37	5	95
对照甲组	50	10	18	19	3	94
对照乙组	50	5	8	22	15	70

五、毒副作用观察

治疗组 100 例患者中，除个别患者空腹服药出现轻度上腹部不适外，其余未见不良反应，其中 92 例患者在治疗前后做血、尿常规及肝、肾功能检查，均未见异常改变。

六、讨论

（一）发病机理

RA 和 AS 活动期多属祖国医学"热痹"范畴。《内经》云："其热者，阳气多，阴气少，病气胜，阳遭阴，故为痹热。"汉·张仲景则又立"历节"病名，其症状为"历节痛，不可屈伸"，"其痛如彻"，"肢节疼痛，身体羸，脚肿如脱"。唐·孙思邈首次提出"热毒流于四肢，历节肿痛"这一病理机制，并以犀角汤施治。朱丹溪则在《格致余论·痛风论》中较详细地讨论了痛风的发病原因："彼痛风也者，大率因血先受热，已自沸腾，其后或涉冷水，或立湿地，或扇取凉，或卧当风，寒冷外搏，热血得汗浊凝涩，所以作痛。夜则痛甚，行于阴也。"由于《内经》首提"风寒湿三气杂至，合而为痹"之说，在一定程度上忽视了脏腑内因的基础作用和感邪后的转化。金元以后，许多医家对此提出了自己的看法。如张子和在《儒门事亲》中云："痹病以湿热为源，风寒为兼，三气合而为痹。"清·汪蕴谷则在《杂证会心录·痹证》指出痛痹"肝肾为病，筋脉失于荣养，虚火乘于经络而红肿疼痛"；如治疗不当，病者"服热药太过，胃中蕴热日深，筋脉不利，不能转移，手足肿痛如锥，苦楚异状，以阳明主宗筋，筋热则四肢缓纵，痛历关节而为热痹也"；治法"宜黄芩、黄连、黄柏、石膏、生地、知母、元参之属，清阳明之湿热，降有余之实火，然后热解筋舒，而痛方定"。这都为我们治疗热痹提供了一定理论依据。通过多年临床观察，我们认为 RA 和 AS 活动期多为感受湿热或脏腑先有积热，复感外邪，从阳化热，痹阻经络，流注关节而发病。

（二）组方分析

金银花甘寒，性偏宣散，能泄脏腑中之热毒，清络中之湿热，清热解毒而不伤胃，芳香透达而不蕴邪；土茯苓甘淡性平，能利湿毒、祛风湿、强筋骨、舒关节，搜剔湿热之蕴毒，二药共同清热解毒，利湿通络为君药。黄柏泻火除湿痹，入肾经直清下焦之湿热毒邪；土贝母味苦性凉，能散湿毒、消痈肿，二药共同清热利湿为臣药。赤芍清热凉血、行瘀消肿止痛；蜂房甘平，能祛风攻毒、消肿止痛；牡丹皮辛苦性凉，能清热凉血、和血消瘀，三药共同清热凉血，散瘀消肿为佐药。细辛则"善开结气，宣泄邪滞，而能上达巅顶，通利耳目，旁达百骸，无微不至，内之宣络脉而疏通百节，外之行孔窍而直透肌肤"为使药。全方既清热利湿，通利关节，又能散瘀肿，祛风寒。

周翠英　孙素平　樊冰

痹清饮对活动期类风湿关节炎患者
生存质量的影响

类风湿关节炎（Rheumatoid arthritis，RA）是一种以侵蚀性关节炎为主要表现的全身性自身免疫病，我国患病率约为 0.2% ~ 0.4%[1]，它主要表现为关节疼痛、肿胀，晚期关节强直、畸形和功能障碍，最终丧失劳动力，严重影响患者的生活质量。

随着生物医学模式向生物 – 心理 – 社会医学模式的转变，人们越来越意识到生存质量的重要性。对 RA 这样一类慢性疾病，仅以临床症状、体征、实验室检查等生物学指标做为疗效评价指标，已不能真实地反映出患者对疾病的体验和治疗的综合反应。于是为了全面地评价疾病和治疗给患者造成的生理、心理和社会适应等各方面的影响，生存质量成为 RA 临床研究的重要内容。鉴于此，又基于前期的痹清饮治疗活动期 RA 的临床实践及体外实验[2] 的研究基础，本研究采用开放式研究模式，运用健康测量量表 SF–36（中文版）、健康评估问卷（HAQ）、ACR20、DAS28 评分及中医证候疗效标准，观察患者临床症状、体征及中医证候的改善情况，并较客观地评价痹清饮对活动期 RA 患者生存质量的影响。

一、资料与方法

（一）病例选择

所选 60 例患者均来自山东中医药大学附属医院风湿免疫科门诊，均符合美国风湿病学会（ACR）1987 年 RA 分类标准，中医证候诊断标准参照中华人民共和国卫生部颁布的《中药（新药）治疗类风湿关节炎的临床指导原则》辨证为湿热瘀阻证。

纳入标准包括：年龄在 18 ~ 65 岁，男女不限；已经使用强的松 ≤ 10mg/d（或其他等量激素）的患者，进入试验前剂量应稳定至少 30 天，并且在以后的治疗中剂量不再增加；接受其他改善病情药（DMARDs）治疗的患者必须中断用药 30 天以上；停用所有与本病有关的中药及中成药；筛选时疾病处于活动期，即 RA 的 DAS28 评分 ≥ 2.6 分。

排除标准包括：残疾、卧床、依赖轮椅、生活不能自理者；重叠其他风湿病如系统性红斑狼疮、硬皮病、干燥综合征、严重的膝骨关节炎等；妊娠或哺乳期妇女；精神病患者；有严重的原发性心、脑、肝、肾等系统疾病者；4周内参加过，或正在参加其他药品临床试验的患者。

所有患者均自愿参与试验并签署知情同意书。60例患者中男14例，女46例；年龄18～64岁，平均年龄（44.7±15.0）岁；病程6个月～15年，平均病程（22.1±1.5）个月。

（二）试验方法

60例患者均予痹清饮（金银花30g、土茯苓30g、虎杖20g、徐长卿20g），每剂药加水煎2次，合并约至300ml，分2次，每日早晚饭后0.5h各服150ml。疗程12周。给药30天内，根据受试者疼痛情况（受试者对疼痛的VAS评分超过6者）可合并应用双氯芬酸钠缓释片，每日75mg。由观察者记录其用法用量。

（三）临床观察指标

治疗前（0周）及治疗第4、8、12周对下列指标进行评估：关节压痛数、关节肿胀数、双手平均握力（mmHg）（上午）、晨僵时间（min）、患者疼痛评估（10cm水平视觉模拟尺度表法，VAS评分）、患者对病情的总体评估（VAS评分）、医生对病情的总体评估（VAS评分）、健康评估问卷（HAQ）评分、生存质量量化评分（中文版SF-36表）。

（四）实验室指标

治疗前后行血、尿常规，心电图，肝、肾功能，血沉（ESR），类风湿因子（RF）滴度，C反应蛋白（CRP），双手X线检查。

（五）疗效评估

采用ACR推荐的RA改善标准：ACR20、ACR50、ACR70参照文献[3]。中医证候疗效标准参考《中药新药临床研究指导原则》。生存质量评估，采用国内外风湿病领域目前最常用的和公认的健康测量量表SF-36（中文版），该量表包括10项共36个条目分为8个维度，分别是生理功能、生理职能、身体疼痛、总体健康、活力、社会功能、情感职能、精神健康。前4个维度被定义为生理健康，后4个维度被定义为心理健康，每个条目计分采用万崇华[4]等介绍的方法进行，得分越高，其生存质量越好。

（六）统计学处理

所有数据均用 Excel2007 管理，数据用 SPSS13.0 版统计软件进行分析。计量资料采用 t 检验，所有计量资料均采用均数 ± 标准差（$\bar{x} \pm s$）表示；3 组或 3 组以上计量资料两两比较采用秩和检验。P 为双侧检验，P < 0.05 为差异有统计学意义。

二、结果

（一）主要症状疗效指标改善情况

治疗后，患者关节压痛数、关节肿胀数、晨僵时间、双手平均握力、疼痛 VAS 评分、医生对疾病评价、患者对疾病评价及 HAQ 评分等主要疗效指标明显改善（P < 0.05）。见表 21。

表 21 治疗前后主要症状疗效指标改善情况（$\bar{x} \pm s$）

主要疗效指标	疗前（0 周）	4 周	8 周	12 周
关节压痛数	11.50 ± 2.45	7.77 ± 1.78 △	6.08 ± 1.48 △	4.52 ± 1.75 △
关节肿胀数	12.08 ± 2.92	8.27 ± 2.08 △	6.05 ± 1.62 △	3.42 ± 1.52 △
晨僵时间	131.25 ± 26.72	99.17 ± 15.76 △	61.08 ± 20.25 △	38.00 ± 17.54 △
双手平均握力	38.00 ± 17.54	70.83 ± 6.96 △	89.00 ± 12.62 △	105.17 ± 15.59 △
疼痛 VAS 评分	7.20 ± 0.80	4.67 ± 0.86 △	4.17 ± 0.64 △	3.82 ± 0.81 △
医生对疾病评价	7.31 ± 0.79	4.77 ± 0.79 △	4.33 ± 0.68 △	3.78 ± 0.85 △
患者对疾病评价	7.33 ± 0.77	6.03 ± 0.88 △	5.08 ± 0.65 △	3.75 ± 0.84 △
HAQ 评分	1.80 ± 0.23	0.93 ± 0.16 △	0.69 ± 0.11 △	0.40 ± 0.13 △

注：△表示与治疗前比较 P < 0.05。

（二）中医证候改善总体疗效

见表 22。

表 22 中医证候改善总体疗效

例数	近期控制（%）	显效（%）	有效（%）	无效（%）	控显（%）	总有效（%）
60	11（18.33）	28（46.67）	14（23.33）	7（11.67）	39（65.00）	53（88.33）

（三）治疗后 ACR 疗效—时间评价

见表 23。

表 23　治疗后 ACR 疗效—时间评价

例数	4 周						8 周						12 周					
	ACR20		ACR50		ACR70		ACR20		ACR50		ACR70		ACR20		ACR50		ACR70	
	例数	%	例数	%	例数	%	例数	%	例数	%	例数	%	例数	%	例数	%	例数	%
60	28	46.67	5	8.33	0	0.00	32	53.33	10	16.67	0	0.00	40	66.67	18	30.00	1	1.67

（四）治疗前后患者生存质量比较

治疗后第 4 周，患者在生理功能、总体健康、活力、社会功能、情感职能及精神健康维度无明显改善（$P > 0.05$）；生理职能和躯体疼痛改善显著（$P < 0.05$）。第 8 周和 12 周时，各维度较治疗前明显改善（$P < 0.05$）。见表 24。

表 24　治疗前后患者生存质量比较（$\bar{x} \pm s$）

项目	0 周（治疗前）	4 周	8 周	12 周
生理功能	32.50 ± 10.68	35.17 ± 8.68	46.00 ± 5.03 △	55.00 ± 4.78 △
生理职能	19.58 ± 10.39	27.92 ± 8.09 △	35.42 ± 15.47 △	61.25 ± 12.54 △
躯体疼痛	19.67 ± 8.23	25.00 ± 7.01 △	39.67 ± 6.88 △	69.33 ± 10.56 △
总体健康	35.92 ± 5.23	36.75 ± 4.49	45.83 ± 3.46 △	57.67 ± 5.63 △
活力	19.25 ± 5.11	20.50 ± 3.98	38.83 ± 4.54 △	57.25 ± 5.24 △
社会功能	18.54 ± 8.76	20.21 ± 6.13	27.29 ± 4.88 △	47.50 ± 5.04 △
情感职能	19.99 ± 16.47	24.44 ± 14.86	41.67 ± 14.56 △	73.34 ± 20.17 △
精神健康	30.80 ± 3.63	31.47 ± 3.33	40.93 ± 5.33 △	52.27 ± 6.66 △

注：△表示与治疗前比较 $P < 0.05$。

（五）不良反应

治疗过程中患者均未出现血尿常规及肝肾功能异常。有 3 例患者服药后胃部胀满感，改变服药方法（少量多次服药）后，症状消失。2 例出现纳呆，但仍可坚持用药。

（六）合并用药

60 例患者中 26 例治疗 30 天内予双氯芬酸钠缓释片，每日 75mg。2 周后 20 例疼痛缓解，故停服；4 周后另外 6 例疼痛缓解，停服。

三、研究的价值和意义

根据多年的临床实践及理论研究，认为活动期 RA 的中医基本病机是湿热毒瘀内蕴脏腑、外痹经脉。针对活动期 RA 湿热毒瘀的病机特点，制订了以清热解毒、利湿通络、活血化瘀为主的治法。痹清饮方中以金银花、土茯苓清热利湿解毒为君药；虎杖加强君药功效，又活血止痛为臣药；徐长卿活血解毒、祛风止痛、利水消肿、健脾护胃，为佐药。全方以甘淡寒凉为主，兼以苦寒，清热解毒、利湿通络而不伤正；配活血之品，瘀未成可防寒凉涩血，瘀已成则除血脉瘀毒。全方共奏清热解毒、利湿通络、活血化瘀之功。

痹清饮是在痹速清合剂的基础上进一步精简筛选有效药物而成，前期研究表明痹速清合剂能使血清中异常升高的 IL-1β、TNF-α 水平显著降低，低下的 IL-4、IL-10 水平显著升高，对活动期类风湿关节炎有显著疗效 [5]。初步实验研究表明，痹清饮能抑制滑膜纤维细胞增殖和滑膜炎症细胞浸润，具有抗炎、镇痛、调节免疫作用 [2]。本资料显示：痹清饮治疗后患者生存质量在生理功能、生理职能、总体健康、活力、社会功能、情感职能、精神健康等维度均较治疗前有明显改善（$P < 0.05$）；60 例中达到 ACR20 标准 40 例，反应率为 66.67%；中医证候改善总有效率为 88.33%。

生存质量以个体自身的价值观、人生观以及文化、信仰等为参照，涵盖生理与心理、物质与精神、家庭与社会、目标与现状等诸多方面，它是个体对自身生存状况优劣的主观感受。RA 作为一种慢性疾病，致残率高，对它的生存质量评价尤为重要。如果借用生存质量量表对 RA 患者的健康状况、药物疗效和治疗方案进行综合评价，将会解决中医疗效评价中的模糊性和不确定性问题，有助于中医药的现代化和疗效间的可比性，具有较高的实用价值，实为大势所趋。

孙素平　樊冰　李大可　周青华　张艳艳

参考文献

[1] 中华医学会风湿病学分会. 类风湿关节炎诊断及治疗指南. 中华风湿病学杂志，2010，14（4）：265-270.

[2] 周翠英，孙素平，刘建，等. 痹清饮对类风湿关节炎成纤维样滑膜细胞的干预作用 [J]. 山东中医杂志，2009，28（5）：332-335.

[3] DT Felson，JJ Anderson ，M Boers，et al．American College of Rheumatology. Preliminary definition of improvement in rheumatoid arthritis[J].Arthritis Rheum，1995，38（6）：727-735.

[4] 万崇华．常用生命质量测定量表简介 [J]．中国行为医学科学，2000，9（1）：69-71.

[5] 孙素平，周翠英，樊冰．痹速清合剂治疗活动期类风湿性关节炎的临床研究 [J]．山东中医杂志，2003，22（9）：526-529.

痹清饮对类风湿关节炎成纤维样
滑膜细胞的干预作用

类风湿关节炎（rheumatoid arthritis，RA）为一慢性、进行性、侵蚀性疾病，主要侵犯活动关节的滑膜。RA 的基本病理变化为滑膜炎，成纤维样滑膜细胞（FLS）过度增生，大量 T 淋巴细胞和巨噬细胞浸润，以及血管翳的形成。异常增生的 FLS 分泌基质蛋白酶和致炎性细胞因子，促发炎症和免疫反应，是导致软骨和骨质破坏的主要因素。因此抑制 FLS 的异常增殖或诱导 FLS 分化成熟是治疗 RA 的重要策略。为验证痹清饮的作用机制，本实验观察了 RA 滑膜 FLS 的生长特点，研究了痹清饮在体外实验中对 RA-FLS 细胞增殖分化特性的影响，并与白芍总苷（TGP）进行对照，进一步探讨了该制剂起效的作用环节和靶点。

一、组织来源、材料和方法

（一）组织来源

滑膜组织取自 2006 年 9 月 ~ 2007 年 2 月山东中医药大学附属医院骨科收治行膝关节置换术的 4 例 RA 患者（女性 3 例，男性 1 例，年龄 59 ~ 72 岁，平均 61 岁），4 例均于术中切取滑膜组织。RA 患者的诊断均符合 1987 年美国风湿病学会制订的分类标准。

（二）实验药物与试剂

痹清饮由山东中医药大学附属医院制剂室提供，由金银花 30g、土茯苓 30g、虎杖 20g、徐长卿 20g 组成。以上 4 味，取 10 剂药量，粉碎过二号筛，加 10 倍量水提取 3 次，药液合并，沉淀滤过，浓缩至适量，蒸馏水调整至 1000ml，分装，流通蒸汽灭菌，备用。白芍总苷由深圳朗生医药公司惠赠；高糖 DMEM（美国 GIBCO/BRL 公司），新生牛血清（NCS，Gibco 公司产品），Ⅱ 型胶原酶（Sigma 公司产品），胰蛋白酶（Sigma 公司产品），EDTA（Sigma 公司产品），青霉素（山东鲁抗医药），四甲基偶氮唑盐（MTT，Genetimes 公司产品），二甲基亚砜（DMSO，Sigma 公司产品）。

（三）主要实验仪器

CO_2 细胞培养箱（SANYO 公司），低速离心机（上海安亭科学仪器厂），低温高速离心机（Hitachi 公司），超净工作台（苏州苏净公司），倒置显微镜（TE-320，尼康公司），酶联免疫检测仪（MJPTC-200，美国），流式细胞仪（Cytomics™FC500 型）及 Wincycle32 软件（version5.0，Beckman Coulter 公司）。

（四）主要器械

眼科剪，镊，吸管，酒精灯，$25cm^2$ 培养瓶，$75cm^2$ 培养瓶，培养皿，50ml 及 20ml 刻度离心管，100 目不锈钢滤网，0.22um 针头滤器（Millex-GP33），载玻片，盖玻片。

二、实验方法

（一）标本取材

滑膜组织在无菌条件下取出，立即置于 D-hank's 液中，24h 内分离培养。

（二）分离滑膜组织和纯化滑膜 FLS

步骤如下：①将术中取下的滑膜组织放入预先盛有 D-hank's 液和青霉素的无菌培养皿中反复冲洗。用无菌眼科剪、镊小心地将滑膜组织剥离下来，弃去脂肪组织。②用无菌的 D-hank's 液充分漂洗 3 次。将滑膜剪碎至 $1mm^3$ 的小块，1000 r/min 离心 10min，弃上清，重复 2 次。③将滑膜组织移入 $25cm^2$ 的培养瓶中，加入 2 倍体积的 0.4% 的胶原酶Ⅱ，在 37℃、5%CO_2 培养箱中消化 1h（每隔 15min 吹打 1 次），可见组织块成为絮状。④加入等体积的 0.25% 胰蛋白酶，在 37℃、5% CO_2 培养箱中消化 30min（每隔 10 min 吹打 1 次）。⑤加入含 10%NCS 的 DMEM 培养液（10%NCS-DMEM），反复吹打以终止消化。⑥100 目不锈钢筛网过 1 滤，D-hank's 液反复冲洗筛网，收集细胞悬液，1000 r/min 离心 10min，弃上清。⑦D-hank's 液洗涤，用含 10%NCS 的 50%D-hank's-50%DMEM 洗涤细胞，离心弃上清，用 10% NCS-DMEM 重悬细胞。⑧在 37℃、5% CO_2 条件的培养箱中培养 2 h 后，将未黏附细胞（贴壁细胞为滑膜巨噬细胞）移入培养瓶，贴壁培养。

（三）培养滑膜 FLS

检测其细胞＞95% 台盼蓝拒染，配制为 $5 \times 10^5/L$ 浓度的细胞悬液，加入 $25cm^2$ 培养瓶置于 $37℃$、$5\%CO_2$ 条件的培养箱中培养 $24 \sim 48\ h$ 后换液，小心吸弃仍未贴壁的悬浮细胞（淋巴细胞、红细胞、低活力的滑膜细胞）。以后每 $3 \sim 5\ d$ 半量换液，待细胞生长至培养瓶的 $85\% \sim 90\%$，即用 0.25% 胰蛋白酶，在 $37℃$、$5\%\ CO_2$ 条件的培养箱中消化，按 1 : 3 进行传代。第 $3 \sim 5$ 代细胞型别均一，纯度大于 98%，经鉴定后用于实验。

（四）滑膜 FLS 的特性

1. 相差显微镜观察

2. MTT 法检测　①在细胞传代时，将收集的 RA 的滑膜 FLS 用 10%NCS-DMEM 配制成滑膜细胞悬液（$5 \times 10^5/L$）$160\mu L$ 加入 96 孔板，$37℃$ 贴壁培养 24 h。取 $40\mu L$ 不同浓度的痹清饮、白芍总苷，以 FLS 的 10%NCS-DMEM 培养液为不加药的阳性对照。置于培养箱中，$37℃$、$5\%CO_2$ 条件下继续培养 72 h 后弃上清。②终止培养前 4 h 快速翻板弃去培养液，加入浓度为 5g/L 的 MTT，每孔 $20\mu L$，和无血清的 DMEM 培养液，每孔 $180\mu L$。③将培养板放置于培养箱中，$37℃$、$5\%CO_2$ 条件下培养 4 h。倒置显微镜下观察细胞中是否形成蓝紫色细针状结晶，若已充分反应，则终止培养。④小心吸弃培养孔中的上清液，加入 DMSO，每孔 $150\mu L$。室温下振荡 10min，直至蓝紫色结晶完全溶解。⑤酶联免疫检测仪（640 nm 波长和 490 nm 波长）测定各孔吸光度即 OD 值，以每组 8 个孔的均值作为结果。计算各种药物干预后的细胞存活分数（survival fraction，SF）SF=（实验药物作用下的 OD 值 –DMEM 液的 OD 值）/（未加药物的 OD 值 –DMEM 液的 OD 值）。

3. 流式细胞仪测定细胞周期　在 RA-FLS 培养液中加入不同浓度的痹清饮、白芍总苷，作用 5 天，以未加药的 RA-FLS 为对照，细胞长至培养瓶底 85% 左右时弃上清，用 0.25% 胰蛋白酶 –0.02% EDTA-Na$_2$ 消化后离心收集细胞，细胞计数在 $5 \times 10^6/L$ 和 $5 \times 10^7/L$ 之间。用 70% 冷乙醇 $4℃$ 固定 30min，1 000r/min，离心 10min 去除乙醇，PBS 洗涤细胞 2 次，弃上清，加入 10mg/ml 的 Rnase $100\mu L$ 和 10mg/ml 的溴化丙锭（PI）2ml，$4℃$ 避光孵育 30 min，流式细胞仪检测细胞周期，结果用 Cytometer1.0 软件分析。

三、统计学处理

应用 SAS8.1 进行数据分析。所有数据均以均数 ± 标准差（$\bar{x} \pm s$）表示，进行方差齐性检验。两组数值变量的比较采用两独立样本的 t 检验，三组数值变量的比较应用方差分析（ANOVA），并进行两两相比的 q 检验（Newman-Keuls 法），每组数据进行相关回归分析。P ＜ 0.05 为差异有统计学意义。

四、结果

（一）细胞活体相差显微镜观察

滑膜 FLS 在培养 24h 后伸出生长突，在含 10%NCS-DMEM 培养液中分裂增殖。原代和第 2 代细胞为柱形或梭形，多见细胞分裂相，细胞核呈椭圆形，位于细胞中央，核仁明显，细胞周围可见分泌物积聚。第 4、5 代增殖减慢，分裂相细胞少见，细胞呈长梭状极向排列。加药后 24h FLS 开始出现突触回缩，细胞由梭形变成不规则形，36 ～ 48h 细胞变圆、变小，部分由贴壁变为悬浮，但细胞膜完整，少数变形细胞周围可见凋亡小体。FLS 凋亡细胞的百分率随痹清饮浓度的增大及作用时间的延长而增加。凋亡细胞为球形，失去增殖和黏附能力，细胞碎片和代谢产物增多。

RA 患者的 FLS，原代培养生长滞留期较长，为 7 ～ 10 d，然后进入指数生长期，第 2 代的传代时间最短，以后各代培养时间渐次延长，第 5 代后增殖速度明显减慢，细胞老化，有丝分裂减少，细胞碎片和凋亡增多。

（二）MTT 法检测 2 种药物对各种 FLS 生长的影响

向培养 24h 的 FLS 中分别加入不同浓度的痹清饮和白芍总苷，共孵育 72h 后 MTT 法测 OD 值，计算 SF 值，结果如下：①痹清饮和白芍总苷对 FLS 的 SF 值均有不同程度的抑制，显示各组 SF 值下降，与不加药对照组相比差异有统计学意义（P ＜ 0.05）。②两种药物对 FLS 的影响比较：白芍总苷对 FLS 抑制率大于痹清饮，组间差异有统计学意义（P ＜ 0.01）。③对两种药不同浓度的数据做相关分析，发现两种药物不同浓度与 FLS 的 SF 值负相关，呈现剂量依赖性的药物抑制曲线，并有统计学意义（P ＜ 0.05）。见表 25。

表 25　各组的 OD 值和抑制率

	对照组	痹清饮组（ρ/mg·ml⁻¹）			白芍总苷组（ρ/mg·ml⁻¹）		
		10mg/ml	50mg/ml	100mg/ml	5mg/ml	10mg/ml	20mg/ml
1	1.245	0.979	0.619	0.337	0.891	0.695	0.248
2	1.291	0.992	0.625	0.328	0.906	0.687	0.205
3	1.296	0.996	0.642	0.382	0.894	0.683	0.243
4	1.287	0.987	0.687	0.339	0.916	0.692	0.240
平均值	1.280	0.989	0.643	0.347	0.902	0.689	0.234
抑制率		22.7%	49.8%	72.9%	29.5%	46.2%	81.7%

注：抑制率 =（1- 加药组 OD 值 / 对照组 OD 值）× 100%。

（三）流式细胞仪测定 FLS 的细胞周期及药物对细胞周期的影响

高剂量的痹清饮加入培养的 RA 患者 FLS 作用 5 天，对 FLS 的细胞周期均有明显抑制作用，促进细胞分化，诱导 FLS 细胞凋亡。表现为出现显著的凋亡峰、S 期缩短，与不加药对照组相比差异非常明显。

五、讨论

针对活动期 RA 的病机特点，治疗首当祛邪，以清热解毒、利湿通络、活血化瘀立法。本病以热毒为患，故拟清热解毒之法，直挫病势，扼邪之咽喉。湿性黏滞，以病缠绵难清，热毒易附之为患，故拟法利湿通络，使热毒无所依附，湿热两清，直折病势，防其耗气伤阴之弊，邪去正自安，此为"不补而补"之法；邪毒壅滞，气血运行不畅，瘀阻脉络，故辅以活血化瘀之品，使血行通畅，给邪以出路。方中以金银花、土茯苓清热利湿解毒为君药；虎杖加强君药功效，又活血止痛为臣药；徐长卿活血解毒、祛风止痛、利水消肿、健脾护胃，为佐药。全方以甘淡寒凉为主，兼以苦寒，清热解毒、利湿通络而不伤正；配活血之品，瘀未成可防寒凉涩血，瘀已成则除血脉瘀毒，全方共奏清热解毒、利湿通络、活血化瘀之功。

痹清饮是在痹速清合剂的基础上研制的纯中药复方制剂，前期研究表明：该剂能使血清中异常升高的白细胞介素 1β（IL-1β）、肿瘤坏死因子 α（TNF-α）水平显著降低，低下的白细胞介素 4（IL-4）、白细胞介素 10（IL-10）水平显著升高[1]，该制剂对活动期类风湿关节炎有显著疗效。初步实验研究表明，能抑制滑膜纤维细胞增殖和滑膜炎症细胞浸润，具有抗炎、镇痛、调节免疫作用。显然，其作用并非针对 RA 病理环节的某一方面，而是通过多途径、多环节、多靶点发挥整合调节作用，针对 RA 的多个病理环节进行整体治疗。

正常人的关节滑膜内层仅由 1 ~ 2 层细胞组成，而 RA 患者的滑膜内层通常有 4 ~ 10 层细胞（有时甚至超过 20 层）。这些细胞不仅在数量上异常增多，而且在功能上处于异常活跃的状态，它们可以分泌大量的细胞因子、信号分子和蛋白酶，加速关节破坏的进程。另外，RA 滑膜中还有大量炎性细胞浸润，如 T 细胞、B 细胞和单核细胞，以及微血管数量的显著增加。巨噬样细胞（又称 A 型滑膜细胞，MLS）和成纤维样细胞（又称 B 型滑膜细胞，FLS）的异常增殖是造成对软骨和骨质侵蚀的主要因素[2]。FLS 在 RA 的发生发展中起重要。FLS 表达多种细胞表面分子，如细胞间黏附分子、CD44 等；分泌酶，如基质金属蛋白酶、花生四烯酸代谢产物等，破坏周围组织[3]。目前认为 RA 关节软骨和骨组织的损害主要是由滑膜细胞的活化和增生引起的，RA 滑膜组织表现为增生性侵蚀性生长，它的生长及病理学行为在许多方面类似于肿瘤组织的特性。滑膜细胞过度增生可能部分与滑膜细胞凋亡的相对不足有关[4-5]。

经培养的骨膜细胞证实，体外培养传代后的 FLS 在无刺激因子的干预时，体外传代培养时的增殖特点、细胞周期等生长特征无明显差别，均为非恶性无限制增生。本研究应用 MTT 法、流式细胞仪测定细胞周期，检测不同浓度的痹清饮对 RA-FLS 增殖的影响。在没有炎症因子的激活下，痹清饮浓度在 10 ~ 100mg/L 范围内对 RA-FLS 进行试验，可抑制 FLS 细胞增殖，并呈现剂量依赖曲线。与白芍总苷做对照，结果表明：痹清饮和白芍总苷对 FLS 均有不同程度的抑制，白芍总苷对 FLS 抑制率大于痹清饮；对两种药不同浓度的数据做相关分析，发现两种药物不同浓度与 FLS 的 SF 值负相关，呈现剂量依赖性的药物抑制曲线。痹清饮在实验高剂量时加入培养的 FLS 中作用 5 天，FLS 细胞凋亡明显增加，表现为出现显著的凋亡峰而 S 期缩短，与不加药组相比差异非常明显，这说明痹清饮对 RA-FLS 增殖能力有抑制作用，并诱导 FLS 凋亡，在治疗 RA 滑膜炎中有重要作用。

周翠英　孙素平　刘建　樊冰　邓长财

参考文献

[1] 孙素平，周翠英，樊冰. 痹速清合剂治疗活动期类风湿关节炎的临床研究 [J]. 山东中医杂志，2003，22（9）：526.

[2] Dowthwaite GP，Edwards JCW，Pitsillides AA. An essential role for the interaction between hyaluronan and hyaluronan binding proteins during joint development[J].J Histochem Cytochem，1998，46（5）：641-651.

[3] Muller-Ladner U，Kriegsmann J，Franklin BN，et al. Synovial fibroblasts of patients with rheumatoid arthritis attach to and invade normal human cartilage when engrafted into SCID mice[J]. Am J Pathol，1996，149（5）：1067-1615.

[4] Ceponis A，Hietanen J，Tamulaitiene M，et al. A comparative quantitative morphometric study of cell apoptosis in synovial membranes in psoriatic，reactive and rheumatoid arthritis[J]. Rheumatology（Oxford），1999，38：431-440.

[5] Kobayashi T，Okamoto K，Kobata T，et al. Apomodulation as a novel therapeutic concept for the regulation of apoptosis in rheumatoid synoviocytes [J]. Current Opinion Rheumatology，1999，11（3）：188-193.

痹证方药的配伍探析

痹证是由于风、寒、湿、热等邪气闭阻经络，影响气血运行，导致肢体筋骨、关节、肌肉等处发生疼痛、酸楚、麻木，或关节屈伸不利、僵硬、肿大、变形等症状的一种疾病。与现代医学风湿病中类风湿关节炎、强直性脊柱炎、痛风性关节炎、肌纤维炎、骨关节炎等疾病的临床表现相近。

痹证以风、寒、湿、热、痰、瘀痹阻气血为基本病机，其治疗应以祛邪通络为基本原则，根据邪气的偏盛，分别予以祛风、散寒、除湿、清热、化痰、行瘀，兼顾"宣痹通络"。后期还应配伍补益正气之剂。如《医学心悟》论曰："治行痹者，散风为主，而以除寒祛湿佐之，大抵参以补血之剂，所谓治风先治血，血行风自灭也。治痛痹者，散寒为主，而以疏风燥湿佐之，大抵参以补火之剂，所谓热则流通，寒则凝塞，通则不痛，痛则不通也。治着痹者，燥湿为主，而以祛风散寒佐之，大抵参以补脾之剂，盖土旺则能胜湿，而气足自无顽麻也。"久痹正虚者，应重视扶正，补肝肾、益气血是常用之法。施今墨曾有治痹证八法：为散风、逐寒、祛湿、清热、通络、活血、行气、补虚。

一、常用药物

痹证选方多用羌活、独活、秦艽、威灵仙、雷公藤等祛风湿药物，配合其他药物，此类药多味辛、苦，性温或寒，因辛能祛风，苦能燥湿，温能散湿，寒能清热。在现代免疫药理研究方面，祛风湿药物均有明显的抗炎作用，多表现为免疫抑制作用。如羌活、独活味辛、苦，性温，有明显的抗炎作用，对迟发型超敏反应有抑制作用，还具有镇静、镇痛、抑制血小板聚集、抗血栓形成等作用。

二、配伍特点

（一）配祛风解表药

常用荆芥、防风、桂枝、葛根、麻黄等祛风通络。多用于行痹，见肢体关节酸痛，游走不定，关节屈伸不利，或见恶风发热，苔薄白，脉浮。如《宣明方论》防风汤祛风通络、散寒除湿，以防风、麻黄、葛根祛风解表，配当归、赤茯苓、秦艽、肉桂、黄芩活血祛湿。

（二）配温中通络药

常用乌头、附子、干姜、桂枝、细辛、肉桂等散寒通络。用于痛痹，症见肢体关节疼痛较剧，痛有定处，得热痛减，遇寒痛增，关节不可屈伸，局部皮色不红，触之不热，苔薄白，脉弦紧。如《金匮要略》乌头汤中的川乌。

（三）配健脾渗湿药

常用白术、苍术、茯苓、薏苡仁等除湿通络。用于着痹，症见肢体关节重着、酸痛，或有肿胀，痛有定处，手足沉重，活动不便，肌肤麻木不仁，苔白腻，脉濡缓。如《类证治裁》薏苡仁汤除湿通络，薏苡仁、苍术健脾除湿。

（四）配清热药

常用金银花、连翘、蒲公英、土茯苓、半枝莲、知母、石膏、丹皮、赤芍、生地、黄芩、黄柏、青蒿等药清热通络。主治热痹，症见关节疼痛，局部灼热红肿，得冷则舒，痛不可触，可病及一个或多个关节，苔黄燥，脉滑数。另外祛风湿药多辛温之性，易伤阴耗津，清热药可制其辛温香燥之性。如《金匮要略》白虎桂枝汤用知母、石膏清热泻火；《备急千金药方》犀角散用犀角、栀子、黄连主治热入营血发斑者；《温病条辨》宣痹汤中连翘、滑石、栀子配祛湿药治湿热之痹；丁氏清络饮治热痹兼阴虚者，用羚羊角粉、白薇、赤芍、忍冬藤等。周翠英教授多用清热药治疗风湿病活动期，多选用金银花、连翘、蒲公英、板蓝根、大青叶、半枝莲、白花蛇舌草、黄柏、红藤、虎杖、生石膏、秦皮等。

（五）配活血祛瘀药

常用川芎、赤芍、桃仁、红花、乳香、没药等祛瘀通络。主要用于痹证日久，瘀血阻滞经络之症。如《医学心悟》蠲痹汤配有当归、川芎、乳香、没药、片姜黄、赤芍等活血祛瘀药，"当归、赤芍活血而和营，片姜黄理血中之气"。

（六）配祛痰散结药

常用白芥子、半夏、南星、浙贝、牡蛎、玄参等，或用消瘰丸、大黄䗪虫丸。用于痹证瘀阻于络，津凝为痰，痰瘀痹阻，疼痛时轻时重，关节肿大，甚至强直畸形，屈伸不利，舌质紫，苔白腻，脉细涩。治应"结者散之，坚者软之"。如《证治准绳》白芥子散治痰滞经络之关节疼痛，用白芥子、木鳖子祛痰散结。

（七）配补益气血药

常用人参、党参、黄芪、当归、熟地、白芍等。用于痹证兼见气血不足者。如《妇人良方》三痹汤中川芎、人参、甘草、白茯苓、当归、白芍、黄芪配伍是气血双补之意。

（八）配补益肝肾药

常用熟地、补骨脂、仙灵脾、桑寄生、杜仲、牛膝、续断、鹿茸、鹿角胶等。因肝主筋，肾主骨，肝肾不足易为外邪所侵，痹证日久殃及肝肾，常在祛风湿药中加补益肝肾药。如焦树德之补肾祛寒汤使用熟地、补骨脂、仙灵脾、续断、牛膝、骨碎补等大量补肾填精之品，治疗痹证日久，肝肾不足之证。

三、特殊配伍

（一）根据病位用药

辨病位用药是根据风湿病累及病变部位不同而有针对性地使用药物。

前人如张璐在《张氏医通·臂痛》中曰："臂痛者，有六道经络，各加引经药乃验……臂之前廉痛者属阳明，升麻、白芷、干姜为引药；后廉属太阳，藁本、羌活；外廉属少阳，柴胡、连翘；内廉属厥阴，柴胡、当归；内前廉属太阴，升麻、白芷、葱白；内后廉属少阴，细辛、当归。"《张氏医通·腿痛》曰："腿痛亦属六经，前廉为阳明，白芷、升麻、干葛为引药；后廉属太阳，羌活、防风；外廉属少阳柴胡、羌活；内廉厥阴，青皮、吴茱萸；内前廉太阴，苍术、白芍；内后廉少阴，独活、泽泻。"

周翠英教授对各部位的疼痛、肿胀，常针对性用药。上肢：川芎、白芷、威灵仙、羌活、片姜黄；下肢：独活、牛膝、防己；颈椎：葛根、白芍、赤芍；腰椎：狗脊、续断、杜仲、苏木、土元、红花；肩关节：麻黄、桑枝、细辛、川芎、白芷、片姜黄；颞颌关节：白芷、细辛；髋、膝关节：水蛭、独活、牛膝、炮山甲、薏苡仁；踝关节：漏芦、蜈蚣、两头尖；足部关节：骨碎补、皂刺。

（二）配虫类药

痹证久病入络、肢体拘挛、抽掣疼痛者，常加用一些具有通络止痛、祛风除湿作用的虫类药物，如地龙、全蝎、蜈蚣、穿山甲、白花蛇、乌梢蛇、露蜂房等。

（三）配理气健脾药物

因抗风湿药物苦温、苦寒较多，易伤胃气，故在方中可配伍陈皮、生姜、砂仁、木香等以健脾理气，兼护胃气。

（四）配止痛药物

疼痛是痹证的常见和突出症状，在治本的基础上，可以针对性地选用具有止痛作用的药物，如行痹可用马钱子、蜈蚣、全蝎；热痹可用雷公藤、清风藤、忍冬藤；痛痹可用乌头、附子、细辛；兼血瘀者可用土元、乳香、没药、穿山甲等加强止痛效果。

四、注意事项

（一）有毒药物及虫类药

有毒药物及虫类药是中医的特色疗法之一，但川乌、草乌、附子、马钱子等药均有一定毒性，要注意它们的用量、配伍、煎服方法，以免中毒。另应用虫类药时，注意用量不宜过大，从小剂量开始，逐渐加量，不宜久服，中病即止，如全蝎、蜈蚣可单用研末服用，较汤剂经济而又能提高疗效。

（二）剂型改变

痹证病因复杂，病情较重，大多属于疑难病症，患者需坚持服药，待病情稳定后，可酌情将药做成膏、丹、丸、散、胶囊、酒剂服用，方便患者。

刘建

治疗类风湿关节炎继发骨质疏松症经验

继发性骨质疏松症是由疾病、药物、器官移植等导致的骨量减少、骨微结构破坏、骨脆性增加和易于骨折的代谢性骨病。因其具有骨痛、驼背、骨折等临床表现，属于中医学"骨痿"、"骨痹"的范畴。医家多依据《素问·痿论》中"肾主身之骨髓"这一理论，强调肾中精气虚少，骨髓化源不足，不能濡养骨骼及久病入络这一基本病机，围绕补肾益精壮骨、活血通络治法展开。类风湿关节炎（rheumatoid arthritis，RA）是继发性骨质疏松症的常见原发病。近年来，随着毒邪学说研究的深入，毒邪在 RA 继发骨质疏松症中的地位也开始得到认识[1]。RA 继发骨质疏松症从毒、瘀、虚诊治已成为值得深入研究的重要课题。周翠英教授在类风湿关节炎继发骨质疏松症的诊治方面有着丰富的经验，兹将其经验初步总结如下，以飨同道。

一、与毒瘀虚的关系

（一）与毒邪

毒，即指一切猛烈邪气蓄积、蕴酿顽恶所形成的，对肌体有特殊强烈损伤作用的致病物质。毒既是一种致病因素，又是一种病理产物，起着致病的始动与导致复发加重的双重作用；致病迅猛，进展急速，或病势虽缓但病情深重，顽固难愈。毒邪是 RA 的发生、发展的重要因素，与 RA 活动期密切相关：RA 常表现为慢性病程伴有反复发作，可以突然起病，病势重，病程长，或病情暂时缓解而余毒未尽，留伏体内，遇外邪引动或正气虚弱则毒邪复燃，病情复发。毒善走窜经隧，深达骨骱，可见筋脉胀急，骨节疼痛，活动受限。毒好入阴血，易伤营成瘀，聚湿成痰，而进一步出现关节肿大、变形，或形成痰核、结节等。毒更易伤正败体，对人体生理功能和组织器官具有严重损伤作用，引起病变关节的骨质疏松、骨质破坏。

结合微观分析方法：生理状态下的骨吸收，多种骨吸收因子刺激下成骨细胞产生核因子 κB 受体活化因子配体（receptor activator for nuclear factor κB ligand，RANKL），并表达于细胞膜，再和破骨细胞前体表面的骨保护素（osteoprotegerin，OPG）接触，使之分化为破骨细胞，此途径在生理性骨吸收中起主要作用。在病理

状态下 [2]，有 RANKL 依赖途径和非 RANKL 依赖途径两种。类风湿关节炎是一种自身免疫性疾病，病程早期即可见骨质疏松。类风湿关节炎患者的 T 淋巴细胞分泌可溶性的 RANKL，RANKL 依赖途径不需要细胞间的直接接触，即可直接作用于破骨细胞的前体。非 RANKL 依赖途径，如肿瘤坏死因子－α（TNF－α）直接作用于破骨细胞，刺激破骨细胞的分化，IL-1α 通过受体结合、激活破骨细胞，两者均不依赖 RANKL-RANK 的相互作用，TNF－α、IL-1 是类风湿关节炎活动期重要的致炎因子。因此，类风湿关节炎患者 T 淋巴细胞功能异常和 TNF－α、IL-1 等细胞因子的活跃均导致异常的骨代谢，形成骨质疏松。

（二）与血瘀

"风寒湿气侵入肌肤，流注经络，则津液为之不清，或变痰饮，或成瘀血，闭塞隧道，故作痛走注，或麻木不仁"，痹证日久，不仅外邪充斥经络、骨节，痹阻气血，而且留邪与气血相搏，津液不能随经运行，凝聚成痰，血脉涩滞不通，进而成瘀。在 RA 的病机中，寒凝津成痰，湿停聚为痰，热灼津为痰；寒客血脉则气血凝滞，湿性黏腻则阻碍气机，血受热则煎熬成痰；痰与瘀相互为患，既可因痰致瘀，亦可因瘀致痰；痰能滞气，气被痰阻，血行瘀滞，痰瘀相杂，导致痰瘀痹阻，胶固难化，深入骨骱，侵蚀骨质，致关节畸型。外邪痹阻、气血津液运行不畅，可导致瘀血痰浊，日久亦可导致肝肾亏虚、气血不足，气血津液运行无力，津停为痰，血停为瘀。瘀血阻络，骨骼失养，必渐见骨萎。

周教授认为 RA 病程中，在各种炎性细胞、致炎因子的作用下，机体不仅全身血液流变学发生变化 [3]，关节局部组织也因发生炎症反应、滑膜增生、血管翳形成，导致局部微循环障碍。

血瘀的病理基础是微循环障碍，瘀血可以造成骨小梁内微循环障碍，导致血液中的钙不能正常进入骨骼，而致发生骨质疏松 [4]。

研究表明骨质疏松症患者骨小梁内有微血管的改变 [5]，骨质疏松的病理改变为骨小梁变细，数目减少，残存骨小梁负荷加重，易发生骨小梁微骨折，导致骨内瘀血 [6]，骨质疏松与血瘀交互加重，形成恶性循环。

另外，骨质疏松的发病与性激素下降有关。雌激素有改变血脂浓度，影响凝血、纤溶酶系统等多方面的功能 [7]。上述病理改变可用络脉瘀阻，新血不生，不能荣养骨质来解释。而多项研究表明，活血化瘀法可改善骨质疏松[8-9]。

（三）与脾肾亏虚

周教授认为类风湿关节炎继发骨质疏松症内因在于正气不足，"多因先天禀赋肾气衰薄，阴寒凝聚于腰膝不解"。现代医学认为，RA 的发生与遗传因素有关，是由于 DNA 中存在类风湿关节炎易感序列[10]。此外，RA 患者的滑膜细胞不同于正常滑膜细胞，其增殖具有肿瘤细胞的某些性质。由此可见，人体先天正气不足是滑膜增生、血管翳形成的内在因素。肾为先天之本，藏精，主骨生髓。肾中精气皆藏于肾络之中，骨髓为肾精所化，骨骼的生长、发育以及骨折后的修复，均依赖肾络中精气充足。反之，肾络虚则肾精不足，骨不得荣养，则发育不良。《灵枢·本神》曰："精伤则骨酸痿厥。"即肾络中精气受损，进而导致骨骼疾病。《素问·阴阳应象大论》曰："七八肝气衰，筋不能动，八八天癸竭，精少，肾藏衰，形体皆极，则齿发去。"说明肾虚、肾络中精气减少，可致骨骼萎软。肾虚的实质为丘脑—垂体—肾上腺皮质轴和性腺轴功能紊乱[11]，这些内分泌的改变会影响到钙、磷的吸收与代谢，导致骨质疏松症。现代研究证明肾虚证患者骨密度低于健康组患者的骨密度[12]。骨矿含量随年龄增长的变化规律与中医学所记载的肾中精气盛衰变化规律基本一致。从而证明了肾虚证与骨密度有直接相关的变化关系。

脾胃为后天之本，气血生化之源。肾中精气也有赖于水谷精微的充养，才能充盈和成熟。《辨证录·痿门》云："胃气一生，而津液自润，自能灌注肾经，分养骨髓矣。"可见脾胃功能对骨骼的充养、生长非常重要。若脾胃功能失调，水谷精气运化失常，日久可致肾精亏损，骨骼失养。其次，治疗骨质疏松症时，滋补及活血药物，滋腻碍胃或伐伤败胃，加之患者多为年老脾胃虚弱，运化无力，药物不能有效吸收，从而直接影响病情的转归，是导致病情迁延和影响疗效的重要原因。脾胃虚弱不能运化水谷精微，致气血亏虚，不能生髓养骨而致骨质疏松。现代医学研究表明钙、锌、镁等微量元素摄入不足，可导致或加重骨质疏松。在类风湿关节炎患者中，不管是素体脾胃不足，或因病势缠绵长期所服药石所致的脾胃虚弱，在导致类风湿关节炎症状的同时，也促进了继发性骨质疏松症的产生。

二、治则治法

（一）清热解毒

清热解毒是类风湿关节炎继发骨质疏松症的主要治法。周教授认为针对毒邪在类风湿关节炎发病中的特点和特性，制订合理的治疗方案，择取有效的方药，对于有效阻遏病情进展、防止关节破坏、保护关节功能、改善骨质疏松，均具有重要的临床意义。邪毒贯穿疾病的全过程，解毒治毒也应贯穿类风湿关节炎的全程治疗。

疾病早期，邪毒尚轻浅，应以祛风、散寒、祛湿、清热为主，佐以解毒。疾病活动期，着力解毒治毒，顿挫其锋芒，诱导疾病尽快缓解。此期多表现为湿热毒证，症见多个关节肿痛、触之发热，关节僵硬明显，血沉增快，类风湿因子滴度升高。治以解毒清热祛湿。稳定期，在扶正调养的同时，仍要解毒治毒。因为即使疾病缓解，处于稳定，邪毒仍未消散，只是暂时静敛而已。此时的治疗应扶正为主，治毒为次，治毒之法万不可废之。再者，类风湿关节炎所表现出的正虚与邪毒耗伤密不可分，类风湿关节炎活动期，邪毒愈猛，病情愈重，而属于正气范畴的血红细胞、血红蛋白下降愈明显，此时患者疲乏的症状也愈重[13]。待病情趋于稳定，邪毒轻缓之时，血红细胞渐复常，疲乏也自缓解，表明邪毒可伤正、解毒助于安正，因此在病情稳定期应扶正不忘祛毒。疾病晚期，应视正邪虚实之状，或祛毒辅以扶正，或扶正配以祛毒。

（二）活血化瘀，搜剔通络

瘀血阻络不去则新血不生，活血化瘀类中药能改善微循环、促进骨代谢，部分活血药物有类雌激素的作用，常用当归、红花、桃仁、赤芍、丹参、鸡血藤、牛膝、益母草等。另外，虫类药物搜剔经络，可助活血化瘀之功，叶天士曾提到："每取虫蚁迅速飞走诸灵，俾飞者升，走者降，血无凝着，气可宣通，与攻积除坚共入脏腑者有间。"对于久病久痛入络之病，需用虫类药物方可搜剔经络，温通血脉，常用水蛭、土鳖虫、虻虫、蜣螂、全虫、蜈蚣、乌蛇、地龙等。

（三）补肾健脾，通络荣骨

周教授认为肾为先天之本，肾络亏虚、精气不足为重要病机，因此治疗时应补气填精，或温肾阳，或滋肾阴，使肾精盛，肾络通，则筋骨强健，常用熟附子、淫羊藿、巴戟天、杜仲、桑寄生、续断、狗脊、菟丝子、鳖甲、龟板、枸杞子等。脾为后天之本，采用健脾通络法从整体上调理，使脾气充足，络脉通畅，才能输布精微，充养肾精，又可促进食物、药物更好地吸收。动物研究证明补气药物能促进骨形成，抑制骨吸收，有效预防骨质疏松[14]。临床中补脾气药物与补肾药物合用可取得良好的疗效[15]，常用黄芪、党参、茯苓、白术、薏苡仁、怀山药、炙甘草等。

综上所述，周教授认为类风湿关节炎继发骨质疏松症的病机包括热毒、瘀、虚三端，在发病、病情进展和预后中，邪毒是主要因素。邪毒由风、寒、湿、热等邪盛极所化，邪毒致病的迅猛、凶烈、夺伤正气以及顽固的特性，决定了类风湿关节炎继发骨质疏松症的发生、进展、反复难愈等特点，所以解毒是主要治法，应贯穿治疗的全过程。肾虚为发病之本，脾虚为病势迁延和影响疗效的重要原因；正气不足，络脉瘀阻是病机中的重要特点；应根据疾病的病期、正邪消长等制订灵活的解毒活血扶正方案，从而更有效地控制病情。

邓长财

参考文献

[1] 于俊生. 毒邪学说与临床 [M]. 北京：中国中医药出版社，2000，38.

[2] Nobuyuki Udagawa，Shigeru Kotake，Naoyuki Kamatani，et al.The molecular mechanism of osteoclastogenesis in rheumatoid arthritis [J]. Arthritis Res，2002，4（5）：281-289.

[3] 吴启富，肖长虹，许文学，等. 类风湿关节炎不同阶段甲皱微循环及血液流变学改变的临床研究 [J]. 中国微循环，2003，7（4）：236-237.

[4] 张荣华，朱晓峰. 脾肾两虚兼血瘀与原发性骨质疏松关系的探讨 [J]. 四川中医，2003，2（5）：11-12.

[5]Meumie HE. Prediction on future diagnosis and treatment of osteoporosis. Calcif Tissue Int，1995，57（2）：83-85.

[6] 杨光，张燕. 从瘀论治骨质疏松症的研究进展 [J]. 甘肃中医，2006，19（2）：5-7.

[7] 童晓明，张靖靖，侯家声. 雌激素在心血管系统中保护作用的研究进展 [J]. 心血管病学进展，2001，22（6）：361-364.

[8] 邵敏，黄宏兴，庄洪，等．骨康防治骨质疏松拆方的初步研究 [J]．中国中医骨伤科杂志，2000，8（2）：7.

[9] 水正，水淼．益肾祛瘀法治疗老年性骨质疏松症 [J]．上海预防医学杂志，1995，7（5）：230.

[10] 张乃峥．临床风湿病学 [M]．上海：上海科学技术出版社，1999：118-119.

[11] 沈自尹，王文建，俞瑾，等．肾本质理论研究与临床应用 [J]．中国中西医结合杂志，2006，26（1）：94-95.

[12] 王大健，王爱坚，黄李平，等．探讨老年肾虚证与骨密度的关系 [J]．上海中医药杂志，2002，39（9）：35-36.

[13] 卢思俭．邪毒致病与类风湿关节炎 [J]．山东中医杂志，2005，24（4）：200-201.

[14] 谢华，吴铁．黄芪水提液对大鼠的类固醇性骨质疏松的防治作用 [J]．中草药，1997，28（1）：25-27.

[15] 罗娟，胡永善，吴毅，等．补肾健脾中药治疗骨质疏松症疗效观察 [J]．中国康复医学杂志，2007，22（10）：923-924.

从燥毒辨治干燥综合征学术思想浅析

一、燥毒是干燥综合征发生发展的关键因素

干燥综合征是一种慢性炎症性、可累及多系统的自身免疫性疾病，除泪腺、唾液腺等外分泌腺体炎症表现外，还可有腺体外症状以及多脏器损伤的症状。中医古籍中并无与之相应的病名，现代医家把它归属于"燥证"范畴。近年来全国中医痹病专业委员会明确将它命名为"燥痹"，并明确了定义，即它是燥邪损伤气血津液而致孔穴干燥，肌肤枯涩，肢体疼痛，甚则脏腑经络损害的痹证之一。该病病机较为复杂，多数医家以"燥胜则干"，"精血夺而燥生"为依据，认为阴血亏虚、津枯液涸为本病的主要病机，立法设方多本"燥者润之"之旨，或滋肾，或治肝，或益肺，总不出"滋润"二字。

周翠英教授有其独到的见解，她认为干燥综合征之燥与一般六淫燥邪致病迥然不同，与季节无明显关系，起病隐匿，病程冗长且缠绵难愈，其导致口眼干燥的严重程度远非一般燥邪致病所能解释。如口干燥症状非常严重，以致患者随身带着水杯，就诊讲话时需频频饮水，进食固体食物时必须用水送下；由于唾液减少，常出现猖獗性龋齿，最终齿浮松脆枯暗，呈碎片脱落，牙齿只留剩残根；眼干燥综合征除出现眼干涩、异物感等症状外，常表现为眼干无泪。另外本病邪势猖獗，引起广泛的内脏损伤。资料表明，干燥综合征有肝损害者约 20%，肾损害者约 30% ~ 50%，肺功能异常者约 60% ~ 70%。纵观以上病变特点，干燥综合征之燥已远超出一般燥邪致病范畴，其病位之深、为害之甚、病变之广，符合"毒邪"致病猛烈、顽恶的特点。据此，周教授认为"燥毒"是本病病机的关键。

二、燥毒的产生

（一）燥毒的形成是量变到质变的过程

毒是指各种内外邪气蓄积体内，蕴酿顽恶所形成的对机体具有特殊、强烈损伤作用的致病因素。毒乃邪之渐也。罹疾初期，邪气较微，它"莫见其形，莫名其情"

地侵入机体。此时，邪气在正邪矛盾统一体中处于绝对劣势，不足以致害，症状多轻浅不被察觉，邪气得以潜藏隐伏体内，日久犹如积土成山，积水成渊，蕴积化为毒。因此，毒的形成是一个量变到质变的过程。毒寓于邪而猛于邪，它深伏痼结，难以搜剔祛除，留伏机体，损耗正气。正气日渐亏损而燥毒逐日亢盛，症状逐渐显露，待到后期使全身衰竭。假使在疾病早期斩断燥毒产生的根源，阻邪气于量变过程，防其质变，则疾病向愈。

（二）燥毒的来源有内外之分

1. **外来之燥毒**　外源者不只是外来燥邪，它包括了六淫邪气及自然界中其他一切可致病的因素。《素问·气交变大论》曰："岁金太过，燥气流行，肝木受邪，民病两胁下少腹痛，目赤痛，眦疡，耳无所闻。"前贤早已认识到外感燥邪是引发燥痹的原因之一。时过境迁，随着经济的飞速发展，各种污染随之而来，当今人们所处的环境发生了巨大变化，全球气温攀升，水资源严重缺乏，空气干燥质差。现代医学中的病原微生物如病毒等，农药、化肥对食品的污染，化学药品的毒副作用，噪声、电磁波对人体的干扰等，亦可成为外来之燥毒。人们居住在此种环境之中，身受燥毒侵害，燥邪熏蒸机体致津液外泄，津液干涸，外不能润养肌肤皮毛，内不能滋灌五脏六腑，发为燥痹。

2. **内生之燥毒**　内有蕴热，其他邪气入里化热，煎熬津液，亦是引发燥痹的原因。《类证治裁》曰："初为风寒湿，郁闭阴分，久则化热攻痛。"提出邪气侵入机体，因体质之不同，发生性质的改变。随着社会经济的迅速发展，人们的生活水平不断提高，饮食结构发生巨大变化，恣食肥甘厚味，过食辛辣，碍胃伤脾，酿成湿热；生存竞争加剧，各种压力过大，使人们精神长期处于紧张状态，情志躁动，五志过极化火，使"阳热"体质之人大为增加。"阳热"之人血受热已自沸腾，各种邪气入里又从阳化热，协同燔灼津液。

此外，脏腑功能失调，使津液生成不足或环境障碍或大量亡失，导致病理产物积聚蕴化，并产生过量的自身抗体，这些致病物质不能及时排出体外，进而对机体产生急剧、严重的损害，亦可谓内生之燥毒，是内燥的另一重要来源。内生燥毒致病是干燥综合征发病的一个重要方面，它既是病理产物，又是直接致病因素，且直接影响着本病的病理变化、预后和转归。

3. **外来燥毒与内生燥毒的关系**　外来燥毒与内生燥毒在致病上互为因果、相互为患。外来燥毒入侵，盘踞体内，不断掠夺人体气血津液以自养，导致机体脏腑功能失调，津液代谢障碍，产生内生燥毒；内生燥毒反过来又进一步加剧脏腑功能的失调，损伤正气，更易招致外来燥毒。内外相引，反复加重，使病情愈加顽恶胶结。

三、燥毒的实质

干燥综合征是一种主要以外分泌腺 T 细胞浸润和多克隆抗 SS-A 及抗 SS-B 抗体为特征的慢性自身免疫性疾病。其发病与多种病毒感染有关，包括 EB 病毒、逆转录病毒等。近来研究表明，干燥综合征患者外周血细胞和泪腺及唾液腺中存在高频率的 EB 病毒 DNA，从其腺体中分离出来的 EB 病毒与正常腺体中的 EB 病毒可能有不同的性能，其诱导淋巴细胞瘤和溶解性感染的能力提高，且患者体内细胞毒淋巴细胞不能有效溶解 EB 病毒感染的细胞，使病毒处于活跃复制状态，并通过 T 细胞诱导强烈的免疫反应，导致免疫损伤的持续存在，这与中医学中"毒邪皆五行标盛暴烈之气"，易攻脏腑，损伤组织，不与一般邪气的含义相吻合，可归于燥毒成分之一。恶劣的环境因素如大气污染、干旱燥盛、化肥农药污染，以及其他物理、化学因素长期刺激人体，形成对机体的毒害，可归于燥毒成分之二。干燥综合征患者 25% 有肝脏损害，50% 有肾脏损害。肝脏是人体最大的解毒器官，肠道腐败作用及氨基酸分解产生的氨，红细胞代谢产生的胆红素及体内多种激素，均通过肝脏代谢，肝损害，有毒物质便在体内蓄积。同时，干燥综合征患者半数有肾脏损害，其损害程度可以很严重，甚至发展为肾衰竭。肾脏排泄大量代谢终产物、过剩电解质、进入机体的异物，并维持机体内环境的恒定。肾功能障碍时，体内出现代谢废物的潴留，形成对机体的毒害。因此，肝肾损害，体内蓄积的代谢废物，可归于燥毒成分之三。综上所述，笔者认为，外界病毒的侵袭、恶劣的环境因素以及肝肾功能障碍是燥毒源源不断产生的根源。

四、燥毒不除，变证丛生

燥毒为害，不只一端，千变而错综复杂。燥毒伤津耗阴，血液涩滞；壅塞气机，血脉凝滞；燥毒伤络，血溢脉外，凡此三者皆可致瘀。叶天士谓："燥邪延绵日久，病必入血分。"燥毒阻滞体内，大量耗伤人体正气，诱导五脏六腑失去气血津液濡润，功能低下或失调。从临床表现来看，部分患者可有长期贫血、低热、乏力倦怠、食少消瘦、失眠心悸等阴血亏虚的表现，有些患者还有皮肤紫癜、关节疼痛变形、雷诺氏征等瘀血的表现。燥毒、阴虚、瘀血三者相互胶着，内伏脏腑，脏腑形体败坏。因此，应尽早清除燥毒，尽除病根，以免遗毒伏内，祸害无穷。

五、解毒清燥，治病求本

周教授从中医辨证施治、审势求因角度出发，认为燥毒是贯穿疾病始终的关键因素，它的形成经历了由量变到质变的过程。而圣人治病必求其本，在疾病的早期就应斩其源，截其流。否则等邪势已横，正气已虚，再谋其治，"譬犹渴而穿井，斗而铸锥"，为时已晚矣。因此，治疗上应抓住燥毒这一核心病理环节，从解毒清燥立论，以期毒祛燥除。研究表明，中医解毒祛毒药能阻抑自身免疫性炎症，改善腺体局部免疫反应的微环境，从根本上抑制腺体的破坏，挽救和保护腺体功能。如此则津液有生，机运流通，水津四布，其燥自除。

在应用解毒清燥法治疗燥痹时，周教授特别强调选药应以甘寒为主，慎用苦寒。治燥毒不同于治火毒，古人有"治火可用苦寒，治燥必用甘寒"之说。叶天士指出"上燥治气，下燥治血，慎勿用苦燥之品，以免劫烁胃津"，吴鞠通也指出"不知苦先入心，其化以燥，服之不应，愈化愈燥"。故临床选药应以甘寒凉润之解毒药为主，如金银花、蒲公英、土茯苓、白花蛇舌草、生甘草、绿豆、紫草等，少用或不用苦寒伤阴之品，如黄芩、黄连、黄柏等。

六、滋阴润燥，活血化瘀，以助解毒排毒

干燥综合征主要表现有口眼干燥、皮肤干枯、阴道滞涩、大便燥结，燥为其证候特点，故临床应在解毒清燥治本的同时，辅以滋阴润燥之品改善症状以治标。阴津充足，五脏六腑重新得以滋灌，功能恢复常态，亦有助于及时清除体内的燥毒之邪。该病之燥，非重剂填补所能起效，应以甘凉平润药物为主，须防滋腻之品以碍脾运。常选沙参、天麦冬、玉竹、石斛、五味子、乌梅、生山楂等药以滋养津液，通补肺、胃、肾三脏之阴；白芍、生地、玄参入肝经，补肝阴，养血而凉血。

若眼干涩明显者，多选既补肾益精又养肝明目之品，如枸杞子、密蒙花、女贞子等。若伴关节僵痛明显者，多以蠲痹除燥、祛风通络之品，应择辛而不烈、温而不

热、苦而不燥者，如秦艽、防风、木瓜、忍冬藤、络石藤、桑枝、豨莶草等。燥毒可致瘀，故还需佐以活血化瘀之品。燥毒致瘀的机制有三：燥毒伤津耗阴，阴伤血滞为瘀；毒壅气机，血脉凝滞为瘀；燥毒伤络，血溢成瘀。

临床有些患者可有皮肤紫癜，红斑结节，肌肤枯瘪甲错，关节疼痛变形，肢端阵发性青紫麻木等瘀血的表现。在解毒治本的同时，佐以活血化瘀之品，可使经脉畅通，加速气血津液循环。一方面损伤的脏腑得以重新获得营养，有利于其功能恢复；另一方面可加速体内燥毒的排出。活血化瘀常选赤芍、丹皮、紫草、丹参等凉血活血；桃仁、红花、川牛膝、王不留行、皂角刺等祛瘀行血，其中川牛膝、王不留行、皂角刺穿透力强，兼有引经作用，可使药力直达病所，通畅血脉，逆转病机。

临证中周教授自拟燥毒清饮治疗本病，屡获效验。方中重用金银花、白花蛇舌草、土茯苓清燥解毒为君药；以苦酸性凉的白芍收敛津液，生地黄滋阴润燥、凉血泄热，枸杞子补肝肾之血，玄参滋阴降火解毒，又通血瘀，共为臣药，补泻兼施；佐用谷精草、夏枯草补养血脉，清火明目，引君臣药直达病变之所；赤芍、紫草凉血活血，加强君药解毒之力，又助臣药清血热、化瘀血之功；甘草健脾益气，调和诸药，共为佐使之品。综观本方，以甘寒药清解燥毒，滋阴润燥之品滋灌肝肾，配用活血凉血之药，清理深入血分燥毒，防寒凉药冰涩血液，逐燥毒燔灼之瘀血。

孙素平　潘文萍

从津液病论治干燥综合征的经验

干燥综合征是主要累及外分泌腺的一种自身免疫性疾病，以泪腺和唾液腺的淋巴细胞浸润和破坏最为明显，同时可累及外分泌腺以外的各个系统。中医多以"燥痹"命名。干燥综合征既可以原发形式单独出现，又常继发于类风湿关节炎、系统性红斑狼疮、多发性肌炎或皮肌炎、硬皮病等其他自身免疫性疾病。其病理过程影响津液的生成、输布及排泄。周翠英教授从医多年，独具匠心，从津液病辨治该病获效满意。笔者幸承师学，将其经验简述于此。

一、清燥毒，蠲病津之因

燥毒之邪非一般燥邪可比，具有燥与毒的双重特性。燥为阳邪，偏则为害，盛则为毒。一方面无论风寒湿邪，郁而化热，或感风热、温热之邪，此统属阳邪偏盛之害，因热而生燥或感燥邪，均可致燥盛成毒。如《素问》云："燥盛不已，酝酿成毒，煎灼津液，阴损益燥。"另一方面邪气伤人，因人而化。干燥综合征患者多为阴虚体质或内有蕴热之人，招罹外邪易化燥生热，变生燥毒。燥毒痹于体内，主要影响津液的生成、输布、排泄而发为燥痹。燥痹之初，病位在表，在孔窍，以清窍受累的症状突出，脏腑受累的症状不明显。病变主要干扰人体局部津液的转化、输布及排泄，导致局部津液郁滞损伤，转化异常。燥毒进一步煎熬津液，津液不足，损伤经脉，津道不畅，影响津液的输布、排泄。临床表现为早期咽干口燥，严重者讲话及进食固体食物须频频饮水，眼干涩，泪少，严重者哭时无泪，舌质红绛、少苔。燥毒滞于经脉，经脉受阻，津滞不行，可郁化湿浊，出现涎腺体的反复肿大，挤压有脓性或胶冻状分泌物或泪腺肿大，目眵分泌。燥痹日久，病位深入脏腑，管窍脏腑受累的症状均较突出。此时病变主要干扰一身津液的生成转化及输布、排泄，随所客经络脏腑的不同导致一系列病变。燥毒盘踞体内日久，更加煎熬津液，经脉失充，不能灌通脏腑，亦不利排泄体内秽浊之物，或因燥生瘀，进一步影响脏腑正常的功能生活，内生燥毒也愈多，加重恶性循环。临床表现为眼干无泪，牙齿发黑，片状脱落，口干，饮食难下，关节疼痛，大便干结，少咳多痰，胸闷憋气，尿频数无度。由此可见，燥痹之证不论病发初期或晚期，总以津液代谢失常为突出的临床表现。清燥毒之邪可切断致病之源，控制病情进展，从而蠲除导致津液生成、输布及排泄发生障碍的病因，燥者濡之，毒者清之。治疗应以清热解毒，润燥生津为大法。清热解毒药应选择甘寒甘凉之品，如金银花、忍冬藤、白花蛇舌草、蒲公英或生甘草；腺体肿大，可选用清热软坚散结之连翘、浙贝、夏枯草、山慈菇；双目干涩疼痛，可选用清热明目之菊花、桑叶、密蒙花、谷精草、青葙子等；润燥生津当以甘淡、微寒之品为佳，如北沙参、麦冬、玉竹、花粉、石斛、玄参、女贞子。用药过程中应注意燥毒与湿、热的相兼转化。热生燥毒，热毒胜者，如高热不退、口渴频饮，应选用清热泻火之生石膏、知母；燥毒兼湿浊者，可选用土茯苓、蚤休。

二、化瘀血，通津液之道

瘀血作为一种病理产物和继发性致病因素，贯穿干燥综合征发生发展的始终。津与血虽名异但关系密切，具有同源、互化、同功及互病的关系。津液的运行输布与血液的流通有关，其入脉化血的过程也是其自身运行的过程。"气血贵在流通"，津液发挥其用，亦贵在流通。因此津液的流通除赖气的传输外，还需脉络的调畅，即津液通道的畅通。燥毒瘀血互结是造成脉络痹阻的主要原因。因燥成瘀究其原因有二：其一为津亏血燥，脉络艰涩。叶天士《临证指南医案》指出"燥为干涩不通之疾"，燥毒为患，脉络燥热鸱张，消灼津液，燥久则耗伤营血，使脉络干涩，血运不畅，产生瘀血。临床表现为口眼干燥，皮肤干燥或肌肤甲错，结节性红斑或紫癜反复发作，关节疼痛，妇女月经量少，闭经，舌暗红、干裂无苔，脉细涩。治疗应活血润燥，生津通脉。药选当归、白芍、桃仁、红花、生地、丹皮、王不留行、丹参。其二为津阻血瘀，脉络不畅。《灵枢》曰："中焦出气如露，上注溪谷，而渗孙脉，津液和调，变化而赤为血，血和则孙脉先满溢，乃注于络脉，皆盈，乃注于经脉。"津液入脉以后，成为血液的组成部分，随着血液从孙脉、络脉、经脉不断运行。因此除三焦水道之外，脉络是津液运行的另一通道。干燥综合征主要累及外分泌腺，腺体应属于脉络范畴，是津液转输、通行之处。如《灵枢》曰："廉泉玉英者，津液之道也。"燥毒滞于经脉，经脉受阻，津滞不行，郁化痰浊，血行被阻遏而成瘀，痰浊瘀血层层相因，凝聚成块，日以积大，久可形成积块，"其积著于输之脉者，闭塞不通，津液不下，孔窍干壅"。部分原发干燥综合征患者表现为涎腺反复肿大，继而形成肿块变硬。淋巴瘤肿块（积）留滞经脉，经脉不畅，影响津液的输布，出现某些器官产生缺乏津液濡润的现象亦是一例。治疗应化瘀散结、通脉布津，药选穿山甲、土鳖虫、水蛭、芍药、月季花等。活血化瘀应贯穿治疗的始终，如此则可达"瘀去血活，脉通络畅，津液畅达"之目的。

三、养津源，充五脏之阴

养津源，即调养津液之源流。津液的本源为五谷之精华，经肠胃的受纳，脾的运化而成。《灵枢·天年》云："六腑化谷，津液布扬。"津液的最初来源是胃，胃者水谷之海，胃口旺盛则津液充足。《素问》有"脾与胃以膜相连耳，而能为之行其津液"之说。《素问》云："饮入于胃，游溢精气，上输于脾。脾气散精，上归于肺，通调水道，下输膀胱。水精四布，五经并行""食气入胃，散精于肝，淫气于筋。食气入胃，浊气归心，淫精于脉"。由此论述可见，胃为腑，主纳食，司职传化，化而不藏，为津液之源。津液充足则五脏濡养，功能调达。脾胃是化生津液的源泉，又是津液得以正常输布的重要环节。燥毒之邪，伤及脾胃，可致津液损伤和津液输布异常两种病机变化。燥毒为阳邪，易伤阳明胃津，胃津既伤，脾阴亦亏。脾阴亏虚不仅影响本脏的功能，亦使肝、肺、肾失去脾阴的濡养而加重干燥的征象。因此干燥综合征的病情稳定与否与脾胃之阴的滋养有密切关系。脾胃阴伤，可见脘痞不舒，知饥不食，口干舌燥，肌无膏泽，皮肤粗糙，大便干燥不爽，舌红少津等胃津不足，受纳濡润失司的表现。治疗以甘凉濡润为主，选用养阴不碍胃，清热不伤阴之药，如麦冬、玉竹、沙参、石斛等。干燥综合征患者胃镜检查及胃黏膜活检显示71%有萎缩性胃炎，其中13.6%出现胃酸缺乏，36.4%有低胃酸。现代研究发现萎缩性胃炎多为胃阴不足证，治疗应以实脾阴为主，选用甘淡健脾之品，如制黄精、生山药、南沙参既补脾气，又补脾阴。因此养胃津、益脾阴是培土养胃以复气血生化之源的妙法。源流旺盛，枢机运转，五脏之阴得以充灌，以利津生形复。

干燥综合征是一种慢性疾病，中药治疗有较大优势。周教授围绕改善津液代谢的不同环节论治此病，尤重清燥毒、化瘀血、养津源，不仅开拓了临证思路，而且具有极强的临床实用价值。

刘英　樊冰

三焦辨证分治原发性干燥综合征

　　干燥综合征是一种以侵犯唾液腺和泪腺等外分泌腺、具有高度淋巴细胞浸润为特征的系统性自身免疫性疾病，口、眼干燥为常见症状，同时伴有内脏损害并出现多种临床表现，如出现进行性肺间质纤维化、中枢神经病变、肾小球受损伴肾功能不全、恶性淋巴瘤等。周翠英教授根据干燥综合征病因病机结合三焦的生理功能，以清燥饮为主，随证加减治疗，取得了较好的疗效，现总结报告如下。

一、临床资料

（一）病例资料

　　将 43 例患者随机分为两组。对照组 10 例，男 1 例，女 9 例；平均年龄（48.78±13.08）岁；平均病程（4.44±3.61）年。治疗组 33 例，再根据辨证分为上燥组 15 例，男 2 例，女 13 例，平均年龄（48.07±11.58）岁，平均病程（4.00±3.40）年；中燥组 7 例，男 1 例，女 6 例，平均年龄（47.00±9.83）岁，平均病程（5.71±2.98）年，下燥组 11 例，男 1 例，女 10 例，平均年龄（47.09±8.72）岁，平均病程（7.27±2.41）年。治疗前两组病例从性别、年龄、病程方面进行比较均无显著性差异（P＞0.05），两组病情资料比较亦无显著性差异（P＞0.05），具有可比性。

（二）西医诊断标准

　　依据 2002 年修订的《干燥综合征国际诊断（分类）标准》。

（三）中医辨证标准

　　1. **主症**　口干，频频饮水；眼干不适，视物模糊。

　　2. **上燥**　鼻燥出血，干咳痰少而黏难咯，目赤，口舌生疮，耳前后或颌下肿胀，咽喉肿痛，舌红苔黄，脉细数。

　　3. **中燥**　面色萎黄，乏力，精神疲倦，纳少或不欲饮食，口腔反复溃疡，小便黄量少，大便干，舌体瘦小，舌红少津，脉细数。

　　4. **下燥**　腰膝酸软，五心烦热，齿摇，齿落，双目干涩无泪，舌红无津少苔或无苔，有裂纹，脉细弱；日久肤色暗枯，皮肤皮疹、瘀斑，手指遇冷发白发紫，颌下肿块，妇女月经量少色暗或闭经，舌紫暗，脉细涩。

二、治疗方法

（一）治疗组

以清燥饮（金银花 30g、白花蛇舌草 25g、麦冬 15g、白芍 20g、乌梅 20g、细辛 3g、赤芍 20g、石斛 15g、炙甘草 6g）为基本方，根据临床辨证给予以下加减。①上燥组：给予清燥饮加桑叶 20g、百合 30g。②中燥组：给予清燥饮加玉竹 12g、生石膏 30g。③下燥组：给予清燥饮加熟地 15g、山萸肉 12g、白芥子 10g。煎服法：上药水煎 2 遍取汁，每日早晚各 1 次，饭后半小时温服，每次 200ml。

（二）对照组

服用帕夫林胶囊（朗生医药（深圳）有限公司生产，批号 990726），每次 2 粒，每日 3 次。

三、观察方法

（一）疗效性观察

①治疗前后主症，次症积分变化。②生活质量。③理化检查：血沉（ESR），C 反应蛋白（CRP）含量，血清免疫球蛋白（IgA、IgM、IgG）含量，抗核抗体 ANA（IIF），抗 SSA，抗 SSB，类风湿因子（RF）。④Sehirmer 试验。

（二）安全性检测

①一般性体检项目。②血、尿、大便常规，肝功能、肾功能。

四、治疗结果

（一）疗效评价标准

①临床控制：中医临床症状、体征消失或基本消失，证候积分、主要化验指标数值（ESR、CRP、IgG、RF）下降 ≥ 95%。②显效：中医临床症状、体征明显改善，证候积分、主要化验指标数值下降 ≥ 70%。③有效：中医临床症状、体征均有好转，

证候积分、主要化验指标数值下降≥30%。④无效：中医临床症状、体征无明显改善，甚或加重，证候积分、主要化验指标数值下降＜30%。

（二）疗效评定结果

三组观察组与对照组总有效率比较，有统计学意义（P＜0.05），三组观察组总有效率高于对照组；三组观察组之间总有效率对比，无显著性差异（P＞0.05）。

五、讨论

干燥综合征在中医文献中无相似的病名记载，中医学认为属于"燥证"、"内燥"的范畴。近年全国中医痹病专业委员会所著《痹病证治学》称本病为"燥痹"。《内经》中首次提出"燥胜则干"，《素问·至真要大论》言："燥者濡之。"初步阐明燥邪致病的特点与治疗原则。《内经》之后，诸多医家多从气机及脏腑功能失调认识本病。周翠英教授提出从三焦辨证论治干燥综合征的观点，现详述如下。

（一）解毒清燥贯穿始终

《素问·五常政大论》中首先提出"燥毒"之论，且指出燥盛不已，蕴酿成毒，煎灼津液，阴损益燥。因此，凡燥毒侵袭煎灼津液或外感温邪热毒陷入营血，燔灼营阴，伤津耗液，或痰瘀交阻，化生瘀毒，伤阴化燥，或受外来化学物品毒害，日久伤津化燥等，皆可蕴结为燥毒，煎灼津液，内则五脏六腑失其所养，外则五官九窍失其滋润，可见口鼻干燥，饮食不下或口腔破溃，反复不愈，两眼干涩红肿，目不能闭，视物昏花，毛发焦枯，形体消瘦，大便干结。

《证治准绳·伤燥》认为本病为内燥伏久为毒为害，此燥毒其本为毒为热，其标为燥为干。只有燥毒引起干燥，并非干燥引起燥毒。治病求本，应用金银花、白花蛇舌草、忍冬藤等取其清热解毒之功，清热而不伤阴，祛邪而不伤正，直达病所。

（二）三焦辨证，随症加减

三焦是上焦、中焦、下焦的合称。《素问·灵兰秘典论》说："三焦者，决渎之官，水道出焉。"《灵枢·本输》说："三焦者，中渎之府也，水道出焉，属膀胱，是孤之府也。"三焦的主要生理功能有两个方面：一是机体气机气化的场所，二是通行水液、元气。三焦是人体水液运行的通道，体内津液代谢，是多脏腑密切配合下，以三焦为通道而进行的，因此三焦必须通畅，水液代谢才能顺利完成。三焦又是元气通行的道路，《千金要方·三焦虚实篇》明确指出，上焦"主手少阴心肺之病"；中焦"主脾胃之病"；下焦"主肝肾之病候也"。《灵枢·营卫生会篇》指出："中焦亦并胃中，出上焦之后，此所受气者，泌糟粕，蒸津液，化其精微上注于肺脉及化而为血，以奉生身，莫贵于此，故独得行于经遂，命曰营气。"水谷由上焦纳入中焦后，通过胃的腐熟，进行消化和吸收，其糟粕下输入下焦，精微物质上注入肺脉化赤为血，营血皆生于中焦，行于脉中，运行周身，营养四肢百骸。

津液的敷布主要依靠肺的宣发、肃降和通调水道。燥邪犯肺，致肺失宣发肃降，肺不布津，津液无法上承，治节失权，不能通调水道，水津不布，产生一派燥象。燥犯上焦，在原方基础之上，配伍桑叶、百合，治以清肺润燥，清宣透邪，既能清肺经之热又能疏利气机。

中焦脾胃是升降之枢纽，"脾为胃行其津液"，中燥脾胃，脾不能为胃行其津液，则生燥象。配用生石膏，重降辛寒，清泄胃之实火，釜底抽薪，去其燥热之邪；兼以玉竹滋养胃阴，祛邪而不伤正。

肝之疏泄，肾之藏精、主水，膀胱主持水液代谢和大肠的传导，共同构成下焦功能。燥邪直犯肝肾或久病伤及肝肾，夺精耗血，则一身之阴液皆为燥邪所伤，治疗时，需在祛邪之余，补益肝肾之阴。熟地、山萸肉性平而不燥，皆为补益肝肾之上品。

燥毒于内，三焦水道不通，水液运化不利，须佐以通利水道之品。细辛、白芥子味辛，善通行九窍，通利水道，少量配伍，使三焦通畅，津液输布正常。

（三）祛邪兼以扶正

中医学认为，"毒"系脏腑功能和气血运行失常致使体内的生理或病理产物不能及时排出，蕴积体内过多，以致邪气亢盛，败坏形体而转化为毒。本病的主要病因是正虚感邪、阴虚津亏、痰血阻络和燥盛成毒等，引起津液损伤或输布障碍，造成机体津液绝对或相对不足；病理特点是阴虚内热、血瘀津滞和燥毒内盛相互交错、相互影响，并贯穿于整个疾病过程中，这是其病程漫长、缠绵难愈的重要因素。治疗上，在养阴生津的同时，配伍清热解毒之品，本方重用金银花、白花蛇舌草、石膏甘寒凉润之品，取其清热解毒之效，切断致病的根源，阻断燥毒之势，而其性甘寒无苦燥伤阴之患。

叶天士在《临证指南医案》中云："经年宿病，病必在络"，"久病入络，气血不行"。干燥综合征是一种慢性痼疾，以津枯液涸为本，久病不愈，则病邪深入脏腑、经络，暗耗阴津，产生瘀血，闭阻经脉，五脏气机紊乱，升降无序，津液运行失调，敷布失常，脏腑诸窍失于濡润。瘀血一经形成，又阻碍气机，致津液不能敷布，则燥证愈甚。燥瘀搏结，燥胜成毒，终至燥、瘀、毒互结为患，相互交织，外阻于经络关节，则关节肿痛甚或变形、僵硬；上犯口眼诸窍及皮毛失养，见口眼干燥，口鼻皲揭，皮毛焦枯；内伏于五脏六腑，暗伤阴津，血液衰少而致血行涩滞，阴虚燥热，缠绵难愈。在本方中加入细辛以破痰，利水道，使三焦通畅，津液运行顺畅；病情深入下焦；加用白芥子，除肾邪气，利九窍，利气豁痰，通利三焦。

本病除本身阴虚内热，津液不足以外，其燥毒亦可损伤体内之津液，应在解毒清燥治本的同时，遵《内经》"燥则润之、濡之"的原则，辅以滋阴润燥之品改善症状以治其标，使阴津充足，五脏六腑重新得以滋灌，功能恢复常态，亦有助于及时清除体内的燥毒之邪。石斛、麦冬、玉竹均为甘寒滋润之品，同时根据三焦辨证，上焦加用百合滋养肺阴，中焦加用玉竹补其肺胃之阴，下焦加用熟地、山萸肉滋其肝肾之阴，祛邪兼以扶正，津液生化之源不绝。

许宁

基于数据挖掘探讨周翠英教授治疗系统性红斑狼疮的经验

一、临床资料

（一）病例选择

1. 西医诊断标准　参照 1997 年美国风湿病学会（ACR）修订的系统性红斑狼疮诊断标准[1]。

2. 中医证候诊断标准　参照 2002 年《中药新药临床研究指导原则》[2] 中《中药（新药）治疗系统性红斑狼疮的临床研究指导原则》的论述，分为以下证型：

（1）热毒炽盛证：起病急骤，高热持续不退，两颧红斑或手部红斑，斑色紫红，神昏，烦躁口渴，关节疼痛，尿短赤，舌红降苔黄，脉洪数或弦数。

（2）肝肾阴虚证：腰膝酸软，脱发，眩晕耳鸣，或有低热，乏力，口燥咽干，视物模糊，月经不调或闭经，舌质红，苔少或有剥脱，脉细。

（3）瘀热痹阻证：双手指瘀点累累，变白变紫，口疮，下肢红斑甚者溃烂，低热缠绵，烦躁易怒，关节肌肉疼痛，脱发，月经不调，舌暗红有瘀斑瘀点，脉细弦。

（4）风湿热痹证：双手指漫肿，四肢关节疼痛，或伴肿胀，或痛无定处，周身皮疹时现，肌肉酸痛，伴发热、恶风，关节重着僵硬，舌红苔黄，脉滑数或细数。

（5）脾肾阳虚证：面部四肢浮肿，畏寒肢冷，神疲乏力，腰膝酸软，面色无华，腹胀满，纳少，便溏泄泻，尿少，舌淡苔薄，脉细数。

（6）气血两虚证：面色苍白，神疲乏力，汗出，心悸气短，眩晕耳鸣，月经量少色淡，或闭经，舌淡苔薄，脉细无力。

3. 纳入病例标准

（1）符合西医、中医诊断标准的患者。

（2）门诊病历资料完整。

（3）服用中药汤剂治疗。

4. 排除病例标准

（1）不符合系统性红斑狼疮诊断标准。

（2）中医四诊信息资料不全者。

（3）严重感染、心衰、恶性高血压、心肌梗死、脑血管意外、恶性肿瘤等危急重症患者。

（4）妊娠期及哺乳期妇女。

（二）病例来源

研究病例来自 2013 年 2 月 ~ 2015 年 3 月在山东中医药大学附属医院风湿病科周翠英教授门诊就诊的系统性红斑狼疮患者，入选病例符合纳入标准及排除标准。

二、方法

（一）研究平台

运用由中国中医科学院中药研究所杨洪军研究员提供的"中医传承辅助系统（V2.5）"平台。

（二）处方数据录入以及核对

将符合纳入标准的病例录入中医传承辅助系统，对药物名称进行统一规范。完成录入后，对录入的数据进行审核，以确保数据源的准确性，以便为数据挖掘结果的可靠性提供保障。在数据录入完成后，需要两个人进行核对，确保患者姓名、年龄、病程、诊断、证候、中药等数据的准确性。

（三）数据分析过程

（1）数据录入完成后，在"中医传承辅助系统"的"统计报表"中，选择方剂名称"狼疮方"查询所有的方剂。

（2）选择"方剂统计"中的"基本信息统计"、"医案统计"。

（3）点击需要的统计信息，然后导出 Excel 表，显示可以打开的 CSV 数据文件。

（4）统计上面所需信息后，打开"中医传承辅助系统"中的"数据分析"，选择"方剂分析"和"医案分析"，可以进行症状频次、证型频次、药物频次，然后运用软件内的关联规则分析法归纳常用药对，基于熵聚类法进行组方规律分析，归纳出方剂的核心组合，熵层次聚类法形成新方分析。以上结果均以 CSV 文件导出。

三、研究结果

经过筛选，本次研究共收集到 135 名患者，270 诊次，所有患者的信息数据结果统计如下：

（一）年龄统计

135 例患者中，年龄最小者为 11 岁，年龄最大者为 69 岁，平均年龄是 37 岁。

（二）性别统计

在收集的病例中，女性 119 例，男性 16 例，男女比例是 1：7.44。

（三）系统损害统计

135 例患者出现的系统损害中，狼疮性肾炎占 60%，伴发干燥综合征占 9%，血液系统损害占 5%，见图 1。

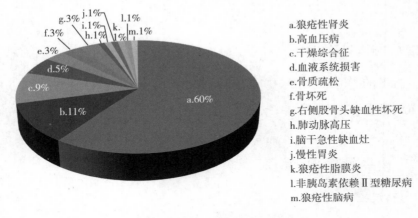

a.狼疮性肾炎
b.高血压病
c.干燥综合征
d.血液系统损害
e.骨质疏松
f.骨坏死
g.右侧股骨头缺血性坏死
h.肺动脉高压
i.脑干急性缺血灶
j.慢性胃炎
k.狼疮性脂膜炎
l.非胰岛素依赖Ⅱ型糖尿病
m.狼疮性脑病

图 1　各系统损害比例图

（四）症状频次统计

显示频次较高的症状有面部红斑、乏力、脱发、关节疼痛、皮疹、雷诺现象等，见表 26。

表 26　症状频次表（频次 ≥ 9）

症状	频次	频率（%）	症状	频次	频率（%）
斑	189	70.0	发热	23	8.5
乏力	154	57.0	腹胀	20	7.4
脱发	143	53.0	胸闷	20	7.4
关节疼痛	136	50.4	破溃	17	6.3
皮疹	124	45.9	咽干	13	4.8
雷诺现象	77	28.5	关节肿	13	4.8
心慌	56	20.7	心悸	11	4.1
浮肿	39	14.4	紫癜	10	3.7
自汗	32	11.9	腹痛	10	3.7
口干	30	11.1	头痛	9	3.3
咳嗽	28	10.4	失眠	9	3.3
水肿	28	10.4	关节痛	9	3.3
腰酸	25	9.3			

（五）辨证分型统计

辨证分型本虚证以肝肾阴虚证多见，标实证以热毒炽盛证、瘀热痹阻证为多见，见表 27。

表 27　证型频次表

证型	频次	频率
肝肾阴虚	79	29.3
瘀热痹阻	46	17.0
热毒炽盛	46	17.0
脾肾阳虚	45	16.7
气血两虚	33	12.2
风湿热痹	20	7.4

（六）药物频次统计

共纳入 135 人，270 张方，涉及 213 味中药。使用频次前 10 位的药物分别是甘草、金银花、山茱萸、赤芍、枸杞子、川芎、牡丹皮、山药、白花蛇舌草、白芍，见表 28。

表 28　药物频次（频次 ≥ 10）

药物	频次	频率（%）	药物	频次	频率（%）	药物	频次	频率（%）
甘草	219	81.1%	红花	68	25.2%	覆盆子	19	7.0%
金银花	191	70.7%	连翘	58	21.5%	莪术	19	7.0%
山茱萸	184	68.1%	炒白术	51	18.9%	麦冬	19	7.0%
赤芍	153	56.7%	鸡血藤	49	18.1%	泽泻	18	6.7%
枸杞子	139	51.5%	知母	49	18.1%	玄参	18	6.7%
川芎	138	51.1%	丹参	45	16.7%	石韦	17	6.3%
牡丹皮	129	47.8%	生地黄	42	15.6%	黄芩	17	6.3%
山药	126	46.7%	白术	35	13.0%	白茅根	16	5.9%
白花蛇舌草	122	45.2%	薏苡仁	34	12.6%	赤小豆	16	5.9%
白芍	112	41.5%	杜仲	33	12.2%	石斛	15	5.6%
地榆	110	40.7%	蒲公英	30	11.1%	车前子	15	5.6%
炙甘草	106	39.3%	郁金	29	10.7%	乌梅	13	4.8%
当归	104	38.5%	川牛膝	26	9.6%	海金沙	13	4.8%
黄芪	100	37.0%	三七	26	9.6%	鸡内金	13	4.8%
金樱子	97	35.9%	紫草	26	9.6%	白鲜皮	13	4.8%
熟地黄	93	34.4%	刘寄奴	26	9.6%	酸枣仁	12	4.4%
仙鹤草	89	33.0%	玉竹	24	8.9%	败酱草	11	4.1%
芡实	89	33.0%	猪苓	22	8.1%	陈皮	11	4.1%
菟丝子	87	32.2%	烫水蛭	22	8.1%	金钱草	11	4.1%
茜草	79	29.3%	太子参	21	7.8%	莲须	11	4.1%
五味子	77	28.5%	桃仁	20	7.4%	柴胡	10	3.7%
女贞子	75	27.8%	楮实子	20	7.4%	骨碎补	10	3.7%
旱莲草	74	27.4%	葛根	20	7.4%			
茯苓	71	26.3%	首乌藤	19	7.0%			

（七）药物性味归经统计

统计结果显示，四气中温性（1501 次）、寒性（1085 次）药物出现的频次较高；五味统计中甘味（2429 次）使用最多，苦味次之。药物归经统计：入肝经（2053 次）、肾经（1558 次）、心经（1288 次）的药物频次较高，见表 29。（注：一种中药可以有多味，可以归多经）。

表 29　药物四气、五味、归经频次表

四气	频次	五味	频次	归经	频次
温	1501	甘	2429	肝	2053
寒	1085	苦	1450	肾	1558
（平）	1024	辛	721	心	1288
凉	129	酸	618	脾	1199
热	12	涩	397	肺	1172
		咸	75	胃	1031
				大肠	333
				胆	266
				膀胱	252
				小肠	227
				心包	200
				三焦	1

（八）基于关联规则分析的方剂分析

设置支持度个数（表示药物组合在所选处方中出现的频次）为 54（支持度为 20%），置信度为 0.95，得到 24 味中药：金银花、牡丹皮、赤芍、甘草、当归、川芎、白芍、炙甘草、地榆、白花蛇舌草、黄芪、枸杞子、女贞子、五味子、芡实、山茱萸、菟丝子、山药、金樱子、熟地黄、仙鹤草、旱莲草、茜草、茯苓。若设置支持度个数为 81（支持度为 30%），置信度为 0.95，进一步缩小范围为 18 味中药：金银花、山茱萸、赤芍、白芍、地榆、甘草、牡丹皮、枸杞子、白花蛇舌草、仙鹤草、菟丝子、当归、山药、川芎、芡实、熟地黄、金樱子、炙甘草。

（九）基于熵聚类方法的方剂组方规律分析

方剂组方规律是基于"熵聚类"和"改进的互信息法"进行数据分析。点击数据分析系统界面中的"新方分析"，其中相关度是熵聚类算法中的一个重要参数，简单的理解是，方剂或处方是由若干个药物组成，一个药物与另一个药物必然存在一定的关联性，根据改进的互信息法的数学算法，药物与药物之间的关联可以进行定量描述。惩罚度是为了减少负面数据信息干扰的一个参数。设置相关度为 8，惩罚度为 5。

1. 基于改进的互信息法的药物间关联度分析　进行聚类分析，得到治疗狼疮方剂中的 213 味中药两两之间的关联度，将其中关联系数在 0.052 以上的药对进行列表，见表 30。

表 30 基于改进的互信息法的药物间关联度分析

药物 1	药物 2	关联系数	药物 1	药物 2	关联系数
旱莲草	茜草	0.1017928	熟地黄	仙鹤草	0.0630625
女贞子	仙鹤草	0.0960029	茜草	红花	0.062804
旱莲草	牡丹皮	0.0958389	女贞子	山药	0.0619913
女贞子	地榆	0.0929512	茜草	炙甘草	0.0611128
熟地黄	五味子	0.0895534	熟地黄	丹参	0.0608543
女贞子	赤芍	0.0864853	山茱萸	枸杞子	0.0601408
熟地黄	山茱萸	0.0821812	山茱萸	牡丹皮	0.0599496
五味子	枸杞子	0.0788037	白花蛇舌草	山药	0.0591996
茜草	五味子	0.0783714	熟地黄	旱莲草	0.0581868
五味子	赤芍	0.0758659	地榆	红花	0.0580519
旱莲草	地榆	0.0751573	熟地黄	白花蛇舌草	0.0572941
旱莲草	白花蛇舌草	0.0749362	白芍	熟地黄	0.0572444
茜草	紫草	0.0718932	山茱萸	海金沙	0.0571123
茜草	知母	0.0702122	牡丹皮	山药	0.0566109
五味子	红花	0.0701267	白芍	紫草	0.0540541
五味子	仙鹤草	0.069091	五味子	地榆	0.0538679
白花蛇舌草	甘草	0.0679503	女贞子	炒白术	0.0532822
熟地黄	女贞子	0.067661	熟地黄	炒白术	0.0526331
刘寄奴	郁金	0.0657771	熟地黄	知母	0.0521629
旱莲草	知母	0.0648565	山药	仙鹤草	0.0520738

2. **基于复杂系统熵聚类的核心组合分析** 以改进的互信息法的分析结果为基础，通过相关度与惩罚度的约束，基于复杂系统熵聚类，可演化出 3 ~ 4 味药的核心组合，共计 42 个，见表 31。

表 31　基于复杂系统熵聚类的治疗狼疮的核心组合

序号	核心组合	序号	核心组合
1	茯苓　猪苓　海金沙	22	车前子　茯苓皮　肉桂
2	茯苓　猪苓　鸡内金	23	车前子　茯苓皮　大腹皮
3	白芍　赤芍　炙甘草	24	车前子　覆盆子　肉桂
4	连翘　生地黄　玄参	25	车前子　覆盆子　泽泻
5	麦冬　酸枣仁　高良姜	26	猪苓　刘寄奴　海金沙
6	麦冬　酸枣仁　太子参	27	猪苓　刘寄奴　鸡内金
7	麦冬　太子参　焦山楂	28	金银花　山茱萸　郁金
8	熟地黄　茜草　山药	29	金银花　山茱萸　地榆
9	熟地黄　杜仲　菟丝子	30	山茱萸　地榆　仙鹤草
10	熟地黄　菟丝子　牡丹皮	31	刘寄奴　丹参　金钱草
11	熟地黄　菟丝子　山药	32	刘寄奴　丹参　鸡内金
12	熟地黄　炙甘草　牡丹皮	33	烫水蛭　骨碎补　黄精
13	旱莲草　金樱子　枸杞子	34	丹参　郁金　金钱草
14	旱莲草　枸杞子　仙鹤草	35	丹参　郁金　鸡内金
15	黄芩　鬼箭羽　焦栀子	36	酸枣仁　太子参　贯众
16	当归　川芎　紫草	37	熟地黄　黄芪　杜仲　红花
17	鸡血藤　白茅根　金钱草	38	当归　金樱子　川芎　芡实
18	鸡血藤　丹参　金钱草	39	薏苡仁　猪苓　白茅根　金钱草
19	鸡血藤　丹参　鸡内金	40	薏苡仁　猪苓　郁金　金钱草
20	薏苡仁　猪苓　海金沙	41	薏苡仁　猪苓　郁金　鸡内金
21	薏苡仁　山茱萸　郁金	42	猪苓　刘寄奴　白茅根　金钱草

　　3. 基于无监督的熵层次聚类的新方分析　在以上核心组合的基础上，点击提取组合按钮，通过无监督的熵层次聚类算法，可以挖掘得到新方的核心组合有 6 对，见表 32。由以上组合中对应的两个组合进一步聚合成 6 个新处方，见表 33。

表32　用于新方聚类的核心组合

序号	新方药物组合1	新方药物组合2
1	麦冬　太子参　焦山楂	酸枣仁　太子参　贯众
2	熟地黄　茜草　山药	茜草　白花蛇舌草　枸杞子　地榆　仙鹤草
3	熟地黄　炙甘草　牡丹皮	白芍　女贞子　五味子　炙甘草　牡丹皮
4	当归　川芎　紫草	当归　金樱子　川芎　芡实
5	薏苡仁　山茱萸　郁金	薏苡仁　猪苓　郁金　鸡内金
6	车前子　茯苓皮　肉桂	车前子　茯苓皮　大腹皮

表33　基于熵层次聚类的新处方

序列号	新方组合
1	麦冬　太子参　焦山楂　酸枣仁　贯众
2	熟地黄　茜草　山药　白花蛇舌草　枸杞子　地榆　仙鹤草
3	熟地黄　炙甘草　牡丹皮　白芍　女贞子　五味子
4	当归　川芎　紫草　金樱子　芡实
5	薏苡仁　山茱萸　郁金　猪苓　鸡内金
6	车前子　茯苓皮　肉桂　大腹皮

四、讨论

（一）对系统性红斑狼疮中医病因病机的认识

中医古籍对系统性红斑狼疮没有明确的病名以及系统的论述。本病以皮肤损害为主者，表现为斑疹赤如丹涂，形如蝴蝶，当属中医的"红蝴蝶疮"、"蝴蝶斑"、"马樱丹"、"茱萸丹"等范畴。在《金匮要略》中即有"阳毒之为病，面赤斑斑如锦纹"、"阴毒之为病，面目青，身痛如被杖"等描述，与本病的面部表现相类似。1997年颁布的国家标准《中医临床诊疗术语》将系统性红斑狼疮统一命名为"蝶疮流注"。

《素问·生气通天论》曰："凡阴阳之要，阳密乃固，两者不和，若春无秋，若冬无夏，因而和之，是谓圣度"，"阴平阳秘，精神乃治"。《景岳全书·虚损》中云："病之虚损，病态不同，因有五劳七伤，证有营卫脏腑。然总之则人赖以生者，唯此精气，而病为虚损者，亦唯此精气。气虚者，即阳虚也；精虚者，即阴虚也。"且

《诸病源候论》云："肾藏精，精者，血之所成也。"《张氏医通·诸血门》曰："气不耗，归精于肾而为精，精不泄，归精于肝而化清血。"《侣山堂类辩》说："肾为水脏，主藏精而化血。"说明精血同源，可以相互转化。若因先天禀赋不足、后天失养、房劳过度等导致肾精不足，精血同源，继而出现气血失和。肾精充盈，则肝才有所养，血才有所充，气才有所化；若阴精不足，则化血乏源，精亏则出现血虚，继而各脏腑受损，人之精有化气、化神、濡养的功能，若患者素体禀赋不足，体质薄弱，加之久病精气耗伤出现气阴两虚或气虚证候，失去濡养功能，亦会出现气滞血凝、经络阻塞。若因日晒或药物所伤等，则内外合邪，交织为患，形成热毒。

《医林改错》说："血受寒则凝结成块，血受热则熬炼成块。"然而瘀血因邪热者居多，因邪热灼伤阴血、迫血妄行；血溢脉外亦可形成瘀血；湿热之邪，湿性黏腻，易阻气机，热易耗血伤津，气行则血行，气滞则血瘀；病久体虚，气虚无力助血运行；这些因素都会造成瘀血的形成，表现在脏腑、经络、皮肉，出现皮肤症状。

周翠英教授认为本病以本虚标实为特点，阴虚、气虚、阳虚为本，血热、毒热、瘀血为标；多以先天禀赋不足、精血亏损或七情内伤、劳累过度以致阴阳不调，继而出现气血失和、脏腑受损，皮、脉、肉、筋、骨失去濡养，气滞血凝、经络阻塞为主要原因，同时可由日光照射诱发或加重。在病程后期会出现阴阳气血失调，继而五脏俱虚，以肝肾为主，病位在五脏、经络、血脉，可遍及各个部位和脏器。治疗上，在清热解毒、活血化瘀的同时，还需补益肝肾，健脾益气养阴，以标本兼顾。

（二）数据挖掘结果分析

1. **系统损害分析**　系统性红斑狼疮可累及多器官和系统，其中肾脏是最常见的受累脏器。统计结果显示，周教授门诊135例狼疮患者中，有60%患者累及肾脏，5%伴有干燥综合征，3%有血液系统损害，3%有不同程度的骨坏死，有2例伴有肺动脉高压。由于门诊患者检查方面的局限性，所以各系统损害的统计不够全面。

2. **对症状、证型的分析**　统计结果显示，在收集到的135名患者，270诊次中，出现频率≥10%的症状有面部红斑、乏力、脱发、关节疼痛、皮疹、雷诺现象、心慌、浮肿、自汗、口干、咳嗽、腰酸。舌象以舌红、舌红降、舌淡胖、舌黯有瘀斑、苔少或剥脱、苔黄、苔薄白为主，脉象以脉细为主。审症求因，乏力、脱发、皮疹、心慌、浮肿、自汗、口干、大便稀、舌红、脉细均为本虚的表现，而出现频率相对比较低的症状有口苦、鼻塞、肌肉疼痛、咽痒、大便干，均为邪实的表现，由此可见，系统性红斑狼疮的病机是本虚标实，这与周教授的观点一致。再者，《灵枢·百病始生》云："风雨寒热不得虚，邪不能独伤人，卒然逢疾风暴雨而不病者，盖无虚。故邪不能独伤人。"正所谓"正气存内，邪不可干"，故本虚成为发病的关键因素，起着决定性作用。

本病病位在五脏、经络、血脉，统计结果显示以肝肾阴虚证为最常见的证型。《景岳全书·虚损》云："肾水亏，则肝失所滋而血燥生；肾水亏，则水不归源而脾痰起；肾水亏，则心肾不交而神色败；肾水亏，则盗伤肺气而喘嗽频……故曰：虚邪之至，害必归肾；五脏之伤，穷必归肾。"本病的头晕目眩、脱发、腰膝酸软皆为肾阴不足所致，肾阴亏虚则虚火上炎、阳盛血热，表现为发热、发斑之象。

肝肾的关系密切，《素问·阴阳应象大论》言："肾生骨髓，髓生肝。"肾是通过"髓""生养"肝，从而体现了"母子"的关系，同时也就在五行中体现了"水"与"木"的关系。肝藏血，肾藏精，精血皆由水谷之精化生和充养，且能相互资生，《张氏医通》云："精不泄，归精于肝而化清血。"肾精肝血，一荣俱荣，一损俱损，休戚相关。肝血不足与肾精亏损多相互影响，以致出现头昏、目眩、耳聋耳鸣、腰膝酸软等病变。不仅肝血与肾精之间存在着同源互化的关系，肝肾阴阳之间也存在着相互资养和相互制约的联系。肾阴为五脏阴之本，肾阴滋养肝阴，共同制约肝阳，则肝阳不偏亢；病理上肾阴不足可累及肝阴，肝肾阴虚，阴不制阳，水不涵木，又易致肝阳上亢，出现眩晕等症状。现代医学表明，"肝肾同源"与现代医学提出的下丘脑—垂体—靶腺（肾上腺、甲状腺、性腺、胸腺）及神经—内分泌—免疫网络联系起来，并进一步提出了丘脑—垂体—肝轴[3]。

标实证中以瘀热痹阻证、热毒炽盛证为最多。瘀血贯穿于系统性红斑狼疮病程的始终，《医林改错·积块论》言之："血受寒，则凝结成块；血受热，则煎熬成块。"《瘟疫论》曰："邪热久羁，无由以泄，血为热搏，留于经络，败为紫血。"真阴亏虚导致精血亏虚、血液不充、滞而不行为瘀。瘀血日久而蕴毒，邪毒能致瘀，邪毒附着瘀血则胶结成为瘀毒。《温热逢源》云："平时有瘀血在络，或因病而有蓄血，温热之邪与之纠结，热附血而愈觉缠绵，血得热而愈形胶固。"瘀热相搏，胶结难化，痹阻脏腑脉络，不仅可导致多脏器损害，而且常使病情缠绵难愈。瘀热互结，浸淫筋骨，可引起关节肿痛；伤及血络，发于肌肤则为斑疹；瘀热交结于胸胁，出现咳唾胸痛；

瘀热上犯清窍，可以扰乱神明，出现谵狂；瘀热深蕴营血，则影响多系统器官，瘀热壅遏及伤肾络，会出现血尿和蛋白尿；瘀热搏结不散，瘀血闭塞心窍，心营为热所劫，心气为瘀所阻，则出现昏迷重症。

热毒炽盛为致病之标，《金匮要略心典》云："毒，邪气蕴结不解之谓。"热毒有内外之分，在外受邪毒除直接感受外，尚有外受内化而生毒邪的，如《诸病源候论·毒疮候》曰："此由风气相传，变成热毒。"温病学中就有六淫过剩而转化成毒及外邪内侵日久成毒的思想。如湿为阴邪，久羁不去，则可郁而生热；或风寒侵袭，与气血相合，阻滞脉络，继而入里化热；或烈日曝晒，由皮肤侵入，导致血热内盛，表现为面赤红斑。"内生毒邪"指由内透发之热毒，主要是因脏腑功能紊乱、阴阳气血失调，造成偏盛或郁结不解而生毒。平素嗜食辛辣腥臭刺激之品，或长期情志内伤，亦可蕴热而生毒。

综合以上分析得出，周翠英教授认为系统性红斑狼疮的病机为本虚标实，本虚以肝肾阴虚为主，标实以瘀热痹阻、热毒炽盛为主。

3. 用药特点分析　周翠英教授的方剂使用药物数常在 15 ~ 18 味之间。周翠英教授认为治疗需要抓主要矛盾，虽然系统性红斑狼疮的病机复杂且多变，15 ~ 18 味药基本能覆盖病情。本次研究共收集 135 例，270 诊次，213 味中药，出现频次在100 次以上的药物有甘草、金银花、山茱萸、赤芍、枸杞子、川芎、牡丹皮、山药、白花蛇舌草、白芍、地榆、炙甘草、当归、黄芪、金樱子。从功效上看补虚的药物使用频率较高。

（1）药物的四气分析：药物的四气一般包括寒、热、温、凉（平），四气是反映药物在人体阴阳盛衰、寒热变化，它与所治疗疾病的性质是相对而言的。药物四气频次表显示：温性药物使用频次最高（1501 次），寒性药物（1085 次）、平性药物（1024 次）次之，凉性药物（129 次）、热性药物（12 次）最少，体现了周翠英教授多用补益药物，同时辅以寒凉之品治标、平衡药性，热性药物很少使用。

（2）药物的五味分析：五味的本义是药物和食物的真实滋味，辛甘酸苦咸是五种最基本的滋味。此外，还有淡味和涩味。药物五味频次表显示：使用频率最高的是味甘（2429 次），甘能补、能和、能缓，具有补益和中、缓急止痛的功效。味苦（1450次）次之，苦能泻、能燥，然苦寒之品能清热泻火，燥湿清热；味辛（721 次）、味酸（618 次）、味涩（397 次）的较少，辛能散、能行，有发散、行气、行血的功效，治疗气血阻滞，辛甘则化阳，使补益之效增加；涩与酸功能相似，能收敛固涩，且酸甘化阴，能滋养脏腑；咸能软、能下，入肾，以补根本。

（3）药物归经分析：归经指的是药物主要对某经或某几经发生明显的作用，而对他经作用较少或没有作用。归经是以脏腑经络理论为基础，以所治病证为依据而确定的。药物归经频次表显示：入肝经（2053 次）、肾经（1558 次）的药物最多，入心经（1288 次）次之，多种补虚药同入肝肾二经。

4. **组方规律分析**　设置支持度个数为 54（支持度为 20%），置信度为 0.95，得到 24 味中药：金银花、牡丹皮、赤芍、甘草、当归、川芎、白芍、炙甘草、地榆、白花蛇舌草、黄芪、枸杞子、女贞子、五味子、芡实、山茱萸、菟丝子、山药、金樱子、熟地黄、仙鹤草、旱莲草、茜草、茯苓。若设置支持度个数为 81（支持度为 30%），置信度为 0.95，进一步缩小范围为 18 味中药：金银花、山茱萸、赤芍、白芍、地榆、甘草、牡丹皮、枸杞子、白花蛇舌草、仙鹤草、菟丝子、当归、山药、川芎、芡实、熟地黄、金樱子、炙甘草。

（1）常用药物分析：

①金银花：甘寒，微苦，归肺、心、胃经，既能清热解毒、疏散风热，还善清解血毒，自古被誉为清热解毒之良药，具有甘寒解毒而不惧苦寒伤胃，芳香透达又可达表祛邪的奇效。《生草药性备要》中记载其能消痈疽疔毒，止痢疾，洗痔疮，去皮肤血热。金银花现代药理有抗炎作用[4]、抗病原微生物作用[5]。临床上周教授常用金银花的剂量是 24g，起到清热解毒、凉血消疮的作用。

②白花蛇舌草：微苦，性寒，归胃、大肠、小肠经，具有清热解毒、利湿通淋的功效。《泉州本草》记载："清热散瘀，消痈解毒，清肺火，泻肺热。"在现代药理研究中，白花蛇舌草具有增强机体特异性免疫功能和非特异性免疫功能[6]，周教授常将白花蛇舌草与金银花配伍，增强清热解毒的作用。

③黄芪：甘，微温，归脾、肺经，具有补气健脾、升阳举陷、益卫固表、利尿消肿、托毒生肌的功效。首载于《神农本草经》："味甘，微温，主痈疽，久败疮，排脓止痛，大风癞疾，五痔鼠瘘，补虚，小儿百病。"现代药理表明黄芪具有调血压、保肝、利尿、抗菌、增强机体免疫功能的作用，其主要成分黄芪多糖能通过 NO 介导信息传导通路提高体液免疫能力，对多种细胞因子有调节作用[7]。

④茜草：性寒，味苦，具有凉血化瘀止血、通经的功能。《本草纲目》："茜根，

气温行滞，味酸入肝而咸走血，手足厥阴血分之药也，专于行血活血。"茜草中含有蒽醌类成分具有止血、抗菌的作用[8]。

⑤仙鹤草：味苦、涩，性平，归心、肝经，具有收敛止血、止痢，截疟，补虚的功能，可以广泛用于全身各部出血之证。《滇南本草》："治妇人月经或前或后，赤白带下，面寒腹痛，日久赤白血痢。"

⑥地榆：性寒，味苦、酸、涩，归肝、大肠经，具有凉血止血、解毒敛疮的作用。《滇南本草》："苦涩，温。治酒寒，面寒疼，肚腹疼。"《本草纲目》："地榆，除下焦热，治大小便血证。"袁振海[9]等提出地榆有止血功能，可以缩短出血时间。周翠英教授常将茜草、地榆、仙鹤草配合使用，起到凉血止血的作用。

⑦赤芍：味苦，性微寒，归肝、脾经，具有清热凉血，散瘀止痛的作用。《滇南本草》："泻脾火，降气，行血，破瘀，散血块，止腹痛，退血热，攻痈疮，治疥癞。"现代药理研究显示，赤芍具有抗血栓形成、抗血小板聚集作用[10-11]。

⑧甘草：味甘，性平，归心、肺、脾、胃经，具有补脾益气、祛痰止咳、缓急止痛、清热解毒、调和诸药的作用。炙甘草较生甘草，增强了益气补中、润肺止咳、缓急止痛的作用。《珍珠囊药性赋》卷二："甘草，味甘平，无毒。生之则寒，炙之则温，生则分身梢而泻火，炙则健脾胃而和中。"《本草害利》曰："甘草：（害）甘，令人中满……（利）甘平，入心肺脾胃。生用气平，补脾胃不足，而泻心火；炙用气温，补三焦元气。"而周翠英教授善甘草与炙甘草配伍同用，各取所长。在现代药理研究中，甘草有抗炎、降压、增强机体免疫力、提高生理功能、改善高脂血症的作用[12]。杨中林等[13]研究发现，在解热抗炎方面，生甘草优于炙甘草；而在提高小鼠巨噬细胞功能方面，炙甘草则强于生甘草。

（2）组方中隐含的成方分析：

①六味地黄汤：统计结果显示的常用药物中有熟地黄、山茱萸、山药、牡丹皮、茯苓，是六味地黄汤的组合，在《医方论》中言"此方非但治肝肾不足，实三阴并治之剂。有熟地之滋补肾水，即有泽泻之宣泄肾浊以济之；有萸肉之温涩肝经，即有丹皮之清泻肝火以佐之；有山药之收摄脾经，即有茯苓之淡渗脾湿以和之。药止六味，而大开大合，三阴并治，洵补方之正鹄也。"方中熟地黄，甘、微温，归肝、肾经。滋肾水，补真阴，填骨髓，生精血，耳目聪明。《药品化义》："熟地，藉酒蒸熟，味苦化甘，性凉变温，专入肝脏补血。因肝苦急，用甘缓之，兼主温胆，能益心血，

更补肾水……安五脏，和血脉，润肌肤，养心神，宁魂魄，滋补真阴，封填骨髓，为圣药也，取其气味浓厚，为浊中浊品，以补肝肾。"山茱萸，味酸、涩，性微温。归肝、肾经。具有补肝肾，涩精气的作用，为平补阴阳之要药。《药品化义》："山茱萸，滋阴益血，主治目昏耳鸣，口苦舌干，面青色脱，汗出振寒，为补肝助胆良品。"山药性平，味甘化阴，归脾、肺、肾经，具有健脾补肺、益胃补肾、固肾益精、聪耳明目。《药品化义》中论山药在六味地黄丸中的作用十分准确："山药，温补而不骤，微香而不燥，循循有调肺之功，治肺虚久嗽，何其稳当。因其味甘气香，用之助脾，治脾虚腹泻，怠惰嗜卧，四肢困倦。又取其甘则补阳，以能补中益气，温养肌肉，为肺脾二脏要药。土旺生金，金盛生水，功用相仍，故六味丸中用之治肾虚腰痛，滑精梦遗，虚怯阳痿。但性缓力微，剂宜倍用。"现代有研究指出，六味地黄丸对提高血清中糖皮质激素受体的作用，从而对减少药物的副作用有很大的意义[14]。也有研究认为，六味地黄汤方的水提取物可以降低血糖、血清胆固醇及甘油三酯，对糖皮质激素引起的向心性肥胖，六味地黄汤可以起到一定的抑制作用[15]。

②二至丸：周翠英教授常用的女贞子与旱莲草，是二至丸的组合。女贞子，味甘、苦，性凉，归肝、肾经，具有滋补肝肾、乌须明目的功效。《本草经疏》："女贞子，气味俱阴，正入肾除热补精之要品，肾得补则五脏自安，精神自足，百病去而身肥健矣……此药有变白明目之功。"旱莲草，味甘、酸，性寒，归肝、肾经，有滋补肝肾、凉血止血的功效。《本草正义》："入肾补阴而生长毛发，又能入血，为凉血止血之品，又消热病痈肿。"两者相互促进，补而不滞，滋而不腻，补肝肾，强筋骨，为平补肝肾之剂。现代药理研究显示，二至丸可以影响左旋单钠谷氨酸对下丘脑神经细胞的损伤[16]，从而改善骨质疏松，可以减少激素的副作用。有研究表明二至丸可以对抗免疫抑制剂环磷酰胺、强的松所致的胸腺、脾脏缩小[17]。

③五子衍宗汤：周翠英教授常用药物中的五味子、枸杞子、菟丝子，是五子衍宗汤中的药物组合。菟丝子，味辛、甘，性平，归肾、肝、脾经，具有补肾益精、养肝明目、止泻、安胎的作用。《本草正义》云："菟丝子为养阴通络之上品，其味微苦，则阴中有阳，守而能走，与其他滋阴诸药之偏于腻滞者绝异。"枸杞子，甘、平，归肝、肾经，有滋补肝肾、益精明目的功效。《药性论》云："补肾精，诸不足，易颜色，变白，明目……令人长寿。"五味子，酸甘化阴，性温，归肺、心、肾经，有收敛固涩、益气生津、补肾宁心的功效。《本经》："主益气，咳逆上气，劳伤羸瘦，补

不足，强阴，益男子精。"五子衍宗汤补中有泻，补而不滞，起到了填精补髓，疏利肾气的作用。现代药理研究提示，五子衍宗汤能抑制环磷酰胺引起的 DNA 损伤[18]，还具有改善精子质量的作用[19]。

④四物汤：常用药物中的熟地黄、川芎、当归、白芍是四物汤的组合。当归，甘、辛，性温，归肝、心、脾经，补血调经，活血止痛，润肠通便，为血中之气药。川芎，辛，温，归肝、胆、心包经，有活血行气、祛风止痛的作用。白芍，苦、酸，性寒，归肝、脾经，具有养血敛阴、柔肝止痛、平抑肝阳的作用，与熟地黄、当归相配伍，则增加滋阴养血之功，并可缓急止痛。四药相配伍，补血而不滞血，行血而不伤血，滋而不腻。现代研究显示，四物汤可以改善环磷酰胺所致的血虚证[20]，促进机体能量代谢，增强抗氧化能力及免疫力。

5. 新候选处方分析　周翠英教授提出病证结合、辨证论治。通过无监督的熵层次聚类算法，得到了药物组成不同于所收集处方的 6 个新候选处方，虽未得到临床考证，但可以为治疗狼疮疾病提供更多的思路。

（1）新候选处方 1：麦冬、太子参、焦山楂、酸枣仁、贯众。麦冬、太子参、酸枣仁养阴益气，配贯众以防温燥太过，标本兼顾，可以用于治疗系统性红斑狼疮伴有干燥综合征阴虚内热证。

（2）新候选处方 2：熟地黄、茜草、山药、白花蛇舌草、枸杞子、地榆、仙鹤草。熟地黄、山药、枸杞子三味药补益肝肾、填精益髓，配伍茜草、地榆、仙鹤草凉血止血，可以用于系统性红斑狼疮阴虚内热，斑疹鲜红的患者。

（3）新候选处方 3：熟地黄、炙甘草、牡丹皮、白芍、女贞子、五味子。熟地黄、牡丹皮、女贞子、五味子 4 味药配伍益肾固精，可以用于狼疮性肾炎出现的蛋白尿，白芍、炙甘草可以缓急止痛。

（4）新候选处方 4：当归、川芎、紫草、金樱子、芡实。5 味药联合使用活血化瘀、凉血止血、益肾固精，可用于狼疮性肾炎出现血尿、蛋白尿的患者。

（5）新候选处方 5：薏苡仁、山茱萸、郁金、猪苓、鸡内金。可以用于肝郁脾虚的狼疮患者。

（6）新候选处方 6：车前子、茯苓皮、肉桂、大腹皮。4 味药同用利水消肿、温补脾阳，可以用于脾肾阳虚证，出现四肢浮肿、畏寒肢冷的狼疮患者。

综上，通过数据挖掘名老中医周翠英教授治疗系统性红斑狼疮的经验发现，周教授认为本病病机为本虚标实，本虚以肝肾阴虚为主，标实以瘀热痹阻为主，治法以补益肝肾，清热祛瘀为主，多用补虚药、清热药、凉血活血药、收涩药，多为性温味甘之品，辅以寒凉之品以中和药性，用药在辨证论治的基础上结合现代中药药理，体现了周教授的"辨病与辨证相结合"的思想。

舒晓芳　孙素平　樊冰

参考文献

[1]　Hochberg MC.Updating the American college of rheumatology revised criteria for the classification of systemic lupus reythemrmatosusL[J]. Arthritis Rheum，1997，40（9）：1725.

[2]　郑筱英.中药新药临床研究指导原则[M].北京：中国医药科技出版社，2002：111-115.

[3]　罗俊华，巴元明."肝肾同源"理论的研究进展[J].云南中医学院学报，2013，36（1）：91-97.

[4]　梅林，袁英，李随丽，等.中药血清药理学研究金银花的抑菌活性[J].广州化学，2007，32（2）：31-34.

[5]　王林青，崔保安，张红英，等.中药金银花提取物抗炎作用研究[J].中国畜牧兽医，2008，35（8）：82-84.

[6]　王宇翎，张艳，方明，等.白花蛇舌草总黄酮的免疫调节作用[J].中国药理学通报，2005，21（4）：444-447.

[7]　吴梅，谭睿.黄芪多糖研究进展[J].川北医学院学报，2013，28（1）：17-22.

[8]　王艳双，罗速.茜草蒽醌对SMMC-7721肝癌细胞的抑制作用及分子机制[J].山东医药，2009，49（48）：36-38.

[9]　袁振海，孙立立.地榆现代研究进展[J].中国中医药信息杂志，2007，14（3）：90-92.

[10]　徐红梅，刘青云，戴敏，等.赤芍总甙抗血栓作用研究[J].安徽中医学院学报，2000，19（1）：46-47.

[11]　刘超，王静，杨军.赤芍总甙活血化瘀作用的研究[J].中药材，2000，23

（9）：557–560.

[12] 王存琴，龙泉江．甘草炮制的文献研究[J].甘肃中医，2007，20（3）：42–44.

[13] 杨中林，付启凤，李晓毛．炮制甘草对免疫功能的影响[J].中药材，1991，（2）：29–30.

[14] 练颖，郑萍，官晓红，等．六味地黄丸对激素和免疫抑制剂治疗系统性红斑狼疮干预作用的研究[J].四川中医，2006，24（6）：20–21.

[15] 陈敏，宋琪雯，张力．六味地黄丸药理研究进展[J].中国新医药，2004，3（1）：48–50.

[16] 邢薇薇，张宏，吴锦忠，等．二至丸对肾阴虚骨质疏松大鼠的影响[J].福建中医药，2008，39（6）：45–47.

[17] 丁安伟，王苏玲，孔令东，等．二至丸及其处方炮制品的药理作用研究[J].中国中药杂志，1992，17（9）：531.

[18] 刘苗苗，袁丁，黄威峰，等．五子衍宗方对环磷酰胺致小鼠DNA损伤的影响[J].中国中医药信息杂志，2014，21（6）：38–40.

[19] 王秋萍，王桐生，龙子江，等．五子衍宗丸对少弱精症模型大鼠精子质量及睾丸组织的影响[J].中成药，2011，33（10）：1796–1797.

[20] 王穆，让蔚清，张琪，等．四物汤对环磷酰胺所致血虚证治疗后的代谢组学研究[J].中国中药杂志，2010，35（5）：630–634.

从毒论治系统性红斑狼疮

系统性红斑狼疮（systemic lupus erythematosus，SLE）是自身免疫性疾病之一，其发病机制十分复杂，涉及遗传、感染、免疫功能异常等诸多因素。中医古籍无系统性红斑狼疮的病名，纵观历代文献，SLE 从其全身证候上言，多归于"温毒发斑"、"阴阳毒"范畴；以皮损、红斑为主要表现的，多以"赤丹"、"茱萸丹"、"日晒疮"名之；以关节肌肉、肢体疼痛为主者，则属痹症，如热痹、周痹、三焦痹等；此外，因病程进展程度、累及脏腑的不同，而有肾痹、水肿、肝痹、心痹、肺痹、饮证、血证、虚劳等多种病名。1997 年颁布的国家标准《中医临床诊疗术语》将 SLE 统一命名为"蝶疮流注"。

本文从临床角度出发，探析毒邪在 SLE 病理变化过程中的重要地位，结合周翠英教授多年治疗经验，强调 SLE 病理关键为"热毒"为患，清热解毒法贯穿治疗的始终。

一、毒邪学说在 SLE 中的重要地位

从临床表现来看，SLE 整个病程中均反映出毒邪的大多数特性，如"顽固性"、"难治性"、"广泛性"、"内损性"、"兼夹性"等特点。毒邪在 SLE 的发病过程中起着重要的作用。

《金匮要略·百合狐惑阴阳毒病脉证治》中关于"阴阳毒"病证的记载："阳毒之为病，面赤斑斑如锦纹，咽喉痛，唾脓血，五日可治，七日不可治，升麻鳖甲汤主之"，"阴毒之为病，面目青，身痛如被杖，咽喉痛，五日可治，七日不可治，升麻鳖甲汤去雄黄、蜀椒主之。"所描述的症状类似于 SLE 的面部红斑、口腔溃疡、关节肌肉疼痛等症。关于阴阳毒的论述，《诸病源候论·时气阴阳毒候》也指出"此谓阴阳二气偏虚，则受于毒"，强调虚受毒而引起了阴阳毒的发生。尤在泾在《金匮要略心典》中谈及："毒者，邪气蕴蓄不解之谓，阳毒非必极热，阴毒非必极寒，邪在阳者，为阳毒，邪在阴者，为阴毒。"论述了阴阳毒之于 SLE 非以证候之寒热分阴阳，而是从毒邪的病位、患者的体质分言之。

二、SLE 病因病机

（一）中医病机探讨

SLE 病机错综复杂，多属本虚标实，大致可归于"虚"、"毒"两端。虚者，乃各种先后天因素所致的以肝肾亏虚、阴血耗损为本，久病多虚。实者，乃毒邪痹阻经络脏腑，络热血瘀脏损为标，而见皮肤红斑、关节肿痛、心悸胸闷及心、肝、肾、肺等脏腑受累的相关表现。

1. **肝肾阴虚为致病之本**　SLE 患者素体以虚热为主，易受阳热毒邪而发病，感受寒邪，也易从阳化热，致虚毒内生。正气内虚为 SLE 感邪之关键所在。SLE 受累脏器诸多，涉及病位广泛，日久无不责于肾虚，肾阴虚作为其病本，受邪可累五脏，日久又穷必归肾，由此恶性循环，因果互害，使病愈深难解。SLE 于中青年女性多发，盖"女子以肝为先天"，以血为本，阴常不足而阳常有余，阴虚之体感受毒邪则易从阳化热，灼伤阴分，渐致肝肾阴虚，阴血耗损。

2. **毒邪痹阻是病机的关键因素**　毒邪为患乃本病之病理关键。SLE 感毒邪多从热化，并多与瘀毒相兼夹，从而"热由毒生，变由毒起"，如《瘟疫论·蓄血》曰："邪热久羁，无由以泄，血为热搏，留于经络，败为紫血……热更不泄，搏血为瘀。"热、毒、瘀等邪气相互胶着为患，热毒之邪入于血分，煎熬津液，津亏血涩成瘀，或热灼脉络，迫血妄行，血不循经而成瘀，瘀毒之邪妨碍血液的正常运行，致贻害无穷，变证迭生。因毒邪瘀阻而正气虚怠贯穿本病之终始，故治则亦多以补虚泻实为大法。

（二）从炎性细胞因子角度探析毒邪内涵

西医学认为，SLE 发病的重要机制是自身免疫紊乱。近年研究表明，细胞因子失调在 SLE 发病过程中起着重要作用。细胞因子是一种低分子量的糖蛋白或多肽，主要由淋巴细胞、单核细胞和巨噬细胞释放，参与人体的炎症和免疫反应。SLE 患者体内多种细胞因子的水平异常，如肿瘤坏死因子（TNF）、干扰素（IFN）及白介素（IL-2，4，6，10，12，13 和 15 等）在 SLE 患者中水平明显高于正常对照组，并与 SLE 疾病的活动性及组织损伤相关。

在 SLE 活动期，机体发生严重的自身免疫功能紊乱，产生大量的不同类型的自身抗体，激活机体的细胞免疫和体液免疫，造成大量组织损伤，导致细胞因子水平改变；经治疗一定时间后使疾病处于缓解期时，体内自身抗体含量也随之减少，细胞因子水平趋于正常，免疫系统趋于稳定。这一发病机制与毒邪学说相符合，各种自身抗体、炎性细胞因子等均可视为机体的内生之毒，毒邪壅盛则病进，表现为疾病处于活动期；经糖皮质激素、免疫抑制剂或结合中药解毒治疗后，邪毒衰而病退，遂病情处于缓解期。由于不同的细胞因子对不同组织与细胞具有不同的作用，每种细胞因子除了具有独立的作用外，之间还存在着复杂的相互作用、相互影响，共同参与调节机体的免疫反应。这一特点与毒邪致病的兼夹性类似，并可以解释其导致 SLE 为病所累脏腑经络的广泛性。

三、从毒论治

（一）辨主要病机遣方用药

针对 SLE 的基本病机，周翠英教授治疗本病首重驱邪，采用清热解毒法，并将这一诊治思路贯彻病程始终。急性期重用清热解毒药，慢性活动期减量，缓解期虽无明显的热毒表现，亦配合少量清热解毒药物以清解余毒。对于疾病活动期，热毒入血、耗气伤阴、累及脏腑者，主要方药：金银花 24g、白花蛇舌草 24g、茜草 20g、地榆 15g、赤芍 20g、徐长卿 15g、枸杞 15g、山萸肉 12g、旱莲草 15g、女贞子 15g、甘草 9g。以清热解毒，凉血化瘀，滋补肝肾为主，并结合疾病的不同阶段及毒邪之偏重、受累经络，随证加减、辨证论治。

（二）辨病因用药

根据毒邪的来源不同，辨证用药。概而言之，外感毒邪多宜清透，内生之毒则应消解。毒由外感者，多有病程短、病情轻、病机较为单纯等特点，用药应以清解宣透为主，切勿过于寒凉，耗损真阳。对邪毒由内而生者，多有病程较长、病情较重、缠绵反复、病机复杂等特点。用药方面应注意辨清其病位、病性、病势。辨病位，指须辨毒邪所损之脏腑、经络，以根据解毒药物的性味、归经选择用药；辨病性，指须辨内生邪毒于不同机体所从化的寒热属性，及所兼夹之邪；辨病势，指辨清病程中不同阶段的邪正消长情况。如在急性活动期，病情危重，邪毒壅盛，以邪实为主者，当以猛药峻攻，以求速效，减轻脏腑组织的损伤；在缓解期，邪毒不甚而正虚明显，此时机体多不耐攻伐，当以轻量解毒之药缓图，并配以补虚之品，以扶助正气。

（三）辨病位用药

在 SLE 中，毒邪以气血为载体，外致肌肤关节，内达脏腑经络，无所不及，故受邪部位繁多，所致证候迥异。因此，遣方用药当须结合毒邪所犯病位，辨证用药。毒邪攻心者，可选栀子、黄连、莲子心等清心安神解毒；热毒在肺者，则选鱼腥草、黄芩、桑白皮、黄芩等清肺解毒；邪毒犯咽，则用蚤休、板蓝根、马勃、贯众等利咽解毒；毒邪入胃者，则以黄连、升麻、连翘、生石膏等清胃泻火解毒；热毒伤肝、引动肝风者，则用羚羊角、钩藤、龙胆草、栀子等药凉肝解毒；毒邪留肾者，则以熟地、山萸肉、山药、益智仁、黄柏、白花蛇舌草等相伍以补虚解毒；热毒尚在气分者，以生石膏、知母等药清解气分热毒；热毒入于营血，则用水牛角、生地、丹皮、紫草、大青叶、茜草等凉血解毒。

（四）辨病性用药

毒邪为病多易兼夹，且常随不同机体的阴阳平衡状态而发生从化。故在治疗过程中，应注意邪毒的性质是否发生改变，辨清病邪性质尤为重要。对于毒邪兼夹风毒，以皮肤斑疹瘙痒此消彼长见证者，可配以防风、白鲜皮、蝉蜕、僵蚕、浮萍、徐长卿等祛风解毒；以关节疼痛游走不定，顽固难愈者，常用全蝎、蜈蚣、乌梢蛇等搜风解毒；兼夹瘀毒者，常用鬼箭羽、穿山甲、水蛭、土鳖虫、地龙等祛瘀解毒通络；兼夹湿毒者，配伍茯苓、泽泻、车前子等除湿解毒；兼痰毒阻络者，常用半夏、南星、白附子、露蜂房等化痰解毒。

（五）证治规律

从毒论治，SLE 分 6 个证型。

1. 热毒炽盛证　常见于 SLE 的急性活动期。高热持续不退，两颧红斑或手部红斑，斑色鲜红，关节肌肉疼痛，烦躁口渴，喜冷饮，甚则神昏谵语、动风抽搐，可有吐血、衄血、尿血，小便短赤，大便秘结，舌红绛苔黄，脉弦数或滑数。

治法：清热解毒，凉血护阴。

方药：清营汤合生地黄汤加减：水牛角、赤芍、丹皮、玄参、麦冬、生地、金银花、连翘、白花蛇舌草。

高热不退者，予羚羊角粉冲服；抽搐、谵语者，加石菖蒲、竹沥等化痰开窍；有出血倾向、皮肤紫癜者，加白茅根、藕节炭、生地炭等凉血止血。

2. 毒邪攻心证　多见于 SLE 心脏受累者。心悸，气短，自汗，胸闷胸痛，心烦神疲，四肢逆冷。舌淡苔薄白，脉细弱或结代。

治法：益气养阴，化瘀解毒。

方药：天王补心丹和丹参饮加减：太子参、黄芪、丹参、玄参、麦冬、生地、当归、五味子、远志、茯苓。

虚烦不得眠者，加酸枣仁、柏子仁、石菖蒲；胸痛者，加瓜蒌、薤白；胸闷憋喘者，加葶苈子、桑白皮、厚朴、枳壳等。

3. 毒热伤肝证　多见于 SLE 累及肝脏者。症见红斑色暗，胁肋胀痛或刺痛，胸膈痞满，腹胀，纳差，泛恶嗳气，或有黄疸，胁下痞块，头晕失眠，月经不调。舌暗有瘀斑，脉弦细。

治法：清肝解毒，活血通络。

方药：疏肝活血汤合一贯煎加减：柴胡、郁金、当归、白芍、香附、莪术、虎杖、半枝莲、鬼箭羽、漏芦。

黄疸者，加茵陈、大黄、栀子；斑疹色红者，加玫瑰花、凌霄花；皮肤紫斑者，加仙鹤草、藕节炭等。

4. 毒损脑络证　多见于狼疮脑病。起病急骤，或昏愦不语，或狂躁谵语，或四肢抽搐、双目上视，痰壅息粗，身灼热，肢厥，舌謇，舌绛红少苔，脉细数。

治法：清心开窍，解毒通络。

方药：清宫汤合安宫牛黄丸加减：连翘、竹叶、玄参、水牛角、石菖蒲、郁金、钩藤、赤芍、丹皮。

5. 湿毒伤肾证　多见于狼疮肾病患者。颜面四肢浮肿，腰膝酸软，形寒肢冷，面色萎黄，肌肉酸痛重着。腹胀纳少，尿少，尿闭或尿浊，心悸气短。舌胖嫩质淡苔薄白，脉沉细弱。

治法：温肾健脾，化湿解毒。

方药：五苓散合济生肾气丸加减：附子、桂枝、茯苓、白术、泽泻、生地、山萸肉、丹皮、车前子、川牛膝。

腰痛明显者，加桑寄生、续断、杜仲；热象明显者，去桂枝、附子，加知母、黄柏；浮肿明显者，重用泽泻、茯苓、车前子等利湿排毒。

6. **气阴两虚，余毒未清证**　长期低热，红斑隐退，乏力，精神萎靡，关节肌肉酸痛，面色爪甲不华，心悸气短，月经量少。舌淡红苔白，脉细弱。

治法：益气养阴，清透余毒。

方药：生脉散加减：太子参、麦冬、五味子、黄芪、白术、生地、当归、白芍、青蒿、白薇。

四、中医治疗 SLE 的优势

（一）既病防变，防微杜渐

SLE 患者在疾病初期，症状多不典型，或仅表现为关节肿痛，或皮肤散在斑疹，或伴脱发，或仅有手部雷诺氏征等局部性损害，而无全身及脏腑损伤表现，血清学指标尚无明显异常，缺乏西医学必要的诊断依据，此时可首选中药治疗，以改善临床症状，并延缓病情进展；如继发干燥综合征者，可以滋补肝肾，解毒通络之法；乏力、倦怠明显者，以益气养阴，补虚解毒治之；有雷诺现象者，给予温阳通脉，化瘀解毒药物治疗，多数患者能有不同程度的缓解。

（二）对抗药毒，协同治疗

西医学在治疗手段上，多长期应用激素，虽能控制病情，但常有致感染、骨质疏松、代谢紊乱、内分泌失调之弊，撤减激素时又可出现皮质功能低下的症候群；免疫抑制剂常有恶心、呕吐、脱发、骨髓抑制等不良反应；抗生素又有诱发狼疮活动之虞，种种治疗上的矛盾，极大降低了患者对系统用药的依从性，使病情更易于反复，缠绵难愈。

从中医学角度来看，激素乃外源性"纯阳"之品，长时间作用于人体后，可使肾中阴阳失衡，初期表现为潮热、盗汗、心烦、失眠等肾阴虚证，于撤减激素时，肾阴阳平衡再次失调，由肾阴亏损，阴损及阳最终导致阴阳俱虚。通过中医辨证，在病程的各个阶段，针对不同病机，遣方用药，燮理阴阳，可使肾阴肾阳重建平衡，改善相应的不适症状，起到对抗药毒的作用。

（三）稳定病情，减少复发

由于可针对不同的患者，在疾病的各个时期，灵活地辨证用药，中医治疗在一定程度上具有很大的个体差异性，能照顾到病程发展中的每个具体的环节。由于 SLE 疾病本身存在着十分复杂的发病机制，临床亦常见急性活动期与缓解期相交替、证机不断变化等情况，在整个病程中长期服用中药具有积极的意义。

刘英

辨治系统性红斑狼疮经验

周翠英教授以"毒"来解释系统性红斑狼疮的病机关键，认为"毒"、"热"、"虚"共同作用，构成了本病的病理因素，治疗以清热解毒、活血化瘀为主，辅以固本培元，标本兼治，屡获佳效。

一、常用的两个自拟方

治疗上，周教授将两个常用的自拟方作为基础方：狼疮 1 号方，适用于热毒蕴肾证；狼疮 2 号方，适用于热毒蕴肤证。

（一）狼疮 1 号方（热毒蕴肾证）

主证：皮肤红斑，或伴发热、关节肌肉疼痛，腰膝酸软，神疲倦怠，五心烦热，耳鸣目眩，月经不调，脱发。舌淡苔白，或舌红苔少，脉细。是活动期出现肾损害的主要证型。

治法：清热解毒，补肾固精。

方药：金银花 24g，白花蛇舌草 24g，茜草 20g，生地榆 15g，仙鹤草 30g，赤、白芍各 20g，芡实 30g，枸杞子 15g，山萸肉 12g，金樱子 15g，五味子 10g，旱莲草 15g，女贞子 15g。

方解：金银花、白花蛇舌草、茜草、生地榆、仙鹤草清热解毒凉血；枸杞子、山萸肉、旱莲草、女贞子滋补肝肾之阴血；芡实、金樱子、五味子补肾固精，固涩蛋白。

临床加减：高热不退者可加羚羊角粉适量冲服，低热者可加青蒿、地骨皮，脱发明显者可加何首乌、黑芝麻等，大量尿蛋白者可加炒水蛭、红花，尿素氮升高者加大黄、土茯苓。

（二）狼疮 2 号方（热毒蕴肤证）

主证：红斑较为显著，多发于颜面部，亦可见于躯干或四肢，皮疹多红色，常伴发热、烦躁、口干、喜冷饮，或皮肤瘀斑、瘀点，或全身关节肌肉疼痛，大便干结，小便短赤，舌红绛，苔黄，脉弦细数。为 SLE 活动期皮肤损害为主的主要证型。

治法：清热解毒，凉血消斑。

方药：金银花 24g，白花蛇舌草 24g，茜草 20g，生地榆 15g，仙鹤草 30g，丹皮 15g，紫草 15g，当归 15g，川芎 15g，山萸肉 12g，枸杞子 15g，甘草 6g。

方解：金银花、白花蛇舌草、茜草、生地榆、仙鹤草清热解毒、凉血消斑，丹皮凉血活血，当归、川芎养血活血，山萸肉、枸杞滋肾补肝以护阴，甘草调和诸药。

临床加减：高热不退者用羚羊角粉适量冲服，阴虚内热加青蒿或鳖甲以滋阴退热，关节疼痛加忍冬藤、虎杖、红藤、威灵仙等清热通络止痛，邪毒伤肝见胁痛或肝功异常者加白芍、郁金、柴胡滋阴柔肝，水肿明显者加茯苓、猪苓、薏苡仁利尿通淋，热毒在肺胸闷咳嗽者可选加鱼腥草、瓜蒌、枳壳、桑白皮等清热宣肺化痰，毒邪攻心可选加栀子、莲子心以清心安神解毒。

二、对临床主要症状的辨治经验

（一）发热

发热是 SLE 常见的临床表现之一，高热或低热，往往是病情反复或继发感染的表现，短者数日，长者可达 3 ~ 6 个月，甚至更长。发热的出现，常是提示患者病情处于活动期或激素撤减的反跳。

1. 外感发热 一般发热病程较短，由外感诱发所导致，外邪引动体内伏毒瘀热，内外合邪而爆发病情。由于患者禀赋阴亏，瘀热内蕴，故外邪侵犯病体之后，常现从阳化热之象，即使初起兼有表寒之象，也很快化热入里，与体内瘀热毒邪汇流一处，二者相互作用，荼毒病体，其起病由表入里，或表邪引动里热，内外同炽，可运用温病学之卫气营血、三焦辨证理论辨治之。症见发热，通常为高热或不规则低热，微有恶寒、恶风，咽喉疼痛，口干口渴，或伴口苦，关节肌肉疼痛，肌肤红斑，舌红，苔薄黄或白，脉浮数或滑数。治当清热疏风，凉血解毒。方用银翘散加减。常用药物：金银花、连翘、荆芥、豆豉、牛蒡子、薄荷、芦根、山豆根、马勃、桔梗、玄参、生石膏、浙贝母、蚤休等。

2. 内伤发热 本病多发于女性，由于女子体阴而用阳，阴常不足，阳常有余，先天真水不足，阴虚则火旺，则肾火易动，年青女性正是阳气旺盛之时，阴水易亏而生内火；女性于产后百脉空虚、精伤血少，真水不足，则虚火上炎，此时最易骤起壮热，爆发 SLE。另外，SLE 患者长期应用糖皮质激素，激素类药物副作用最易出现亢奋、烦热、头痛、高血压、舌红、脉数等阳亢阴虚表现。故 SLE 累及多器官多系统的原因是"肾水亏"，而无论"肾水"还是"肾精"都是属阴的，阴虚则火旺，肾火妄动，发起壮热，患者常有低热、手足心热、烦躁不宁、自汗盗汗、失眠多梦等症状。应用滋阴凉血、养心安神之品，不仅可以退热，更能有效地对抗激素引起的副作用。常用栀子百合汤：炒栀子 12g，莲子心 10g，牡丹皮 20g，知母 12g，炙百合 15g，五味子 10g，山茱萸 12g，生龙骨 30g，炒酸枣仁 30g，生地黄 15g，吴茱萸 5g，甘草 6g。

（二）红斑、皮疹

皮肤红斑主要病机是热壅血络，脉络破损，血凝肌肤。治以清热凉血，活血化瘀，但是血热和血瘀亦有孰轻孰重的区别。红斑色泽鲜艳者，为血热甚于血瘀，血溢络外而形成红斑，应侧重于凉血，处方中应重用连翘、牡丹皮、水牛角、栀子、紫草、大黄等，常用自拟方狼疮 2 号方加减。红斑色泽紫暗，色素沉着，为血瘀甚于血热，应侧重于活血化瘀，处方中加水蛭、土鳖虫、桃仁、红花等。

（三）蛋白尿

患者大多表现为下肢浮肿，低热或自觉内热，面颧红斑，舌红，苔薄少，脉细数或细弦数等阴虚内热之象。治疗狼疮性肾病最主要的难题就是如何控制蛋白尿，环磷酰胺、来氟米特等免疫抑制剂虽然有一定疗效，但是对于不能耐受其副作用者，或晚期肾小球已经硬化者，不再适合免疫抑制治疗。周教授通常采用自拟方狼疮 1 号方加减，清热解毒，补肾固摄，兼以活血祛瘀。通过活血化瘀能够增加肾脏的血流量，改善肾功能，间接地控制尿蛋白，方中可加桃仁、红花、赤芍等活血化瘀药物，大量尿蛋白者可加炒水蛭、红花。如果尿中出现的红细胞较多或有潜血，选用茜草、三七等活血止血的药物。

（四）血小板减少

临床上血小板减少多为气血两亏，主要选用黄芪、当归、党参、白术、木香等，取归脾汤意，益气健脾，养血调气；合阿胶、白芍、生地、炙甘草等，成加减复脉汤之势，取其滋阴养血，生津润燥之功，峻补下焦精血。如果血小板减少到 50×10^9/L 以下，应配合给予适量的糖皮质激素治疗，如经济条件允许，可静脉输入人免疫球蛋白3～5天，血小板总数提高到安全水平以后，仍然要坚持用中药，方能持续有效。血分热盛者选加水牛角、赤芍、栀子；热毒盛者选加虎杖、黄芩、银花、连翘；虚热甚者选加青蒿、秦艽、白薇、地骨皮；阳虚者选加鹿角片、巴戟天、仙灵脾；纳食不香者选加炒谷麦芽、鸡内金、神曲、山楂；胃脘不适者加砂仁、陈皮。

（五）关节疼痛

SLE患者临床常伴见关节疼痛，在各个病期都有发生的可能。部分患者关节疼痛病程较长，也有一部分患者只有短时间出现，甚至是一过性的关节疼痛。X线片大多无骨侵蚀。年龄偏大者还须注意排除如骨关节炎等其他疾病导致的关节疼痛。长期服用糖皮质激素者亦须排除骨坏死。治以祛风通络，益肾化毒。常用药物：生地、熟地、山萸肉、菟丝子、丹皮、白花蛇舌草、青蒿、泽泻、防风、秦艽、威灵仙、青风藤、蜈蚣、甘草等。

（六）口腔溃疡

口腔、口唇、舌体溃疡亦是SLE患者临床表现，少数患者反复发作，非常顽固，且易继发感染而疼痛，影响进食及心情。临床主要运用清心泻火，清中化湿，清肝泻火，益肾解毒，引火归源等法治之。若口腔溃疡反复发作，伴五心烦热，失眠，面赤，舌红或舌尖点刺，苔薄黄，脉细数或细。常用药物：黄连、竹叶、生熟地、莲子心、丹皮、白花蛇舌草、半枝莲、青蒿、菟丝子、山萸肉、生甘草等。方选黄连导赤散清心泻火、清化瘀毒；酌加莲子心增强清心泻火之力，可使肾水得滋，上济心火，君火得清，降藏肾水，心肾交泰，则苗窍之火作之无源，自熄静灭也。

三、临证体会

（一）急则治标，缓则治本

周教授在清热解毒"祛邪"的同时，兼顾"扶正"，但仍有侧重，急则治标，缓则治本，在此基础上标本兼治。当患者骤然起病，邪热燔灼之时，表现出高热、面赤、头痛目赤、肌肤灼热、皮肤红斑鲜艳，或可见皮下出血、瘀斑，舌红绛，苔薄黄，脉滑数或洪数，呈爆发之势时，应当急用清热解毒凉血祛瘀之品，不会拘泥于固定的某方，常用药物有生地、白花蛇舌草、生石膏、羚羊角、黄芩、牡丹皮、栀子、知母等。病程日久，出现肝脾肾虚，多属虚实夹杂，表现为潮热或低热，神疲乏力，面部红斑或皮疹色泽偏暗，头昏耳鸣，腰膝酸软，脱发，口腔溃疡，女子月经不调，甚至闭经，便秘，舌红少津，脉细数等阴虚内热现象，需养阴益肾，清透虚热。常用药物：生地黄、熟地黄、山萸肉、菟丝子、枸杞、山药、黄柏、丹皮、白花蛇舌草等。

本病随着正邪交争，病情演变，病机不断发生变化。如不能及时明确其病机特点，将会直接影响治疗效果。同时由于 SLE 病程漫长，患者常虚无纯虚，实无纯实，故临证需要详细收集四诊材料，"观其脉证，知犯何逆，随证治之"。

（二）中西医结合，各取其长

现代西医学治疗系统性红斑狼疮主要应用糖皮质激素、免疫抑制剂等药物，患者长期服用会有不同程度的副作用。周教授在临床上根据患者病情，配合中药治疗，适当减少激素及免疫抑制剂使用剂量，充分发挥了中西医结合治疗的优势作用，各取其长。SLE 患者发热时不能单纯看作外感、内伤之类的发热，从西医角度来看，本病属于弥漫性结缔组织病，有其自身的病理变化特点，除了特有的靶器官受损外，全身其他组织脏器也有不同程度的破坏。如果根据热程的长短、热型的不同，损伤的脏器或系统，再结合现代医学的检测指标及本病的病理变化来辨证治疗 SLE 发热，往往能相得益彰。中医治疗 SLE 的发热，疗效显著，其机制除了退热外，可能还参与了对非特异性靶器官组织的治疗，起到了抗炎、抗菌的作用[1]。

激素与中药相比的优缺点：在初起阶段，病情进展迅速，若不及时控制，病情加重会造成不可逆的器质性损伤。激素可以短时间大剂量冲击使用，以截断病势，快速控制病情，避免疾病累及重要脏器。而中药虽起效慢，但对西药有减毒增效的作用，减少激素的起始用量，便于日后激素的减量。激素类药物从中医角度来看药性温热，类似于"纯阳"之品，长期大剂量应用激素会助热伤阴，加重患者阴虚内热的情况，从而加重病情。辨证应用滋阴清热药物，有利于病情的缓解，减轻药物副作用。

（三）及早诊断，坚持治疗

系统性红斑狼疮需早诊断，早治疗，坚持服药，不能随意停药，以免复发。及早明确诊断并给予规范化治疗有利于早期症状控制，提高临床疗效。该病是自身免疫性疾病，自身抗体在不断地产生[2]，一时用药难以消除，需要坚持规范合理服药达到一定时间方能取得由量变到质变的疗效，不能急于求成。若病情出现反复或新发他症，可及时调整方药，随症加减。在本病的缓解期应重视巩固疗效，以防余毒未清，病情反复。病情已基本稳定的患者，可以服用强的松 5 ~ 10mg/d，或甲泼尼龙 4 ~ 8mg/d，中药汤剂可由每天服用一剂，减至两天一剂，最后亦可改服丸剂。

刘聪　孙素平

参考文献

[1] 王朴. 生地黄的现代药理研究与临床应用 [J]. 中国中医药现代远程教育，2008，6（8）：986.

[2] 丁朝霞，杨少锋，吴启富，等. 白芍总苷对 MRL/lpr 小鼠狼疮性肾炎的影响 [J]. 南方医科大学学报，2011，31（4）：656–660.

中西医结合治疗狼疮性肾炎经验

周翠英教授在系统性红斑狼疮特别是狼疮性肾炎（LN）的中西医结合治疗上经验颇丰。现将其论治狼疮性肾炎经验进行介绍。

一、诱导治疗阶段

（一）糖皮质激素治疗

激素是治疗狼疮性肾炎的一线药物，具有抗免疫、抗炎等作用。激素治疗"首始要足，减量要慢，维持要长"，这是周教授多年坚持的治疗原则。激素治疗狼疮性肾炎的疗效与剂量有关。成人泼尼松剂量应为每日 1mg/kg 体质量，个别患者必要时可用至每日 1.5mg/kg 体质量，体质量应按理想体质量计算。新诊断的患者首始治疗阶段剂量要足够大，才能诱导迅速缓解，否则，不能达到迅速缓解的目的。这一治疗所造成的并发症，特别是细菌感染，已成为本病死亡的主要原因之一。因此，本阶段周教授常常采用中医辨证配合激素治疗。本期辨证多见以下分型。

1. **毒盛邪热型**　毒热侵及肾脏，可在疾病早期出现，也可为首发症状，表现为反复发热，红斑鲜红，口眼发干，口唇糜烂，月经量多，两下肢可有水肿，尿血或尿蛋白，肾功能正常，或有关节疼痛，雷诺氏征阳性，舌苔薄黄，脉滑数。

治法：清热解毒，凉血止血。

方药：金银花 24g，蒲公英 24g，白花蛇舌草 30g，生地黄炭 20g，牡丹皮 15g，小蓟 12g，炒蒲黄 12g，茜草 15g，白茅根 30g，甘草 3g，三七粉 3～6g（冲服）。

血尿久而不止，加侧柏叶、熟大黄、紫草；口腔溃疡加黄连、栀子；浮肿明显伴咳喘者，加鱼腥草、杏仁、桑白皮、赤小豆、甘草等；尿蛋白明显加蝉蜕、僵蚕；瘀血明显酌加当归、赤芍、川芎、桃仁、泽兰、虎杖、益母草等，以有效扩张血管，改善肾脏有效循环血量。

2. **邪衰肾气不固型**　可见热毒症状已减轻，尿蛋白明显，或浮肿，神疲乏力，手心发热，腰膝酸软，烦躁不寐，脱发明显，女子月经量少或闭经或口腔溃疡，舌质红，苔薄黄或少苔，脉沉细数。

治法：清热养阴，补肾益气。

方药：五子衍宗丸加减。金银花 20 ~ 30g，牡丹皮 15g，知母 15g，枸杞子 15g，五味子 12g，菟丝子 15g，覆盆子 15g，金樱子 15g，芡实 30g，山茱萸 15g，黄芪 30 ~ 60g，丹参 15g，益母草 20 ~ 30g。

如尿蛋白大量久之不能控制，则去丹参、益母草，加水蛭、红花；血浆蛋白低可加鹿角胶、龟板胶、紫河车等血肉有情之品；脱发多可加黄精、熟地黄、何首乌、女贞子、旱莲草等；口腔溃疡加黄连或栀子。

（二）环磷酰胺（CTX）治疗

周教授经常强调根据狼疮活动情况应用 CTX 治疗，轻度者 CTX0.2g，隔日 1 次；中度者 CTX1.0g，1 月冲击 1 次；重度者 CTX 2 周冲击 1 次；尿毒症者，因 CTX 排泄延缓，往往小剂量开始使用，一般 0.2g，隔日 1 次，酌情加减。运用 CTX 时，常出现白细胞减少、机体抵抗力低下、胃肠道不适等不良反应。

周教授辨证常本着祛邪不忘扶正的原则，以清热解毒为主，配以益气养血、健脾和胃的治法，以改善临床症状，增强机体抗病能力。

二、维持治疗阶段

能够有效控制狼疮活动，同时减少药物不良反应，保护肾功能，是狼疮性肾炎治疗过程中亟待解决的问题。周教授在狼疮性肾炎维持治疗阶段西医治疗常用南京军区总医院的用药方案，病情稳定后的长期维持治疗首选小剂量泼尼松（或泼尼松龙）10 ~ 15 mg/d 及雷公藤多苷（TW，60mg/d），或采用泼尼松与硫唑嘌呤（Aza）合用，剂量 25 ~ 50mg/d，不超过 50mg/d。尽早给予血管紧张素转换酶抑制剂（ACEI），或联合血管紧张素 II 受体拮抗剂（ARB）。

周教授对此阶段狼疮性肾炎患者的中医治疗，视其临床症状辨证论治。认为狼疮缓解期病机以脏腑虚损为主，根据临证经验，缓解期以气阴两虚型占多数，故治疗以补益肾元、益气养阴为主，佐以清利和络。常用药物有党参、黄芪、白术、生地黄、麦冬、玄参、赤芍、桃仁、红花、白花蛇舌草等。

三、重症和难治性狼疮性肾炎

狼疮性肾炎尿毒症患者有下列情况时，周教授常用免疫抑制法治疗：①狼疮性肾炎病史未超过 2 年者；②短期内进展至肾衰者；③影像学显示肾脏仍未缩小者。

有条件者应做肾活检，以决定治疗方案。

治疗方法有以下几种：

1. 透析疗法　有下列情况之一者应予透析：已有尿毒症症状；明显的水钠潴留或心衰；血 $K^+ \geq 6.5$ mmol/L，BUN ≥ 28 mmol/L，Cr $\geq 707\mu$ mol/L。已达透析适应证的可逆性狼疮性肾炎尿毒症患者，常用血液透析缓解尿毒症症状，为狼疮性肾炎的治疗创造条件，治疗后如肾功能有所改善，可逐渐减少透析次数，直至停止透析。

2. 糖皮质激素和 CTX 的应用　通过血液透析缓解尿毒症症状后，使用泼尼松和 CTX 治疗。

3. 中医药治疗　此阶段患者周教授常常辨证为阳虚水泛型。

主症：浮肿、尿少或尿闭，胸闷、心悸、气促，恶心、呕吐，腹胀或腹大如鼓，舌体胖、质淡、苔白滑，脉细滑。

治法：急则治其标，温阳升清降逆。

方药：降逆排毒汤加减。附子 15g，半夏 12g，茯苓 15g，厚朴 10g，白术 10g，猪苓 30g，竹茹 10g，干姜 6g，旋覆花 12g（包煎），代赭石 15g，大黄 12g（后入），甘草 6g。配合灌肠泻浊排毒。中药灌肠方：大黄 12g，熟附子 10g，生牡蛎 30g。加水浓煎至 150～200 ml，保留灌肠 30～60 min。

此外，难治性狼疮性肾炎常表现为下肢或周身水肿，按之凹陷不易恢复，尿少，腰膝酸软，畏寒怕冷，尿蛋白长期不消或伴有低蛋白血症，面色白，纳呆腹胀，便溏，舌质淡胖，苔薄白，脉沉细弱。

治法：温补脾肾，化气行水，泻浊排毒。

方药：济生肾气丸合真武汤加减。熟附子 12g，白术 10g，茯苓 15g，茯苓皮 15g，菟丝子 15g，黄芪 30g，猪苓 20g，五味子 12g，车前子 30g，甘草 6g，熟地黄 12g，泽泻 20g，泽兰 12g，炒水蛭 6g，熟大黄 10g。尿蛋白不减可加芡实、覆盆子、金樱子、枸杞子等。血浆蛋白很低，水肿不消可补充白蛋白。尿蛋白不减者还可加养血活血化瘀之品，如丹参、益母草、泽兰，重者加用桃仁、土鳖虫、熟大黄等；同时加用理气药及温阳药，此即所谓"气行则血行"，"气得温则行，得寒则凝"。

周教授认为中西医结合治疗狼疮性肾炎疗效优于单纯西医治疗，中药的特长在于能提高激素的疗效、减轻激素的不良反应，维护病情稳定，防止复发，保护肾功能，提高生活质量；西药的特长在于迅速控制狼疮活动，及时纠正各种可逆因素。活动期以西药为主，中药立足于减轻激素的不良反应为辅；缓解期以中药为主，逐渐撤减激素，并长期服用中药辨证治疗，注重补益肾元。

米杰

从毒瘀虚探讨系统性红斑狼疮继发骨质疏松症

系统性红斑狼疮（SLE）是继发性骨质疏松症的常见原发病。近年来，随着毒邪学说研究的深入，毒邪在 SLE 继发骨质疏松症中的地位也开始得到认可 [1]。SLE 继发骨质疏松症从毒瘀虚诊治已成为值得深入研究的重要课题。周翠英教授在本病的诊治方面有着丰厚的经验，兹将其经验初步总结如下。

一、与毒瘀虚的关系

（一）与毒邪

毒，即指一切猛烈邪气蓄积、蕴酿顽恶所形成的，对机体有特殊强烈损伤作用的致病物质。毒既是一种致病因素，又是一种病理产物，起着致病的始动与导致复发加重的双重作用。毒邪性质酷烈顽恶，致病迅猛，进展急速，或病势虽缓但病情深重，顽固难愈。毒邪是 SLE 发生、发展的重要因素，与活动期 SLE 密切相关。在 SLE 中常表现为慢性病程伴有反复发作，可以突然起病，病势重，病程长，或病情暂时缓解而余毒未尽，留伏体内，遇外邪引动或正气虚弱则毒邪复燃，病情复发。毒善走窜经隧，深达骨骱，可见筋脉胀急，骨节疼痛，活动受限。毒好入阴血，伤及血络，发于肌肤，则为皮肤红斑、疹点隐隐，或结节红斑、触之疼痛；瘀热毒郁而化火，循经上犯或下侵，则见口唇、下阴破溃。若瘀热毒深伏营血，势必内伤脏腑。毒易伤正败体，对人体生理功能和组织器官具有严重损伤作用，表现为病变关节的骨质疏松、骨质破坏或毒伤脏腑。

Jones[2] 研究发现在有凝血障碍包括抗心磷脂抗体阳性的系统性红斑狼疮患者中骨质疏松症发病率很高，支持了在抗心磷脂综合征和抗心磷脂抗体阳性 SLE 患者中，特别是以往有血栓形成史的 SLE 患者中，骨血循环中微血栓的形成可能是导致骨质疏松症的重要原因。当然，这些患者所使用的抗凝剂在骨质疏松中的作用还有待进一步研究。然而 SLE 本身也是以血管炎为特征的疾病。血管炎和微血管痉挛以及局部炎症细胞的浸润产生白细胞栓子，都可以导致微循环障碍，而骨血供中断后，继之邻近的骨组织充血，引起骨的矿物质丢失，骨小梁变细，当受到压力影响时，出现骨萎缩，这也可能是系统性红斑狼疮患者发生骨质疏松的原因。

（二）与血瘀

周教授认为本病好发于女性青春期及青壮年期，多与经、胎、产相关，先天禀赋不足是其发病基础。肝肾阴虚，阳气偏盛，阳盛则易内生火热；热伤营阴，耗灼津血，可致血涩不畅，滞而为瘀，瘀热相搏，胶结难化。五志过极，肝郁不达，气滞可致血瘀，气郁日久，又可化火，热与瘀相结，进一步阻塞气机、壅滞血络，终成瘀热相搏。如王秉衡《重订广温热论》所言："血气郁蒸，无不生火"，"因伏火郁蒸血液，血液煎熬成瘀。"外感六淫之邪，壅于血分，郁而化毒。正如《医林改错·积块论》所云："血受热，则煎熬成块。"《瘟疫论》亦云："邪热久羁，无由以泄，血为热搏，留于经络，败为紫血。"热毒之邪消灼津液，津亏则血液稠黏，血行涩滞成瘀，或血受热毒煎炼而成血瘀，或因热毒迫血妄行，离经之血成瘀，即血"离络留而为瘀"（《临证指南医案》）。总之，瘀血为人体常见病理产物，或因气虚血瘀，或因气滞血瘀，或因寒凝血瘀，或脾不统血，致血不循经，溢于脉外成瘀。湿热瘀血痹阻于关节、筋骨，阻遏气机，致气血精微不能濡养关节筋骨，以致骨痿。

系统性红斑狼疮病程中，其血清具有以抗核抗体为主的大量不同的自身抗体，主要病理改变为炎症反应和血管异常，中小血管因免疫复合物的沉积或抗体直接侵袭而出现血管壁的炎症和坏死，继发血小板黏附和聚集形成血栓、血管活性胺物质释放及纤维蛋白形成并沉积在血管壁，使得管腔变窄，导致局部组织缺血、微血管失调和微循环紊乱。主要体现在微循环障碍、血液流变学、免疫实验检查等方面[3]，并由此导致各种出血，如紫癜紫斑、毛细血管扩张、网状青斑等临床表现，证实了系统性红斑狼疮血瘀证候的微观特征。现代医学研究表明骨质疏松症患者骨小梁内有微血管的改变[4]。而多项研究表明，活血化瘀法可改善骨质疏松[5-6]。

（三）与脾肾亏虚

现代医学认为，系统性红斑狼疮是一种具有遗传素质的疾病，这种"狼疮素质"决定了本病的发生，这与中医理论中的禀赋学说有相通之处。根据中医对 SLE 病因的认识以及临床表现，可以认为本病的发生责之于肾，肾阴亏虚是其发病的根本原因，先天禀赋不足为本病发病的重要因素。中医认为，人的禀赋取决于先天之精，即"两神相搏，合而成形，常先身生"的生殖之精，它构成了新生命的基础，它决定着体质的强弱、寿夭，还决定人体易患某些疾病的倾向。而先天之精藏于肾，故肾有"先天之本"之称，肾精、肾阴不足，禀赋薄弱，是导致本病的根本原因。《灵枢·本神》之"精伤则骨酸痿厥"，即是肾络中精气受损，进而导致骨骼疾病。《素问·阴阳应象大论》曰："七八肝气衰，筋不能动，八八天癸竭，精少，肾藏衰，形体皆极，则齿发去。"说明肾虚、肾络中精气减少，可致骨骼萎软。肾虚的实质为丘脑—垂体—肾上腺皮质轴和性腺轴功能紊乱[7]，这些内分泌的改变会影响到钙、磷的吸收与代谢，导致骨质疏松症。现代研究证明肾虚证患者骨密度低于健康组患者的骨密度[8]。骨矿含量随年龄增长的变化规律与中医学所记载的肾中精气盛衰变化规律基本一致，从而证明了肾虚证与骨密度有直接相关变化关系。

脾胃为后天之本，气血生化之源。肾中精气也有赖于水谷精微的充养，才能充盈和成熟。《辨证录·痿门》云："胃气一生，而津液自润，自能灌注肾经，分养骨髓矣。"可见脾胃功能对骨骼的充养、生长非常重要。若脾胃功能失调，水谷精气运化失常，日久可致肾精亏损，骨骼失养。治疗骨质疏松症时，滋补及活血药物，滋腻碍胃或伐伤败胃，加之骨质疏松症患者多年老脾胃虚弱，运化无力，药物不能有效吸收，从而直接影响病情的转归，是导致病情迁延和影响疗效的重要原因。脾胃虚弱不能运化水谷精微，致气血亏虚，不能生髓养骨而致骨质疏松。现代医学研究表明钙、锌、镁等微量元素摄入不足，可导致或加重骨质疏松。在系统性红斑狼疮患者中，不管是素体脾胃不足，或因病势缠绵长期服药石所致的脾胃虚弱，在导致系统性红斑狼疮症状的同时，也促进了继发性骨质疏松症的产生。

二、治则治法

（一）清热解毒

清热解毒是系统性红斑狼疮继发骨质疏松症的主要治法。周教授针对毒邪在系统性红斑狼疮发病中的特点和特性，制订合理的治疗方案，择取有效的方药，对有效阻遏病情进展、防止关节破坏、改善骨质疏松，均具有重要的临床意义。邪毒贯穿疾病的全过程，解毒治毒也应贯穿治疗全程。在疾病早期，邪毒尚轻浅，应以祛风、散寒、祛湿、清热为主，佐以解毒。在疾病活动期，着力解毒治毒，顿挫其锋芒，诱导疾病尽快缓解。系统性红斑狼疮病情活动时常有发热持续不退，多属内伤发热，此乃毒热搏结所致。瘀热毒上犯清窍，扰乱神明，出现谵狂（中枢神经系统的损害）；瘀热毒搏结不散，瘀血闭塞心窍，心营为热所动，心气为瘀所阻，则出现昏迷等重症。治以解毒清热，凉血化瘀。在稳定期，扶正调养的同时仍要解毒治毒。因为即使疾病缓解，处于稳定，邪毒仍未消散，只是暂时静敛而已。此时的治疗应扶正为主，治毒为次，治毒之法万不可废之。疾病晚期，应视正邪虚实之状，或祛毒辅以扶正，或扶正配以祛毒。

（二）凉血活血化瘀

周教授认为瘀血阻络不去则新血不生，活血化瘀类中药能改善微循环、促进骨代谢，部分活血药物有类雌激素的作用。凉血化瘀的常用主方为《千金要方》犀角地黄汤，常用主药有水牛角、生地、丹皮、赤芍、山栀、紫草等。临床可灵活选用清热凉血和活血散瘀两类药物进行配伍，尤应注意选择具有以上双重作用的药物。

（三）补肾健脾，通络荣骨

周教授认为肝肾亏虚、阴血不足为 SLE 的发病基础，瘀热毒互结又易耗伤肝肾之阴。阴血亏虚，脉道不充，艰涩成瘀；阴虚则生内热；瘀热又易耗伤元气，气虚运血无力，停而为瘀。故临床可因肝肾精血不足，无以主骨生髓、生精养血，出现脱发、血象降低、女子经少经闭等症状，又常见口干咽燥、潮热盗汗等阴虚内热之症，及神疲乏力、气短懒言、易感外邪等气虚之症。肝肾不足，可用平补肝肾之品，如枸杞子、制黄精、首乌、女贞子、旱莲草等；阴虚内热，常用功劳叶、白薇、青蒿、鳖甲等以滋阴退热；元气亏虚，常用党参、太子参、山药、薏苡仁等补而不燥之品。脾为后天之本，采用健脾通络法从整体上调理，使脾气充足，络脉通畅，才能输布精微，充养肾精，又可促进食物、药物更好地吸收。临床中补脾气药物与补肾药物合用可取得良好的疗效 [9]，常用黄芪、党参、茯苓、白术、薏苡仁、怀山药、炙甘草等。

综上所述，周教授认为系统性红斑狼疮继发骨质疏松症的病机包括热毒、瘀、虚三端，在发病、病情进展和预后中，邪毒是主要因素。邪毒由风、寒、湿、热等邪盛极所化，邪毒致病迅猛、凶烈、夺伤正气以及顽固的特性，决定了本病的发生、进展、反复难愈等特点，所以解毒是系统性红斑狼疮继发骨质疏松症的主要治法，应贯穿治疗的全过程。肾虚为发病之本，脾虚为病势迁延和影响疗效的重要原因，正气不足、络脉瘀阻是病机中的重要特点，应根据疾病的病期、正邪消长等制订灵活的解毒活血扶正方案，从而更有效地控制病情。

邓长财

参考文献

[1] 赵智强. 略论毒邪的致病特点、界定与治疗 [J]. 南京中医药大学学报，2003，19（3）：73-75.

[2] Jones LC，Mont MA，Le TB，et al. Procoagulants and osteonecrosis[J]. J Rheumatol，2003，30：783.

[3] 熊琼春. 中西医结合治疗系统性红斑狼疮临证体会 [J]. 河南中医，2006，26（2）：32-33.

[4] Meumie HE. Prediction on future diagnosis and treatment of osteoporosis. Calcif Tissue Int，1995，57（2）：83-85.

[5] 邵敏，黄宏兴，庄洪，等. 骨康防治骨质疏松拆方的初步研究 [J]. 中国中医骨伤科杂志，2000，8（2）：7-8，11.

[6] 水正，水淼. 益肾祛瘀法治疗老年性骨质疏松症 [J]. 上海预防医学杂志，1995，7（5）：230-231.

[7] 沈自尹，王文建，俞瑾，等. 肾本质理论研究与临床应用 [J]. 中国中西医结合杂志，2006，26（1）：94-95.

[8] 王大健，王爱坚，黄李平，等. 探讨老年肾虚证与骨密度的关系 [J]. 上海中医药杂志，2002，39（9）：35-36.

[9] 罗娟，胡永善，吴毅，等. 补肾健脾中药治疗骨质疏松症疗效观察 [J]. 中国康复医学杂志，2007，22（10）：923-924.

治疗强直性脊柱炎的经验

强直性脊柱炎是一种慢性、进行性、以中轴关节为主的炎症性关节病，病变主要在骶髂关节、脊柱关节、椎旁组织及少数四肢关节。本病属祖国医学"肾痹"、"骨痹"范畴。《素问·痹论》言："肾痹者，善胀，尻以代踵，脊以代头。"指出疾病晚期身体畸形，严重影响患者日常生活，若能早期诊断，及时治疗则很少发展至此。现将周教授治疗强直性脊柱炎的经验略作总结，以飨吾辈后学。

一、肾虚督空为本，湿热瘀血为标

结合临床观察，周教授指出肾虚督空，筋脉失濡是发病的内因，风、寒、湿三气为诱发、加重本病的因素。从发病人群看，本病以 20 ～ 40 岁青年男性为主。学者必置疑，《素问·上古天真论》说"丈夫三八，肾气平和，筋骨劲强；四八，筋骨隆盛，肌肉满壮。"20 ～ 40 岁，正值肾气充盛之时，何会肾虚督空？盖肾中之精，其一为父母禀赋所得，其二是后天饮食滋养。若先天禀赋不足，后天饮食失调均使肾精亏虚，其中先天禀赋缺陷尤为重要。现代医学研究显示，本病具有家族聚集倾向并且大多数患者 HLA-B27 阳性。说明此类人群在先天禀赋方面与正常人群存在差异。肾精亏虚，髓不得充，督脉、筋骨不得滋养，成为外邪滞留之所，正所谓"至虚之处，必是容邪之所"。《类证治裁》曰："初因风寒湿，郁痹阴分，久则化热攻痛。"邪气潜伏体内，日久化湿生热，其性质发生改变。湿邪阻滞气血，热邪蒸腾气血，两者均致瘀塞经络，腰背、四肢疼痛。此正是强直性脊柱炎活动期病机所在。

二、辨治特色

（一）分期论治

肾精亏虚贯穿疾病始终，而在疾病活动期湿热瘀邪痹阻经络是矛盾的主要方面。故周教授认为在治疗中要分缓解期和活动期，针对各期的主要矛盾采取不同治法。活动期，大多数患者表现腰痛甚，晨僵明显，ESR 异常增快和 CRP 增高；部分呈现周围关节红肿热痛等炎性反应症状。治疗当以清热利湿为法则，方以五味消毒饮加减，应用大量金银花、蒲公英、茯苓、连翘等性味甘寒的清热解毒药。现代药理研究证实多数清热药可抑制免疫反应，减少组织炎性渗出。缓解期，以肾虚督空为主，补肝肾、强筋骨是其治疗原则，方以右归丸加减，多选用温而不燥的补骨脂、骨碎补、续断、桑寄生、狗脊等（勿尽投温燥之品，以免伤阴耗血）。无论何期均加入羌活、独活、川乌、片姜黄等祛风胜湿药。

（二）辨部位用药

颈、腰晨起胶着、僵直是本病常见症状，此为督脉不通，腠理紧密所致。周教授认为，葛根入督脉，解肌发表，开腠理；白芍缓急止痛，调和营卫。两药一散一收，伍用治颈项僵直不适效果颇佳。腰痛应用狗脊、蜈蚣，两药皆入督脉，补肾强腰，祛瘀血，通经脉，达到通则不痛之效。活动期常出现肌腱附着点的炎症，根据部位的不同，酌用针对性的药物。如足跟痛加两头尖；胸痛用郁金、元胡；下肢屈伸不利者加木瓜、伸筋草；上肢痛者，周教授善用片姜黄，古人谓其"理血中之气"，"入手臂止痛"，能横行肢节，蠲痹通络，是治疗肩臂疼痛的要药；下肢大关节肿痛者，应用黄柏、薏米、车前草清利下焦湿热，消肿止痛。

（三）巧用活血药

病程日久，邪气必深入血络，酌用桃仁、红花、赤芍、牛膝等活血之品，以及搜风剔络的虫类药如土鳖虫、全蝎、蜈蚣、僵蚕等，加强祛风湿止痹痛之效。土鳖虫性味咸寒，是一味最平和的活血药，既化瘀血，软坚散结，又补肝肾，强筋骨，乃攻补兼施的要药。强直性脊性炎主要累及脊柱，其病理基础为椎旁小关节炎症，椎体周围韧带钙化；中医认为此是痰瘀凝结督脉。周教授常用蜂房、山甲、王不留行、夏枯草等活血通督，软坚散结。此外，对全身关节疼痛剧烈者，周教授常用细辛止痛。古有"细辛不过钱"之说，周教授不拘泥于此，用到10g，止痛效果颇佳。

三、正确处理辨治中的矛盾

活动期治疗原则为泻火解毒，我们常应用大量清热解毒药。此类药性味苦寒，长期大量使用败坏脾胃，致患者不能持久服药，制约疗效，影响多种风湿性疾病的治疗。周教授认为，处理好这个矛盾首先在清热解毒药选择上，尽量选用甘寒或苦而微寒之品，慎用黄连、黄柏、苦参等苦寒直折之品；同时加用毕澄茄、吴茱萸、干姜等温中散寒药物，以顾护脾胃，制约药物寒凉之性。对素体虚弱，不耐攻伐之体，加用党参、黄芪、白术、白蔻等健脾益气药物。

四、验案举隅

某男，20岁，自觉腰髋部及双膝痛半年余，就诊时腰膝痛剧，晨僵 2h，左膝关节红肿热痛，屈伸不利，腰椎侧弯、后仰活动受限。舌质淡，苔白，脉细滑。查 HLA-B27 阳性，骶髂关节 X 线片示：双骶髂关节面模糊，符合强直性脊柱炎改变。血沉 45mm/h。

西医诊断：强直性脊柱炎

中医诊断：脊痹（湿热阻络）

治法：清利湿热，活血通经。

方药：土茯苓 20g，金银花 30g，蒲公英 15g，黄柏 12g，薏米 30g，牛膝 12g，赤白芍各 20g，蜈蚣 3 条，细辛 10g，红花 12g，王不留行 12g，骨碎补 15g，甘草 6g。水煎服，日一剂。

复诊：坚持服方 2 个月，膝关节肿退，腰痛明显减轻，腰酸怕冷，ESR 降至正常。改为补肾强督，祛风散寒。

方药：骨碎补、鹿衔草、千年健、独活、续断各 15g，桃仁、红花、杞果各 12g，仙灵脾 9g，丹皮 20g，甘草 6g。

间歇服方半年，病情稳定。

按：初诊时，虽舌脉有肾虚之象，但疾病活动期总体辨证属湿热壅盛，重用清热药。膝肿为湿热下注，用四妙散利水消肿；同时加用细辛止痛散寒及凉血活血之品以清经络之热。复诊时活动期已过，突出表现为肾虚证候，以补肾为则，选用药性平和之补药，勿大量应用温燥补阳药，以免燥热动血或潜埋下伏热之弊。

潘文萍

未分化脊柱病发病与伏邪关系探讨

未分化脊柱病（uSpA）是指具有脊柱关节病（SpA）的临床、实验室以及放射学特点，但又不符合迄今早已明确的 SpA 诊断标准的疾病。加强对这一概念的认识，有利于对众多 uSpA 患者的随访、治疗。本文着重探讨该病的发病原因。作者根据多年临床实践和理论研究认为，该病发生机制为"伏邪致痹"，现探讨如下。

一、伏邪致痹学说源流

uSpA 概念的提出只有十几年的历史，在中医学中并无此名，但依其临床表现，本病可属"痹证"、"热痹"、"骨痹"等范畴。对痹证的病因病机，历代医家论述颇多，但最早、最系统的记载首推《黄帝内经》。《素问·痹论》云："风、寒、湿三气杂至，合而为痹也。"后世医家多拘泥于风寒湿致痹之说，实则未明《内经》之本意也。痹之形成，非独风寒湿之气，关键在"合"也。"合而为痹"，一般认为痹病非风、寒、湿各自为病，而是三种邪气混合错杂而至乃为痹病，言其病因之复杂。而"合"字实际上有其更丰富的内涵：①风寒湿三气杂至需与皮肉、筋骨、血脉脏腑之形气相合乃为痹。②风寒湿三气尚可与四季各脏所主之不同的时气相合而为不同的痹，"所谓痹者，各以其时重感于风寒湿之气也"。③"合"字还有内舍于五脏之合的意思。如《素问·痹论》中云："五脏皆有合，病久不去者，内舍于其合也。"可见"风寒湿三气合而为痹"实为痹病病因病机之全面、深刻的概括。而细细斟酌，风寒湿三气实为"外邪"之泛称，非独风、寒、湿三种淫气。"合而为痹"实为内外相合为痹，外者有外邪，而内者有故邪，故邪即伏邪之意也。《灵枢·贼风》对此有详尽的阐述："此皆有所伤于湿气，藏于血脉之中、分肉之间，久留而不去，若有所堕坠，恶血在内而不去，卒然喜怒不节，饮食不适，寒温不时，腠理闭而不通，其开而遇风寒，则血气凝结，与故邪相袭，则为寒痹。"虽不遇贼风，亦成斯证，盖伏气之为病也。这是《内经》中首次提出伏邪致痹之说，若体内无伏邪，则不能"合"而为痹，曰："荣卫之气亦令人痹乎？……逆其气则病，从其气则愈，不与风寒湿气合，故不为痹。"逆其气则伏邪生，乃与风寒湿气合而为痹，又曰："饮食居处，为其病本。"实则饮食、环境因素，皆可致邪伏体内，待机而发。后文又提到："其寒者，阳气少，阴气多，与病相益，故寒也；其热者，阳气多，阴气少，病气胜，阳遭阴，故为痹热。"指出伏邪有阴阳之分。综前所述，《内经》对伏邪成因、如何致痹、伏邪之性质论述深刻，是后世医家论痹、治痹之渊源，后世医家对此多有补充、发展。《儒门事亲》云"痹证乃'胸膈间有寒痰之故也'"，并指出"必先涌去寒痰，然后诸法皆效"。《金匮翼·热痹》中指出："所谓阳遭阴者，脏腑经络先有蓄热，而复遇风寒气客之，热为寒郁，气不得通，久寒亦化热，则病痹熻然而闷也。"明确指出伏邪有寒热之分，且为整个病程病机转化之关键。而叶天士《临证指南医案》中更指出："从来痹证，每以风寒湿三气杂感主治，召恙之不同，由暑暍外加之湿热，水谷内蕴之湿热，外来之邪，著于经络，内受之邪，著于脏腑，故辛解汗出，热痹不减，余以急清阳明而治小愈。"详细论述了湿热邪内伏致痹，且指出治痹不治伏邪，痹不已。而痹病日久不愈，则"必有湿痰败血瘀滞经络"，此又为痹病反复、缠绵难愈之根源。

总之，祖国医学对伏邪致痹论述相当丰富，《素问·痹论》开其先河，后世医家又在实践中对其不断完善和发展。

二、伏邪是贯穿疾病始终的内在因素

伏邪在痹病的发生、发展中，既是病因，又是病理产物，具有始动及复发加重作用，贯穿疾病始终。

（一）伏邪的基本涵义

伏邪，又称伏气。伏邪学说源于《内经》，然明代以前，都依据《伤寒论》之言，称为"伏气"。直至明代末年，吴又可著《温疫论》时，才创造性地改为"伏邪"。"伏"是隐藏、潜伏之意；"邪"不仅指外来六淫、疫疠和食积等邪气，同时还包括内生的病理产物，如风、寒、湿、热、燥等无形的反常气化及气滞、瘀血、痰饮等。而伏邪与先天体质归属于祖国医学的内因范畴。伏邪是邪气潜藏的一种状态，它"莫名其情，莫见其形"地侵入并潜伏于人体，一旦正气减弱，邪气相引，即有发病的可能。

（二）伏邪伏而不发

人体的正气不足是使邪伏于内的前提，对此前贤早有认识。《黄帝内经》曰："正气存内，邪不可干。邪之所凑，其气必虚。"《灵枢·百病始生》云："风雨寒热不得虚，邪不能独伤人。卒然逢疾风暴雨而不病者，盖无虚，故邪不能独伤人。此必因虚邪之风与其身形，两虚相得，乃客其形。"指出正气强的人，纵使受到外邪侵袭，也不会致病的。而 uSpA 之正气不足乃指肾气、肾精亏虚而言，肾精不足，髓不得充，骨失所养，筋失濡润，致骨质脆弱，筋脉不柔，湿热毒之邪气易著于筋骨。

局部的正气虚弱是产生容邪之所的关键。正如张景岳所云："至虚处便是容邪之所。"故跌仆损伤引起局部经络组织损伤，血行不畅或血溢脉外，留滞局部，致局部筋脉失养，抵御外邪能力降低，则风、寒、湿、热之邪可乘虚而入。正如清·沈金鳌《杂病源流犀烛·跌仆闪挫源流》中曰："忽然闪挫，必为气之震，因所壅而凝聚一处，气凝而血亦凝矣。"我们所观察的一组患者中幼年组 26.7%、成年组 14.8% 有外伤史。多数伤后不即病，而是数月甚至数年后方发病，这就是邪伏体内，待机而发也。

初感时治不得法也是导致遗邪内伏的原因。刘吉人在《伏邪新书》中云："已发者治不得法，病情隐伏，也谓之伏邪；有初感治不得法，邪气内陷，暂时假愈，后仍复发者，亦谓之伏邪；有已发治愈者，而未能尽除病根，遗邪内伏，后又复发者，亦谓之伏邪。"故治不得法不能借助药力驱邪外出，亦是邪伏于内的重要原因。外邪之所以伏而不发，一方面正气不足以驱邪外出，另一方面邪气相对较弱不足以泛滥，虽正邪相争但程度不甚激烈，正邪之间呈一种暂时相对平衡状态。uSpA 初愈后多呈现这种状态，此应继续治疗，尽除其根，以防遗邪内伏。

（三）uSpA 伏邪的来源及邪伏的部位

uSpA 之伏邪有外源、内生之分，外源包括六淫邪气及自然界中其他一切可伤人、致病之淫气，如生物、理化、环境等致病因素。《管子·五行篇》曰："人与天地调，然后天地之美生。"《素问·宝命全形论》云："人以天地之气生，四时之法成。"可见《内经》时代就认识到人与自然是不可分割的整体。当今社会各类污染较重，人们的饮食居处正在发生巨大的变化，"风气虽能生万物，亦能害万物，如水能载舟，亦能覆舟"，自然界的反常变化可影响人体的生理乃至病理过程。正所谓："天地山溪蛇笾有毒，郁遏之气，凝滞化毒，毒侵机体、留注肢节而发病，何经虚则何经受之，当时不觉，积久郁于经络，伤及筋骨，侵及肌肉。"内生之邪多由于脏腑功能紊乱，气血运行失常，变生诸多病理产物，如痰浊、瘀血等，或为六气之异常气化，而生"内风、火、寒、湿、燥"。如饮食不节、饥饱无度、过食生冷，致脾失健运，聚湿内生痰浊；气郁化火，炼津为痰，邪阻气滞，脉络瘀阻，则瘀血积聚不化。在疾病形成、发展过程中，外邪与内生之伏邪常难以截然分开，外邪入侵致机体脏腑功能失调，湿热、痰瘀等内生之邪随之而来，而伏邪存内，日久伤正，卫外不固，又易招致外邪侵袭，则内外相引，相互为用，致伏邪存内，难以根除，这也是疾病反复发作的根源。

诸医家对湿病邪伏之部位，有"寒毒藏于肌肤"说，有"邪气盘踞募原"说，有"寒邪伏于少阴"说等，因其所处时代不同，所接触的病证各异，故说法不同。uSpA邪伏的部位在经脉、肌肤、筋骨、关节甚或深及脏腑，因其邪伏之部位不同，病邪之深浅有异，人体又有筋骨之强弱、肌肉之坚脆、皮肤之厚薄、腠理之疏密、阴阳之偏盛、饮食居处之不同，故其临床表现复杂多样，病情亦轻重不一，预后则大相径庭。早期虽不符合西医诊断标准，但必见某些湿热痰浊瘀血积滞及功能异常、舌脉变化，此即为伏邪之象。

（四）湿热内伏是 uSpA 急性发作期病机转化的关键

伏邪是致病因素伏于体内，故亦有阴阳、寒热、虚实之分。而就我们观察的一组患者而言，其伏邪的性质以湿热居多，痰瘀兼之，尤其在急性期。这组病例中 16 岁以下儿童占 35.7%，而成年组平均发病年龄为 22.26 岁，男性占 74.1%，为什么这部分患者易致湿热内伏呢？这与其生理特点、饮食、环境等因素有关。

随着社会经济的迅速发展，人们的生活水平在不断提高，在儿童营养保健受到重视的同时，身体素质却在下降，体弱多病造成儿童滥用营养保健品、滥用药物的现象严重。小儿阴阳平衡处于动态变化中，昼夜消长、发育不停，在变化中求平衡，具有脏腑娇嫩、易虚易实的特点，饮食稍有不慎，环境稍有改变即会转为病理状态，致邪伏体内。小儿"脾常不足"是其生理特点，而 20 世纪 90 年代以来儿童 97% 为独生子女，饮食多肥甘厚味、过于精细或恣食生冷、暴饮暴食，碍胃伤脾，脾失健运，湿热内生。小儿"阴常不足，阳常有余"，热邪最易伤阴，则使虚者更虚。加之多属娇惯而内无心志之苦、外无筋骨之劳，则更易致邪伏体内；稍有不适，又不辨体质，不分年龄，滥用营养保健品，而此物又以性温热者为多，则使脾气更虚，湿热更著。湿热内蕴，在外易招致风湿热邪侵袭，内外相引，同气相求，湿聚热蒸流注骨节，阻于经络，骨骺烦痛。

而男子"二八"或延长至男子"四八"正是肾气、天癸本应充旺之时，正值人一生"生、长、壮、老、已"之"长"、"壮"之时，而男子以肾气阳刚为主，机体阳气亢盛，"气有余便是火"。此外，现代社会，随着人们生活水平的提高，饮食多有肥甘厚味，易于内生湿热；生存竞争的加剧，极易出现七情过极之象，复因将息失宜，耗伤气血，阴虚内热，湿热胶结阻络，气血运行不畅，则聚痰、凝瘀。

本研究中女性患者以 30 岁左右居多，女子以血为本，经孕产乳皆以血为用，易耗伤阴血，"妇人之生，有余于气，不足于血，以其数脱血也"。《景岳全书》言："诸痹皆在阴分，总因真阴衰弱，精血亏损，故三气得以乘之而为此诸证。"是故，"阴虚内热"为女子病痹之伏邪也。阴虚血热或阳气亢盛之体，或后天过食醇酒厚味、辛辣肥甘，脏腑积热蕴毒，复感外邪，引动伏毒，形成《诸病源候论》所言"热毒气从脏腑出，攻于手足，手足则焮热、赤、肿、疼痛也"。脏腑积热蕴毒，气机失于宣畅，水液不得宣通，聚滞而为水湿也。金·刘河间云："湿病本不自生。因于大热怫郁，水液不得宣通，即停滞而生水湿也。凡病湿者，多自内生。"湿热毒胶结难解，热灼阴血，血涩难行聚而成瘀，湿为热灼变生痰浊，湿热痰瘀痹阻脉络，流注骨节，着于筋脉，攻冲脏腑，则病情反复发作。此期需抓住伏邪之实质不为表面现象所迷惑，方可避免负薪救火之误。

三、外邪侵袭是致痹的外在因素

现代医学认为，uSpA 除与内在因素（如人类白细胞抗原、免疫功能紊乱等）有关外，外在因素（如各种病原微生物感染）也对疾病的发生起着至关重要的作用。中医学更是从《内经》时代就认识到"饮食居处，为其病本"，后代如明·李梴《医学入门·痛风》曰："痛多痰火，肿多风湿，然痰火虽因六欲七情，或病后亡津，血热已自沸腾，亦必略感外邪而后发动。"也意识到感受外邪是促发疾病的重要因素。

（一）感受风寒湿邪

季节气候突变，寒冷潮湿环境，起居调摄不慎皆可感受风寒湿邪，而素体阳盛或阴虚阳盛之体，虽遇阴邪，极易从阳化热。正所谓："其热者，阳气多，阴气少，病气胜，阳遭阴，故为痹热。"李中梓云："热痹者，脏腑移热，复遇外邪客搏经络，留而不行，故癖痹，肌肉热极，唇口反裂，皮肤变色。"此阴阳之转换，实为风寒湿邪遇体内伏邪后发生质的变化。

（二）感受风湿暑热之邪

风为阳邪，善行数变，风热之邪外袭，直中腠理、肌肤，阻滞经络，壅滞气血，攻注骨节而发病，而"邪郁病久，风变为火，寒变为热"，火极生毒，热毒交织，阻滞经络关节；又"有暑伤气，湿热入络而为痹者"。而张子和又提出："痹病以湿热为源，风寒为兼，三气合而为痹。"风为百病之长，常与其他六淫之邪兼夹致病，湿邪为病，缠绵难愈，多与风寒热邪胶结难解。

总之，我们用伏邪理论探讨 uSpA，则可以从错综复杂的变化中找出共性。这个共性就是：机体可因某种原因（外因或内因）诱发和产生"伏邪"，而这个"伏邪"正是 uSpA 发生发展转化的重要因素之一。

伏邪致病的主要特点是邪气内伏，病从内发。具体到 uSpA，笔者认为有以下几点符合伏邪致病的特点：①初发多里证为主，甚可仅有里证而无表证。如痹证遇阴雨寒冷可引发关节疼痛，但并无表证恶寒，即使有表证亦轻且短。②早期即有虚象出现。如初期虽主要表现为关节疼痛、肿胀、灼热、屈伸不利，舌红，脉数，ESR 增快，CRP 阳性等，但同时也有肾虚精亏，阴虚血少的本虚特征，如腰膝酸软、四肢沉重、肌肉瘦削等。整个病程常是虚实并见，寒热错杂。③感邪发病不尽相符。当外邪触动伏邪发病时，外感之邪仅是诱因，内伏之邪方是病之根本。故虽外感风寒湿邪，却可表现出关节红肿热痛之象。④病情反复缠绵难愈。uSpA 患者病程长短不一，多有初次"治愈"而复发者，一因邪未尽除，遗邪伏内；一因正气虚弱，不能抗邪外出，复因劳累，外感风寒、风热或汗出当风，居住潮湿等，外邪引动伏邪，则痼疾复发。而我们综合临床、参阅文献认为，湿热毒邪是 uSpA 伏邪的主要成分，本病是由外邪引动伏邪合而为痹，湿热内伏为其病机转化的关键，外邪相引是发病之必要条件，痰瘀遗伏为病情反复发作之源。

周翠英　高燕　李大可

治疗皮肌炎经验

皮肌炎属特发性炎性肌病的一种，是以四肢近端肌肉受累为突出表现的异质性疾病。主要表现为对称性四肢近端肌无力和皮肤损害，并可累及多个系统。皮肌炎属于祖国医学的"阳毒"、"痿证"、"肌痹"等范畴。

一、病因病机

（一）热毒是皮肌炎病因的关键

皮肌炎的皮肤损害主要表现为上眼睑或眶周水肿性紫红色皮疹，亦可见于两颊、颈、前胸 V 形区和肩背部暴露部位；关节伸面的红色或紫红色斑丘疹，即 Gottron 征；起病常伴有发热。《金匮要略》曰："阳毒之为病，面赤斑斑如锦纹，咽喉痛，唾脓血。"周教授据此并结合临床经验认为皮肌炎的病因关键在于热毒，热毒或源于外感热邪久而化毒或源于五志过极等致内生。热毒炽盛，内伤营血，外灼肌肤，故有特征性皮损或发热；热毒日久伤及阴液，肌肤和脏腑失于濡养而出现肌无力、肌压痛。

（二）脾气虚是皮肌炎病机的根本

肌肉受累主要为肌无力、肌压痛。《素问·痹论》曰："肌痹不已，复感于邪，内舍于脾"，"脾痹者，四肢懈堕，发咳呕汁，上为大塞"。因此周教授认为这是脾气虚的表现。脾在体合肌肉，机体在内外因作用下出现脾气虚，脾为后天之本，脾气虚则气血生化无源，气血不能濡养肌肉、四肢、百骸，久则可致肌肉萎软无力、肌肉瘦削；脾亦主运化水湿，脾气虚则湿浊内生，湿性黏滞，湿为实邪，阻滞气血运行，不通则痛，则致肌肉酸痛乏力；同时脾气虚则卫外不固，风寒湿热之邪易于入侵，内外湿邪相合，久则湿可蕴热成毒，由此热毒和脾虚互为因果，进一步加重疾病。

（三）气阴两虚是皮肌炎的主要病理特征

整体观念是中医的特点之一，因此在皮肌炎病程中没有单纯的热毒证和脾虚证。"壮火食气"，"阳盛则阴病"，热毒日久可以伤气、伤阴；脾气虚虽为病机的根本，但中焦作为气血生化之源，气血阴阳之间可以相互转化，脾气虚必导致阴伤，肌肉失于濡养；同时热毒和脾气虚可以相互作用，进一步加重气阴两虚，若不及时治疗，最终会导致气血阴阳皆衰。因此，周教授认为，在整个病程中，气阴两虚是疾病的主要病理特征。

二、治则治法

周教授认为本病当以"急则治标，缓则治本"为原则，分期辨证论治。具体而言，急性期以清热解毒为主，益气养阴为辅。缓解期以益气养阴为主，解毒、活血、祛湿为辅。

三、分期辨证论治

根据多年的临床实践，周教授自拟治疗皮肌炎有效的基础方，由金银花 24g、白花蛇舌草 21g、茜草 24g、丹参 12g、当归 12g、川芎 12g、太子参 18g、茯苓 15g、白术 12g、柴胡 9g、升麻 6g、甘草 6g 组成，具有清热解毒，益气养阴的功效，根据皮肌炎的不同时期，加减灵活运用，疗效显著。

（一）急性期——热毒炽盛证

患者颜面、躯干、四肢可见广泛红斑皮疹，颜色鲜红，可伴有烧灼感或瘙痒，四肢近端肌无力、肌痛、口渴，尿黄赤，或有发热，舌质红，苔少或黄厚，脉弦数。此期患者以热毒症状为主，热毒炽盛则血热疾行，治疗以清热解毒，凉血消斑为主。方药在基础方上加用清热解毒药。清热解毒药中苦寒类伤阴，而气阴两虚是本病的主要病理特征，故要慎用苦寒药。常用甘寒解毒药有：金银花、连翘、蒲公英、土茯苓、白花蛇舌草、半枝莲、贯众、紫草、生甘草等。高热者，可加石膏、知母、青蒿；红斑范围较大，可加地榆、丹皮；伴关节痛者，可加忍冬藤、青风藤；胸闷、咳嗽者，加桔梗、枳壳；在此阶段西医治疗常配合大量糖皮质激素，周教授认为激素属阳药，伤肝肾之阴，患者可出现颧红、痤疮、舌红少苔等阴虚火旺之症状，可加生熟地、知母、丹皮、山萸肉、菟丝子等对抗其副作用。

（二）缓解期

1. **余热留恋证** 患者红斑部分消退或颜色变浅，仍肌肉酸痛，肌力增加但尚未完全恢复，口干咽痒，皮肤干燥，舌红，苔白少津，脉细数。此为热势已退，余热留恋，气阴两虚，治疗以益气养阴、清透余热为主，一般用基础方稍作加减即可。乏力较重者，加西洋参、黄芪；阴虚火旺者，加青蒿、鳖甲、知母；余加减法同上。

2. 气阴两虚证 患者红斑已经消退，肌力增加，仍感觉乏力，纳呆腹胀，可有腰膝酸软、两颧潮红、头晕目眩、口燥咽干、耳鸣、舌红、少苔，脉弦细。此为脾气亏虚，肝肾不足之症，治疗以健脾益气、补益肝肾为主，方药常选用补中益气汤合六味地黄汤。若舌苔厚腻湿邪偏重，加苍术、茯苓；舌质暗红者，加红花、川芎；若畏寒肢冷，加附子、仙灵脾、巴戟天。

四、病案举例

初诊（2013 年 12 月 27 日） 患者刘某，女，63 岁。因"眼睑肿性红斑，四肢近端肌无力、肌压痛 1 月"就诊。患者诉 1 月前出现眼睑肿性红斑，继之出现肌无力、肌压痛，伴发热，于当地医院诊为皮肌炎，予地塞米松 10mg ivgtt qd × 3 天，肌无力、肌压痛稍减。为求中西医结合治疗就诊。症见：双上眼睑、颈前红斑，自觉乏力，肌肉酸痛，无咳嗽咯痰。查体：双上眼睑肿性红斑、颈前 V 区红斑，头抬离枕头困难，四肢肌力Ⅲ级。实验室检查：肌酸激酶（CK）1015U/L，乳酸脱氢酶（LDH）437U/L，抗 Jo-1 抗体（+）。肌电图示：肌源性损害。

西医诊断：皮肌炎

中医诊断：肌痹（热毒炽盛证）

治法：清热解毒，凉血消斑。

中药：基础方加连翘 15g、半枝莲 15g、生地榆 15g、赤芍 20g、生地 21g、知母 15g，去柴胡、升麻。同时予强的松 50mg/d。

二诊（2014 年 1 月 10 日） 患者诉肌无力、肌压痛减轻，皮疹颜色变暗，头抬离枕头约 3cm 持续 5 秒。

中药：上方加玉竹 15g、柴胡 15g、升麻 9g。同时强的松渐减至 40mg/d。

三诊（2014 年 3 月 28 日） 乏力减轻，眼睑、颈部散在暗红斑，肌力Ⅳ级，CK 100U/L，LDH 348U/L。热毒之势大减，肌力好转，辨为余热留恋证。

中药：以基础方去白花蛇舌草、茜草，加黄芪 30g、山药 20g。强的松渐减为 15mg/d。

四诊（2014 年 5 月 30 日） 唯眼睑部散在皮损，肌力Ⅳ⁺级。CK、LDH 正常。

嘱常服补中益气丸和六味地黄丸，强的松减为 5mg/d。3 个月后随诊，患者无明显不适。

五、结语

周翠英教授认为皮肌炎的病因关键为热毒，病机根本为脾气虚，主要病理特征为气阴两虚。"热毒"和"气阴两虚"是治疗皮肌炎过程中的主要矛盾，创立的基础方正是为此而设，具有清热解毒、益气养阴的功效。根据疾病所处阶段不同，灵活加减运用基础方，效果良好。

孙亦鹏　孙素平　李大可

多发性肌炎和皮肌炎治疗体会

多发性肌炎和皮肌炎是横纹肌非感染性炎性肌病。其临床特点是以肢带肌、颈肌及咽肌等肌组织出现炎症、变性改变，导致对称性肌无力和一定程度的肌萎缩，并可累及多个系统和器官，亦可伴发肿瘤。多发性肌炎指无皮肤损害的肌炎，伴皮疹的肌炎称皮肌炎。

皮肌炎以皮肤表现为主者，属《金匮要略》所谓的"阳毒"或"阳毒发斑"之辨证范围；多发性肌炎以肌无力、肌萎缩为主，无关节症状者，按"痿证"辨证论治，兼有关节症状者，当属"痿痹"、"肌痹"辨证范围。肌痹，是以肌肤病变为主的一类病证。凡由风寒湿热毒邪侵扰肌肤，闭阻经脉及造成气血瘀滞而出现肌肤疼痛，肢体无力，甚至肌肉萎缩，手足不遂者称为肌痹。肌痹与脾的关系最为密切。《素问·生气通天论》曰："因于湿，首如裹，湿热不攘，大筋软短，小筋弛长，软短为拘，弛长为痿。"说明湿热可致痿。并提出了"治痿独取阳明"的观点。元代朱丹溪提出了"泻南方，补北方"的治疗原则，用滋阴清热以达到除肺热、补肝肾、实胃的方法，是对"治痿独取阳明"的一种新解。

综合文献及临床经验，周教授认为皮肌炎和多发性肌炎是由于患者素体阴虚阳盛，或脏腑内有蕴热加之感受暑湿或烈日曝晒，热毒直射而导致内外合邪，充斥血脉，侵蚀肌肤所致。若外邪深入，邪热久羁，耗气伤阴则导致肝肾阴亏。病程日久，脾阳亏虚，肾气日衰，则脾肾阳虚。诸邪闭阻，气机不利，营血运行不畅则出现瘀血闭阻之候。其病位初在肌肤、经络、关节，后损及脾、胃、肝、肾。故在临证中，根据本病临床发展的不同阶段，依病邪之进退、正气之盛衰，以脏腑、阴阳等为辨证法，自拟"肌炎四法"进行论治。

一、清热解毒法

皮肌炎在急性进展期多以邪实正盛为特征，临床表现主要有颜面皮肤红斑赤肿。甚则延及颈项肩臂，发热肌痛，肢体萎软，舌红绛苔黄，脉数。辨证为热毒炽盛，伤津灼营，瘀阻脉络。治以清热解毒，滋阴凉血。自拟"肌炎1号方"：金银花、紫花地丁、板蓝根、羚羊粉或水牛角粉、生地、牡丹皮、赤芍、栀子、紫草、茜草、丹参等。

二、健脾益气法

多发性肌炎或皮肌炎由急性进展期转为慢性期时，多以脾胃气虚为特征。临床表现为肢体萎软，倦怠乏力，或肌肉压痛，食少懒言，嗜卧，面色萎黄，腹胀便溏，或有皮损暗红，舌淡体胖苔白，脉沉细无力。其病机为脾虚气弱，失于运化，气血不充，肌肤筋脉失养。治以健脾益气，养血通络。自拟"肌炎 2 号方"：黄芪、台参、白术、升麻、柴胡、茯苓、当归、山药、薏苡仁、丹参、鸡血藤等。

三、滋补肝肾法

皮肌炎病情迁延不愈，邪退正衰之时，即出现肝肾阴虚之证候。临床主要表现为颜面部或胸部、四肢伸侧散在红斑，消瘦，肌肉萎缩，口干眼涩，心烦多梦，食少尿黄，舌质红苔少或无苔，脉细数。其病机为肝肾精血亏虚，筋骨肌肉失润。治以滋养肝肾，和营养血。自拟"肌炎 3 号方"：熟地、山药、山萸肉、枸杞子、何首乌、牡丹皮、知母、泽泻、茯苓、紫草、地骨皮、丹参等。

四、温补脾肾法

多发性肌炎或皮肌炎迁延不愈，正气渐衰，出现脾肾阳虚证候。临床多见四肢极度疲乏无力，或肌肉疼痛，畏风怕冷，腹胀懒言，腰膝酸软，下肢或肿，舌质淡苔白，脉沉细无力。其病机为脾肾阳虚，肢体失于温煦。治以温补脾肾，益气活血。自拟"肌炎 4 号方"：生地、熟地、山药、山萸肉、菟丝子、巴戟天、熟附子、肉桂、鹿角片、补骨脂、黄芪、党参、白术、丹参、陈皮等。

皮肌炎或多发性肌炎属疑难病证。对皮肌炎来说清热解毒，滋阴凉血，佐以活血化瘀是急性期的主要治法；红斑消退后转为慢性期，应改为健脾益气为主，佐以清热凉血药物，其治法逐渐过渡为温补脾肾或补益肝肾。对多发性肌炎来说，多由先天不足，后天失调，病及脾肾而耗气伤阳所致，故以温补脾肾为主要治法。由此看来，临证须注意辨证辨病相结合，谨守病机所在，勿为一法所困，证变则法亦变，不应片面拘泥于一法一方。对虚实夹杂证往往多方并用，灵活择药。单纯虚证，补药用量要足，治疗时间要久。

孙素平

辨证论治硬皮病

硬皮病是一种原因不明的临床上以局限性或弥漫性皮肤增厚和纤维化为特征的结缔组织病。除皮肤受累外，也可影响内脏，如心、肺和消化道等器官。

本病属中医学的"痹证"范畴，尤与"皮痹"更为接近。其病机要点为寒凝腠理，经络痹阻，脏腑失调。硬皮病发于皮肤，以皮肤增厚、硬化、萎缩为临床特征，尤以皮痹为突出的表现。随着病情的进展，硬皮病不仅表现为皮肤局部的病变，而且涉及肺脾肝肾等多脏腑之变。诚如《素问·皮部论》所述，"邪客于皮，则腠理开，……入舍于府藏也。"《素问·痹论》认为"五脏皆有合，病久而不去者，内舍于其合也"，"凡痹之客五脏者，肺痹者，烦满而呕……"这些描述大多符合硬皮病的病情演变过程。

周教授对本病病因病机的认识，多基于《素问·痹论》"风寒湿三气杂至，合而为痹"。临床观察有患者发病前有明显感受风寒或遭雨淋之病史，可以证实。《诸病源候论》曰："痹者，其状肌内顽厚，或肌肉疼痛，由血气虚则受风湿而成此病。"《素问·皮部论》曰："邪客于皮则腠理开，开则邪入客于络脉，络脉满则注入经脉，经脉满则入舍于脏腑也。"可见硬皮病之形成是正气不足，复感风寒湿邪，凝于肌腠，滞于经络，寒凝血涩，络脉痹阻，皮失所养而发病。病程迁延日久，累及诸脏，脏腑功能失调，更加重皮肤病变。

因此，对硬皮病的辨证既要重视其皮肤肿、硬、萎的特点，又要从中医的整体观念出发，立足于脏腑辨证，探究其病变脏腑，依证立法。临床常用温经散寒、补肾健脾、补气养血、活血化瘀等法。《金匮要略》曰："内有干血，肌肤甲错。"硬皮病皮肤发硬，呈肌肤甲错之状，系内有干血。硬皮病患者，无论是外感风寒，内伤脾肾或肝郁之由，均有瘀血表现，当以活血化瘀立法。活血化瘀法是中医治疗硬皮病最基本的法则。

周教授临床常将本病按以下5个证型进行辨证论治：

一、气血痹阻型

症见局部皮肤硬化，表面光滑发紧，不易捏起，日久硬化的皮肤变薄。常有肤色变深或变淡，呈黄白色，以致肌肤甲错，关节僵痛。舌淡或有瘀斑，苔白腻，脉滑迟或涩。

治法：散寒通痹，活血化瘀。

方药：独活寄生汤加减：独活、防风、秦艽、桂心、细辛、人参、茯苓、甘草、地黄、当归、芍药、桑寄生、牛膝、杜仲等。

初起皮肤变硬稍感发硬时选用上方；皮肤明显变硬或变薄时加乌梢蛇、全蝎、蝉衣、地龙等搜风通络之品；肤色变深，肌肤甲错，宜选用桃仁、红花、丹参、赤芍、穿山甲等加强活血化瘀之力；肤色变淡，宜重用益气养血之品；皮肤顽厚者，除重用活血化瘀药外，须加海藻、昆布、鳖甲、夏枯草等化痰软坚之品。

二、脾肾阳虚型

症见初起肌肤肿胀作痛，继之肿消，皮肤变硬，渐渐塌陷。神疲乏力，畏寒肢冷之症加重，伴纳呆，大便时溏，性欲减退，齿摇发落。舌淡嫩或边有齿印，脉沉细。

治法：温阳散寒，健脾补肾。

方药：阳合汤合补中益气汤加减：鹿角胶、肉桂、姜炭、熟地、白芥子、麻黄、黄芪、党参、白术、全当归、柴胡等。

方中可酌加温补肾阳之肉苁蓉、仙灵脾、锁阳、巴戟天；活血通络之全蝎、红花等。

三、肝郁血涩型

症见性急易怒，齿龈出血，女子月经不调，经量少，可有纳呆恶心，大便溏或干燥。皮肤局限性或弥漫性发硬，甚至萎缩，情绪波动或遇冷手足可变白、变紫。舌质暗红，苔薄白，脉弦。

治法：疏肝解郁，养血通络。

方药：选丹栀逍遥散合四物汤加味：丹皮、栀子、柴胡、白术、白芍、当归、茯苓、川芎等。

四、肺气虚弱型

症见咳嗽吐白痰，气短喘息。皮肤局限性或弥漫性发硬、萎缩、皮色暗褐，汗毛脱落，无汗。舌质淡苔薄白，脉细弱。

治法：补肺益气，温阳通脉。

方药：补肺汤合当归四逆汤加减：人参、黄芪、桑皮、紫苑、熟地、当归、桂枝、芍药、细辛等。

发热恶寒、身痛肌痛者，加荆芥、防风、羌活、葛根等。

五、湿热瘀阻型

症见皮肤肥厚、紧张，呈实质性浮肿，皮纹消失，呈淡黄色或黄褐色，或伴有发热，关节痛甚至红肿，甚或指端发生湿性或干性坏死。舌质红，苔黄腻，脉滑数。

治法：清热解毒，化瘀通络。

方药：四妙勇安汤加减：金银花、玄参、蒲公英、当归、薏苡仁、川牛膝、赤芍等。

热毒盛者，加红藤、土茯苓、白花蛇舌草；浮肿甚，加车前子、猪苓；溃疡疼痛明显者，加乳香、没药。

孙素平 郝苗清

从脏腑及痰瘀辨治硬皮病

周教授对硬皮病的治疗除了采用病因病机分证和结合皮肤分期辨治外，还常从以下几个方面辨治。

一、从肺论治

硬皮病发于皮肤，皮肤与脏腑经络气血津液密切相关，尤与肺最为密切。肺失宣降，则卫外不同，风寒湿阻于皮肤腠理，气血津液不能正常输布全身，皮毛失养故皮萎而硬；寒湿郁于皮肤，又可影响肺之宣发功能，故临床既有低热恶寒、身痛肌痛、咳嗽等卫表之症，又有局部皮色暗褐、发硬发冷、汗毛脱落、无汗等表现。以宣肺散寒通痹法治疗本病，特别是硬皮病急性发作期，有利于症状的控制。常用药物：荆芥、防风、羌活、独活、川芎、茯苓、麻黄、桂枝、黄芪等。

二、从脾论治

脾主运化，为气血生化之源，后天之本。脾运不足，则皮肤之精血失之供奉而致失荣硬化成本病。从临床上看，硬皮病者病程较长，呈慢性进行性发展，患者自觉初起肌肤肿胀作痛，继之肿消，皮肤变硬，渐至皮肤萎缩变薄，僵如皮革，紧贴于骨，此时神疲乏力、纳呆消瘦、心慌气短、舌淡、脉细弱等气血双虚的症状随之加重。采用健脾，补益气血之法每获良效。常用药物：黄芪、党参、白术、茯苓、甘草、山药、当归、熟地、阿胶、鸡血藤等。

三、从肝论治

硬皮病好发于女性育龄期，且女性患者常伴有情绪易激动、月经不调。古云："女子以肝为先天"，育龄期是女性经、带、胎、产等生理功能赖肝之疏泄调畅之期。肝失疏泄，血涩不畅，筋失所养易引发本病。故采用疏肝解郁，养血通脉之法治之。常用药物：香附、郁金、柴胡、牡丹皮、栀子、当归、白芍、川芎、佛手、青皮、木香、鸡血藤等。

四、从肾论治

肾为先天之本，藏五脏六腑之精，肾阳不足，脾失健运，内则淤滞积聚，外则失之荣养而成本病。回顾有关文献，脾肾阳虚之表现在硬皮病中很常见，许多学者从不同方面探讨了脾肾阳虚与硬皮病的内在关联。临床采用温肾健脾法疗效确切。常用药物：熟地、肉桂、干姜、鹿角胶、仙灵脾、巴戟天、黄芪等。

五、从瘀论治

《金匮要略》曰："内有干血，肌肤甲错。"根据硬皮病患者皮肤发硬，呈肌肤甲错之状，皮色灰暗，毛细血管瘀张，关节不利，末梢苍白青紫，月经不调，舌暗瘀斑，脉涩等瘀血证的表现，采用活血化瘀法。此法在硬皮病治疗中应用最广，可贯穿各型硬皮病治疗的始终。现代研究提示，活血化瘀能改善血液循环；影响硬皮病的胶原蛋白代谢，对结缔组织有软化作用；能调节血管神经功能；有促进肾上腺皮质功能或替代肾上腺皮质功能的作用，因而对硬皮病有效。临床常用药物：当归、丹参、乳香、没药、赤芍、川芎、鸡血藤、郁金、穿山甲、三棱、莪术、水蛭、土元等。

六、从痰论治

硬皮病的基本病机为寒凝腠理，经络痹阻，脏腑失调。寒多夹湿，凝于肌腠，日久可湿聚为痰；瘀血痹阻经络，日久可成痰，正如《血证论》说："血积既久，亦能化为痰水。"脏腑失调主要表现在脾失健运，肺失宣降，肾失温煦，肝失疏泄，而痰的产生恰与此四脏功能失调最为密切。由此可见，寒湿、瘀血以及脾、肺、肾、肝任何一脏功能失调都可化生痰浊。故临床在审证求因的基础上，不忘祛痰之法，运用恰当，确能提高疗效。临床常用药物：白芥子、白附子、贝母、僵蚕、海藻、昆布、牡蛎、制南星、半夏、郁金等。

硬皮病临床表现不一，病机错综复杂，临床宣肺、健脾、温肾、疏肝、活血、祛痰等法常综合应用，只是根据病情各有侧重而已。上述 6 法特别是活血法与温肾法最为常用，疗效也最确切。

孙素平　刘晓波

从络脉论治白塞病经验

白塞病是一种病因不明的以口腔及生殖器溃疡、眼炎、多种皮肤损害以及多系统受累（如循环系统、神经系统、消化系统、关节）的慢性全身性血管炎症性疾病。白塞病属中医"狐惑病"范畴，汉代医家张仲景在《金匮要略·百合狐惑阴阳毒病脉证治第三》中云："狐惑之为病，状如伤寒，默默欲眠，目不得闭，卧起不安，蚀于喉为惑，蚀于阴为狐，不欲饮食，恶闻食臭，其面目乍赤、乍黑、乍白。蚀于上部则声喝，甘草泻心汤主之。"对本病的临床表现、狐与惑的概念、治疗方药等均做了记载，为后世医家认识和研究本病奠定了基础。

目前，该病的确切病因及发病机制仍不清楚，治疗上亦无根治疗法。周翠英教授对白塞病的治疗具有自己独特的见解，遣方用药颇有其独到之处。周教授认为，白塞病的病位在络脉，主要病机是湿热毒蕴，毒瘀损络，所以治疗应以清热解毒与活血化瘀通络并重。我们通过整理既往临床观察病历及查阅文献；对周翠英教授治疗白塞病的经验做了较为系统的总结。

一、对白塞病病因病机的认识

（一）络脉与白塞病关系密切

《中医病证诊断疗效标准》中狐惑病诊断标准为：①反复发作口腔溃疡或外阴部溃疡。②可伴有瓜藤缠（结节性红斑）、青蛇毒（皮下血栓性静脉炎），皮肤针刺反应阳性，或出现眼部复发性前房积脓性虹膜睫状体炎，脉络膜视网膜炎，以及关节红肿疼痛、肠痈（阑尾炎）样腹痛、黑便等症状。这几乎具有皮肤小血管炎的所有临床表现，因此是皮肤小血管炎疾病的一种。且《素问·调经论》指出"病在血，调之络"，故络脉与狐惑病的发病关系密切。对此，后世医家多有阐述：清代的一些医家认为络脉几乎可以等于微小血管，例如宝辉在《医医小草》中认为，西方医学中的血液循环，"回血管者，络脉也"，"微丝血管者，孙络也"。现代很多学者[1-3]认为祖国医学中的络脉在概念及结构定位上相当于西医学中的微血管及微循环。王氏[1]提出闭塞性周围动脉粥样硬化、雷诺综合征、血栓性静脉炎、血管炎、超敏性血管炎及血管型白塞病等可统称为"络病"。《临证指南医案》中有"初病在经，久病入络，以经主气，络主血"，张聿青在《张聿青医案》中亦指出"直者为经，横者为络，邪既入络，易入难出。"而白塞病病程长，缠绵不愈，病位深，临床表现多样化的特点符合久病入络的理论。

络脉[4]广泛分布于机体内外、五脏六腑、五官九窍、四肢百骸，白塞病表现为口腔及生殖器溃疡、眼炎、多关节疼痛及脏器受累。因此络脉的分布与白塞病的病变部位相吻合。

（二）病因、病位、病机

周教授通过研习古籍并结合多年的临床经验，认为本病病因为湿热蕴毒，病位在络脉，病机关键在于湿热蕴毒、毒瘀损络。

1. 病因为湿热毒　白塞病发病迁延难愈、愈而易复发，与湿性为病起病隐缓、病程绵长、反复发病或缠绵不愈的特点息息相关；白塞病的首发症状是反复发作的口腔溃疡，《内经》中提到"诸痛痒疮皆属于心"，心对应六气中热（火），疮疡的成因与火热之邪息息相关。何谓毒？祖国医学认为"邪盛谓之毒"。湿热互结，蕴久为毒。关于湿热蕴毒的成因不外乎外感湿热之邪久蕴化毒，或湿之邪内侵久而郁热化毒，或过食辛辣肥甘、酒粕厚腻之品损伤脾胃聚热成毒，或木火失调，湿热内生化毒，或五情所过，肝气郁化火。

2. 病位在络脉　络脉是由经脉分出的，如《灵枢·脉度》中云："经脉为里，支而横者为络，络之别者为孙。"《医学入门》中云："经者，径也；经之支脉旁出者为络。"即经脉是主干，有路径之意；络脉为分支，有网络之意。络脉又有其分布，明·张介宾在《类经》中说："以络脉为言，则又有大络、孙络，在内、在外之别，深而在内者，是为阴络……浅而在外者，是为阳络。"阳络是指布散于身体表面或在外可见部位（如黏膜）的络脉；阴络是指循行在身体以内，分布而散在于脏腑，变为脏腑之络，因此叶天士《临证指南医案·便血》中记载"阴络即脏腑隶下之络"。王永炎[1]院士亦提出"络脉有阴络、阳络之异"。可见，络脉在体内的空间位置呈现出外（体表，如浮络为阳络）、中（为经脉）、内（体内，如脏腑之大络为阴络）的分布规律。络脉的这种空间分布规律与白塞病全身多系统受累相符。

3. 病机为湿热蕴毒，毒瘀损络　外感湿热之邪郁于肌表久而化毒，损伤体表阳络；或内生的湿邪热毒沿经传变至阳络。阳络受损则络脉输布气血津液功能失司，导致阳络瘀滞，伤及皮肤、表浅黏膜以及关节，导致皮肤、黏膜溃烂溢血，双眼病变和肢节的病变。内生毒邪传变有道：脾胃、心之经络循行于口窍之处；肝之经络上循至睛目、下达阴部。湿热之邪流注于肝之经络，沿肝经上害睛之络脉而目赤，下注于外阴之络脉，蚀皮腐肉而现外阴皮肤黏膜溃烂出血；传入脾胃之经则达舌口之络脉，现口腔黏膜以及舌糜烂发疮。或湿热毒邪沿心经窜行，上达喉咙、眼之络，下与膀胱经络齐行到溲尿处，所过之处皆损伤络脉，阻滞脉路，腐化气血，腐烂为脓，因此可现喉咙干痛、舌口疮疡、目赤、眵多、外阴溃疡等。若湿热毒邪久而不散，沿经络上下游走，灼伤络脉，络脉损伤而致溃疡形成。湿热毒邪循络脉此起彼伏，时发时止。外感湿毒热邪稽留不散，日久而传入经脉，与脉中留滞的内生毒邪相遇，湿热毒邪更盛，正邪相争，病在经气，迁延不愈，久则传入脏腑阴络，阻滞阴络，使血络瘀滞，阻遏气机，日久必耗伤正气，损及脏腑，导致多脏腑受累。

二、辨证施治

（一）急性发作期

1. 热毒炽盛，血脉失和

主症：高热持续不退或反复高热。舌面及口腔多处溃疡，生殖器或肛周溃疡，疡面红肿疼痛，目赤，面部潮红，皮肤斑疹，烦躁不安，关节肿痛，溲赤便干，舌红苔黄或少苔，脉象弦数。

治法：清热解毒，滋阴凉血。

方药：清瘟败毒饮加减。水牛角粉 30g、金银花 24g、连翘 12g、板蓝根 20g、黄连 9g、丹皮 12g、栀子 12g、生石膏 30g、生地 30g、石斛 30g、知母 15g、赤芍 15g、生甘草 9g、炙甘草 9g。

加减：若伴有红斑结节，可加入穿山甲、王不留行、赤芍、丹参等软坚散结、活血通络；若关节肿痛或积液，加川牛膝、防己、车前草等清热利湿通络；若两目红赤、怕光流泪、视物模糊症状较重，则加龙胆草、菊花等以清热泻火明目。

2. 湿热蕴结，血脉阻滞

主症：溃疡红肿，疡面脓苔，下肢常起红斑结节，关节肿痛，眼红目眵增多。可伴有低热心烦，口苦黏腻，纳呆脘闷，胸胁胀满。女子带下黄臭，小便黄赤，大便不爽或大便干燥，舌质红苔黄腻，脉象弦滑或弦数。

治法：清热解毒，利湿活血。

方药：龙胆泻肝汤合身痛逐瘀汤加减。龙胆草 9g、柴胡 12g、黄芩 9g、栀子 12g、木香 6g、泽泻 15g、连翘 12g、桃仁 12g、川牛膝 24g、生甘草 9g、炙甘草 9g、青黛 3g。

加减：若阴部溃疡重，加土茯苓、黄柏、苦参以清下焦湿热；大便干结、苔黄燥，加大黄釜底抽薪、泻热通腑；目睛红肿甚者，加菊花、夏枯草、青葙子、茺蔚子；湿邪偏盛，腹胀苔腻，加土茯苓、滑石；若胸胁胀闷明显，妇女乳房作胀，月经不调，加香附、枳壳疏肝理气；若口腔溃疡明显者，可用玉女煎合清胃散加减。

（二）慢性缓解期

1. 阴虚内热，邪阻血络

主症：口腔、外阴部溃烂灼痛，溃疡红润。午后低热，五心烦热，口干尿赤，便干或秘。或见精神恍惚，失眠多梦，腰膝酸痛，头目眩晕，女子月经不调，男子遗精。舌质红苔干黄或光红无苔，脉弦数或细数。

治法：滋补肝肾，养阴清热。

方药：知柏地黄汤合增液汤加减。知母 10g、黄柏 10g、生地 24g、麦冬 24g、枸杞子 15g、山萸肉 15g、玄参 15g、牡丹皮 15g、赤芍 15g、生甘草 9g、炙甘草 9g。

加减：若目赤肿痛较甚，加青葙子、菊花；咽喉溃疡较重者，加黄连、板蓝根、马勃、青蒿、地骨皮、鳖甲、黄芩；挟湿者，加薏苡仁、萆薢、茯苓；关节痛者，加忍冬藤、海风藤、川牛膝；失眠多梦，加酸枣仁、夜交藤；气阴两虚者，可用甘草泻心汤合养胃汤，常用生甘草、炙甘草、太子参、生黄芪、石斛、玄参、生地、牡丹皮、麦冬、金银花、连翘、黄芩、黄连、陈皮等药，视其侧重，选择用药，并根据具体病情，灵活加减。

2. 脾虚湿滞

主症：常有低热，倦怠乏力，头昏头重，饮食减少，口干不欲饮，腹痛绵绵，腹胀纳呆，大便稀溏，或干溏不一，或先干后溏，口、咽、外阴溃疡久不敛口，患处色淡而多呈平塌或凹陷状，舌质淡有齿痕，舌苔薄白，脉细缓或沉迟。

治法：健脾益气，除湿解毒。

方药：补中益气汤合甘草泻心汤加减。炙黄芪 30g、党参 30g、白术 15g、川黄连 6g、生甘草 9g、炙甘草 9g、干姜 6g、薏苡仁 30g、当归 9g、川芎 9g、升麻 6g、柴胡 9g、陈皮 10g、茯苓 15g。

加减：脘腹胀者，加木香、川厚朴；大便溏薄明显者，加山药、芡实、补骨脂；大便夹有黏液者，加白头翁、马齿苋；眼底渗出物多者，加胆南星、车前子、茺蔚子；湿盛痰多者，加半夏；疡面久不收敛，加马勃、木蝴蝶。

3. 脾肾阳虚，余邪未尽

主症：口、眼、外阴溃疡久不敛口，溃疡色淡，呈平塌凹陷状，伴有面色㿠白、纳呆乏力，便溏或五更泻，腰酸耳鸣，畏寒肢冷，舌质淡白或舌紫暗，脉弦细。

治法：健脾益肾，补阴益阳。

方药：金匮肾气丸合甘草泻心汤加减。熟附子 10g、桂枝 10g、熟地黄 30g、山药 30g、山萸肉 15g、牡丹皮 12g、茯苓 12g、黄连 9g、黄芩 9g、党参 20g、干姜 9g、半夏 9g、陈皮 9g、生甘草 9g、炙甘草 9g、大枣 5 枚。

加减：若大便次数多，加芡实、石榴皮；大便脓血者，加地榆、白头翁；蛋白尿、血尿者，加六月雪；贫血者，加黄芪、当归；白细胞减少者，加黄芪、白术、补骨脂；阳痿、性欲减退者，加鹿角片、龟板、仙灵脾；下肢栓塞性静脉炎、红斑结节、舌质紫暗者，加赤芍、归尾、红花。

三、病证结合

近年来，周翠英教授通过研习古方并根据多年临床用药经验，在辨病与辨证的基础上结合络脉思想，制订出协定方"白塞方"治疗本病，疗效颇为显著。方药组成：白花蛇舌草 24g、金银花 24g、生甘草 9g、炙甘草 9g、黄连 9g、干姜 6g、柴胡 15g、刘寄奴 15g、王不留行 15g、当归 12g、川芎 12g、赤芍 18g、白芍 18g、白及 12g。白花蛇舌草与金银花清热解毒共为君药；刘寄奴、王不留行、当归、川芎、赤白芍活血通络，生甘草清热解毒、炙甘草补中益气、黄连清热燥湿，共为臣药；白及生肌敛疮为佐助药；干姜辛温调畅气机为佐使药；柴胡引药入经直达病所为使药。

四、白塞方的临床运用

白塞方为周教授治疗白塞病的基本方，当临床上出现更复杂的症状（如神经、血管、胃肠受累等）时，灵活化裁原方或联合西药共同施治。

1. 胃肠道受累　其症状主要为腹痛、下痢便脓血或吐血等。周教授认为白塞病胃肠道受累的发病机制为热毒入络，迫血外溢，或久病致气血两虚，气不摄血，血溢脉外出现消化道出血，离经之血瘀滞于肠道，则腹痛连连。因此治则应以"清热解毒、活血化瘀通络"为基础，同时注重补益气血、凉血止血、活血止血，临床常在"白塞方"基础上加黄芪、生地、槐花、地榆、蒲黄、茜草。

2. 神经受累　其症状为头痛、头晕、偏瘫、癫痫、四肢麻木无力，其主要病机为湿热蕴毒，毒瘀损络，络脉受损则血瘀，久病亦会耗伤气血，出现"虚"、"瘀"，血虚不能濡养形体、官窍，导致头晕、四肢麻木无力、偏瘫等；或瘀血阻滞，不通则痛，出现头痛，瘀血阻窍，脑络闭塞，脑神失养而风动出现癫痫等。若出现头痛、癫痫等，可用"白塞方"合通窍活血汤加减；若出现头晕等，兼见气血虚证时，可用"白塞方"合四物汤、四君子汤加减。

3. 血管受累　本病与中医学中经脉关系密切，"经脉为气血运行的通道"，因此可从经络来论治，经络以血液充盈、血运畅通为要。湿热毒邪循经流窜，损伤经络，或者湿热在经络日久，经血瘀滞，造成经络功能障碍，或热毒灼伤脉管，出现血栓、血管壁病变。治疗应以清热解毒、活血通经、化瘀通络为主。

此三种病变病情较严重，若中药效果不佳，可选用中药联合西药（糖皮质激素、免疫抑制剂等）治疗。

五、白塞方药物组成选择规律

（一）精选甘草泻心汤中三味药物

1. 甘草　生甘草与炙甘草各半，用量较大，总为18g，具有补中益气，清热解毒，缓急止痛，调和药性功效。《名医别录》云甘草可"通经脉，利血气"，运用甘草亦可活血通络。周教授认为甘草用生、用炙确有不同，《药品化义》曰："甘草，生用凉而泻火，主散表邪，消痈肿，利咽痛，解百药毒，除胃积热，去尿管痛，此甘凉除热之力也；炙用温而补中，主脾虚滑泻，胃虚口渴，寒热咳嗽，气短困倦，劳役虚损，此甘温助脾之功也。"可见甘草生用偏凉能清热解毒，炙用性温能益气补中、缓急止痛，二者相配，清补双辅，扶正不恋邪，中气得运，湿毒自化。白塞病疗程长，生甘草合黄连清热解毒，炙甘草合干姜益中州脾土，久服无败胃之虞。

2. **黄连** 黄连味苦、性寒，归肺、胃、胆、大肠经，具有清热燥湿、泻火解毒的功效。黄连在仲景时用以治痞证，如《药类法象》中云："泻心火，除脾胃中湿热，治烦躁恶心，郁热在中焦，兀兀欲吐。治心下痞满必用药也。仲景治九种心下痞，五等泻心汤皆用之。"《神农本草经》云："黄连，味苦，寒。主治热气，目痛，眦伤，泣出，明目，肠澼，腹痛，下痢，妇人阴中肿痛，久服令人不忘。"《名医别录》对黄连记载："微寒，无毒。主治五藏冷热，久下泄澼、脓血，止消渴、大惊，除水，利骨，调胃，厚肠，益胆，治口疮。"黄连与当归合用能缓解白塞病之眼部病损，《医学启源》云："眼痛不可忍者，以黄连、当归根酒浸煎服。"又云："血壅而不流利则痛，当归辛温以散之，使气血各有所归。"可见黄连清热燥湿解毒，用以治疗目痛、口疮、肠痈、皮肤湿疮等。

3. **干姜** 干姜味辛、性热，归脾、胃、心、肺经。具有回阳通脉、温肺化饮的功效。《药品化义》云："干姜干久，体质收束，气则走泄，味则含蓄，比生姜辛热过之，所以止而不行，专散里寒。"与黄连配伍，一开一降，使湿热之邪无所藏。

（二）治疗络病药物的选择

周教授认为邪毒壅盛、络脉瘀滞是白塞病致病的病理机制，当以清热解毒与通络并治。选用活血通络药物，如当归、赤芍、川芎；化瘀通络药物，如王不留行、刘寄奴。"气为血之帅，血为气之母"，活血药物佐以补气药物甘草，用以补气活血通络。

六、临证体会

（一）化裁古方，病证兼顾

对于白塞病的认识首见于《金匮要略》载狐惑病。关于狐惑病的治疗书中亦有较详尽的记载，且后世医家运用之皆取得良好的疗效。周教授在古人研究的基础上，治疗白塞病采用辨病与辨证相结合的治法。

1. **从狐惑病论治** 周教授经验方以化裁甘草泻心汤为主线，甘草泻心汤方源自仲景的《伤寒杂病论》对虚痞证的证治。《伤寒论·辨太阳病脉证并治》第 158 条载："伤寒中风，医反下之……心下痞硬而满，干呕……谓病不尽，复下之……甘草泻心汤主之。"但仲景在《金匮》中将此方应用于治疗狐惑病。甘草泻心汤由甘草、黄芩、人参、干姜、黄连、大枣（擘）、半夏组成。原方用药稍不同，《伤寒》中无人参，而《金匮》中有人参；甘草在治狐惑病时生用，用于虚痞证时炙用。周教授师古而不泥古，根据临床经验选用原方中的甘草、黄连、干姜入白塞方。

2. **从湿热毒瘀损络论治**　湿热蕴毒、毒瘀损络是白塞病的病机关键，且贯穿白塞病的各个阶段。湿热为毒，损伤络脉，使络脉瘀滞，机体功能受损。湿热之邪为因，瘀血既为伤络的病因又是络伤的病理产物，毒瘀损络为致病机理。因此清热解毒、活血化瘀通络为其基本治法。周教授白塞方中选用白花蛇舌草、金银花以清解热毒，柴胡、刘寄奴、王不留行、当归、川芎、赤白芍以活血化瘀通络。

3. **病期侧重，调量选药**　白塞病病程绵长，应根据病情进展，在白塞方基础上，执简驭繁。病情初期，邪气盛，湿热毒之邪各有偏盛，热毒盛则表现为溃疡红肿痛甚、皮肤常起红斑结节、目赤头痛、皮肤斑疹色红，湿毒炽盛则疡面脓苔、目赤眵多、下肢皮肤常有红斑结节；久病，毒邪未除，正气却虚，则溃疡凹陷、疡面久而不敛、下肢皮色暗。在病情初期，应加重清热解毒、祛湿药物的运用，根据邪毒偏盛调整用药，可酌加蚤休、蒲公英、大青叶、土茯苓、薏苡仁、黄芩、黄柏；疾病后期正虚邪恋，可加黄芪补气、托疮，党参补气益血，白及收敛止血、敛疮生肌。

（二）甘草的应用

甘草，亦称为"美草"、"甜草"、"国老"等，在《中药学》教材中归于补气药范畴，味甘性平，归于心、肺、脾、胃经，有"益气补中，清热解毒，祛痰止咳，缓解止痛，调和诸药"之功效。在白塞方中重用甘草用量达18g，周教授认为取甘草之益气、补中、泻火、解毒之意则非重用不能奏效。周教授协定方中甘草有生、炙之分，《本草》载"生则微凉，味不佳，炙则温"，周教授认为甘草生炙二者相合，清补双辅，扶正不恋邪，中气得运，湿毒自化。且《药品化义》曰："甘草，生用凉而泻火，主散表邪，消痈肿，利咽痛……炙用温而补中，主脾虚滑泻……此甘温助脾之功也。"生甘草归肺经循喉咙，有明确的消痈利咽之功。方中大量苦寒之品祛火毒而易伤脾胃，周教授重用炙甘草温补脾胃，顾护胃气。《药品化义》中载："炙甘草因味厚而太甜，不宜多用，恐恋膈不思食也。"炙甘草久用导致痞满纳呆，因此取干姜、黄连"辛开苦降"之意。《名医别录》云甘草可"通经脉，利血气"，周教授认为运用甘草亦可活血通络。甘草在方中清热解毒、活血通络、利咽消疮、补脾健运、缓和药性，又味甘可调味，在治疗白塞病中，不可或缺。重用甘草充分体现了周教授对药物理解透彻，物尽其用。

现代医学认为甘草具有糖皮质激素样作用。甘草甜素与甘草次酸可抑制结合型皮质类固醇的合成[5]；抑制 PLA2 活性降低对前列腺素生成的抑制[6]；甘草甜素对激活补体的两条途径均有阻抑作用[7]；解痉抗溃疡作用，实验证明，甘草中提得的 6 个黄酮苷（FM_{100}，含甘草甙、异甘草甙、甘草素、异甘草素等）及苷元具有解痉和抗溃疡的作用[8, 9]；抗炎及免疫抑制作用[10]。此外，还有研究表明甘草还具有解毒、抗病毒、抗肿瘤、抑菌、降血脂与抗动脉粥样硬化等药理作用，且不具有糖皮质激素的毒副作用[11-13]。

（三）芍药的应用

白塞方中赤芍和白芍作为活血化瘀通络药物等量运用。二者功效亦有异同，既用其"清热凉血、活血养血、平肝、止痛"共同功效[14]，又因"白补赤泻"，各抒其长，赤芍善于清热凉血，散瘀止痛，白芍善于养血调经，平肝止痛。二者一补一泻，活血化瘀与养血并行，使祛邪而不伤正。且白芍与柴胡皆归于肝经，入肝经养其络；络脉病久则伤血成瘀，赤芍配伍当归共奏活血化瘀之功。

对于赤芍、白芍功效之异同，多部经典亦有记载，例如《本草求真》曰："赤芍药与白芍药主治略同，但白则有敛阴益营之力，赤则只有散邪血之意；白则能于土中泻木，赤则能于血中活滞。"《本草备要》曰："赤芍主治略同白芍，尤能泻肝火，散恶血，治腹痛坚积，血痹疝瘕，经闭肠风，痈肿目赤，能行血中之滞。"成无己《注解伤寒论》谓："芍药，白补而赤泻，白收而赤散也。"

现代药理研究证实，赤芍与白芍均具有抗炎、抗凝血、免疫调节等作用[15]。白芍有抗溃疡、抑菌的功效[16]。

（四）治疗宜早，疗程宜长

白塞病临床表现复杂，临床上应做到详询病史，以早期诊断早期治疗，以免延误病情。本病常反复发作，从中医角度讲，络脉致病，病邪易入难出，病情缠绵，故病程较长，治疗难度较大，因此在用药精准的前提下，也需长时间服药才可达到一定的疗效。疾病后期，正气已虚，正虚邪恋之时，应对苦寒药物减量，加入扶正药物，亦不可完全停用祛邪药物。病情已基本稳定，也不可即刻停药，应继续服药一段时间加以巩固疗效。

七、病案举例

孙某，女，38岁，初诊：2013年9月4日。以"口腔及外阴溃疡反复发作17年"来诊。患者17年前出现口腔及外阴溃疡，于山东省立医院确诊为白塞病，给予药物治疗（具体药物不详），16年前四肢及躯干部出现脓疱疹样皮疹，继之皮疹破溃皮肤出现溃疡，病情反复，期间曾服用环磷酰胺片、泼尼松片60mg qd（1年内减量至5mg qd），现均已停药。后一直于当地医院治疗，1个月前口腔溃疡加重。现症见：口腔黏膜及舌尖部可见数个痛性溃疡，最大者达1.0cm×0.8cm，溃疡底部覆有黄色覆盖物，边缘红，左侧腹股沟处有一个毛囊炎样皮疹，疼痛，瘙痒，小腿部有数个溃疡样皮损，无外阴溃疡，无关节疼痛。纳眠一般，二便一般，舌淡红，苔黄白，边有齿痕，脉沉涩。中医诊断：狐惑病，西医诊断：白塞病。辨证：湿热蕴毒，毒瘀损络。治法：清热解毒，活血通络。

处方：白塞方加夏枯草18g、蒲公英15g。水煎服，日一剂。

二诊：2013年9月25日，患者口腔溃疡疼痛缓解，腹股沟皮肤结节消退，小腿处溃疡无明显缓解，时有头晕，舌质红苔略黄，脉细弱。处方：中药上方加黄芪15g、地丁15g。水煎服，日一剂。

三诊：2013年10月16日，患者口腔溃疡多数已愈合，无新起溃疡，小腿皮肤溃疡面减小，疼痛减轻，仍有头晕，舌红苔白，脉沉细。处方：治疗方案不变，中药上方继服。水煎服，日一剂。

四诊：2014年6月5日，患者因觉症状消失自行停药半年，期间发作1次下唇溃疡，两个星期前无明显原因出现右膝疼痛，肿胀，昨日外阴部新起一绿豆大小溃疡，疼痛明显，无口腔溃疡，眼睛无不适，皮肤无皮疹，纳差眠可，大便略稀，舌尖红苔白，脉滑。处方：白塞方加川牛膝15g、肿节风15g、黄柏9g。水煎服，日一剂。

五诊：2014年7月2日，患者外阴溃疡痊愈，无新起溃疡，膝关节肿胀消失，仍有疼痛，无其他不适。纳眠可，二便调，舌红苔白，脉沉弦。处方：白塞方加醋穿山甲3g。水煎服，日一剂。

六诊：2014年7月16日，膝关节肿胀疼痛均消失，口腔及外阴溃疡均无复发，纳食不香，大便不成形，舌质淡红苔黄，脉细弱。处方：白塞方去黄连、白及加焦三仙各 15g。水煎服，日一剂。

按语：本病例是以口腔、外阴溃疡为主要症状以及关节疼痛并累及皮肤为特点的白塞病，患者以口腔溃疡、外阴溃疡起病，以皮肤黏膜溃疡为主，病机为湿热之邪蕴久化毒，湿热毒沿经伤及络脉，毒与瘀搏结于络脉，湿热久而化腐，出现皮肤及黏膜溃疡。以清热解毒、活血通络为治法。方中甘草、金银花、蒲公英清解热毒；黄连燥湿；王不留行、川芎、刘寄奴疏通经络；赤芍与白芍则养血活血，且白芍与温经通络之干姜配伍，寒热相因，防其热之太过；炙甘草补中，调合诸药；其余则随症加减。当出现关节症状时周教授善用穿山甲，因为穿山甲活血通经、消肿排脓，既可消肿疮毒、瘰疬，又可透达关节，治疗关节疼痛、活动不利。通过此病案还应注意以下两点：一，后期临床症状已缓解，病情较轻时，不可断然停药，应继续服药，巩固疗效；二，用药时间过久，寒凉之药易损伤脾胃，因此后期方中应加入顾护胃气之药。

综上，周翠英教授认为湿热毒蕴、毒瘀损络是白塞病的病机关键，故临证施治以"清"、"通"为治疗大法，治以清热解毒，活血化瘀通络为主，验之临床，取得了良好疗效。

王盼盼　孙素平

参考文献

[1] 王永炎，常富业，杨宝琴. 病络与络病对比研究 [J]. 北京中医药大学学报，2005，28（3）：1-6.

[2] 宋俊生. 试述中西医结合的切入点 [J]. 中医文献杂志，2000，（2）：31.

[3] 刘伍立，江一平. 浅谈微循环与络脉的关联 [J]. 北京中医，1986，（2）：45-47.

[4] 周水平，仝小林，徐远. 络病的基本概念与病理特点探析 [J]. 中医药学刊，2002，20（6）：724-726.

[5] 王浴生，薛春生，邓文龙. 中药药理与应用 [M]. 北京：人民卫生出版社，1983：264-277.

[6] 张洪泉，刘发，孙兵. 甘草甜素的抗过敏作用 [J]. 中国药理学报，1986，7（2）：175-177.

[7] 黄寿吾，译. 甘草甜素对补体系统的影响 [J]. 国外医学（中医中药分册），

1983,（1）: 57.

[8] 中村理惠，廖系晗. 甘草的抗溃疡作用机理研究 [J]. 重庆中草药研究，2004，（1）: 49-52.

[9] 怡悦. 甘草中抗溃疡作用的主要成分 [J]. 国外医学（中医中药分册），2005，27（1）: 50.

[10] 朱任之. 甘草次酸钠口服给药的抗炎及免疫调节作用 [J]. 中国药理学通报，1996，（6）: 64-66.

[11] 于辉，李春香，宫凌涛，等. 甘草的药理作用概述 [J]. 现代生物医学进展，2006，6（4）: 77-79.

[12] 吴志强. 甘草的药理作用机理 [J]. 新疆医科大学学报，2009，32（6）: 813.

[13] 王兵，王亚新，赵红燕，等. 甘草的主要成分及其药理作用的研究进展 [J]. 吉林医药学院学报，2013，34（3）: 215-218.

[14] 陈勇，杨敏，王飞. 赤、白芍功效主治异同的本草学研究 [J]. 四川中医，2006，24（11）: 42-43.

[15] 杨琪伟，杨莉，熊爱珍，等. 赤芍和白芍抗炎作用的 UPLC-MS 代谢组学初步研究 [J]. 中国中药杂志，2011，36（6）: 694-697.

[16] 项亚西，张京红. 赤白芍化学成分和药理作用的差异 [J]. 海峡药学，2010，22（11）: 43-44.

从湿热毒论治白塞病

白塞病在中医学中称为"狐惑"。《金匮要略·百合狐惑阴阳毒病脉证治第三》对本病已有较详的论述："目赤如鸠眼……蚀于喉为惑，蚀于阴为狐。"认识到尽管咽喉、眼、二阴的部位不同，却是一个独立的综合性疾病，既有治则与方药，又主张内外合治。周教授勤求古训，师古而不泥古，抓住本病湿热毒蕴的病机关键，灵活化裁甘草泻心汤治疗本病，取得了较好的临床疗效。

一、狐惑病源流概说

狐惑病首载于《金匮要略》："狐惑之为病，状如伤寒，默默欲眠，目不得闭，卧起不安，蚀于喉为惑，蚀于阴为狐，不欲饮食，恶闻食臭，其面目乍赤、乍黑、乍白，蚀于上部则声嗄，甘草泻心汤主之……"《诸病源候论·伤寒狐惑候》："夫狐惑二病者，是喉阴之为病也……或因伤寒而变为斯病……皆由湿毒气所为也。"清·徐彬《金匮要略论注》注曰："狐惑虫也……大抵皆湿热毒所为之病，毒盛在上，侵蚀于喉为惑……谓热淫如惑乱之气感为生蜮也……毒偏于下，侵蚀于阴为狐。"自《金匮要略》论及本病以来，历代医家多从湿热蕴毒论治本病，积累了丰富的经验。

二、病因病机分析

本病的主要病机是湿热毒蕴。湿热毒邪的形成责之于外感湿热毒邪或湿邪内侵聚久酿热化毒，或过食膏粱厚味，辛辣炙煿，醇酒滋腻之品致脾胃积热成毒，或五志过极，肝郁化火，或肝脾不调，湿热内生化毒。湿热毒邪蕴结攻注脏腑，或循经络上攻口、眼、外阴，或搏于营分，或外犯肌肤，形成体窍、多脏腑病变。

三、从湿热毒论治

湿热毒蕴是白塞病的病机关键，且贯穿疾病发生发展的各个病理阶段。治疗主要从湿热毒论治。湿热毒蕴，弥漫三焦，湿热毒上冲而复下注，上下交病须治其中。清热解毒，除湿通络为其基本治则。本病早期或急性发作期一般湿热毒邪较盛，慢性缓解期或不典型发作期，一般为正气受损，湿热余毒未尽的状态。无论白塞病的急性或不典型发作期或慢性缓解期，治疗均选用甘草泻心汤化裁治疗。所不同在于根据湿热毒邪气的偏盛，调整药物的用量变化，随证加减，同时配合内服外治。

（一）主病主方，执简驭繁

1. 甘草泻心汤为治疗狐惑病的主方　甘草泻心汤出自张仲景之《伤寒杂病论》，方由甘草 4 两（炙）、黄芩 3 两、人参 3 两、干姜 3 两、半夏半升（洗）、大枣 12 枚（擘）、黄连 1 两组成。《伤寒论》中用于因反复误下，致脾胃虚弱，寒热错杂之痞利俱甚证。而在《金匮要略》中则作为狐惑病的主方来使用，《金匮要略·百合狐惑阴阳毒病脉证治第三》曰："蚀于上部则声嗄，甘草泻心汤主之。"经方多强调方证对应，甘草泻心汤不仅体现了方证对应，同时也体现了方病对应。原方之药物配伍分析，方中生甘草清热解毒，并配以黄芩、黄连苦降，清热燥湿解毒；干姜、半夏辛开，既能燥湿，又可条畅气机；芩连配姜夏，苦降辛升，湿热之邪无所藏也；湿热毒久郁，必伤正气，故用人参、大枣益气养血，以扶正气。

2. 化裁甘草泻心汤方及用药经验　周教授总结前人的经验，经过多年临床实践，化裁甘草泻心汤治疗本病，取得了较好疗效。方药组成：生甘草、炙甘草、黄芩、黄连、黄柏、砂仁、苦参。生炙甘草同为君药，既清热解毒又健运中气，黄芩、黄连、黄柏、苦参清热燥湿解毒，干姜、砂仁燥湿调畅气机共为佐使药物，以达清热利湿，解毒扶正的目的。

（1）甘草的用药经验及药理研究：甘草泻心汤治疗狐惑病的关键药物是甘草。甘草生炙各半，且用量宜大。一般用量为 15 ～ 30g。甘草味甘，性平，归心、肺、脾、胃经，具有补脾益气，清热解毒，祛痰止咳，缓急止痛，调和诸药的功效。《本经疏证》曰："甘草之用生、用炙，确有不同，大率除邪气，治金创解毒，皆宜生用；缓中补虚、止渴，宜炙用。"《普济方》称其"生甘平，炙甘温，纯阳，补血养胃"。《药品化义》曰："甘草，生用凉而泻火，主散表邪，消痈肿，利咽痛，解百药毒，除胃积热去尿管痛，此甘凉除热之力也；炙用温而补中，主脾虚滑泻，胃虚止渴，寒热咳嗽，气短困倦，劳役虚损，此甘温助脾之功也。"可见生甘草长于清火，以清热解毒、清肺止咳力胜，炙甘草长于温中，以甘温益气、缓急止痛力强。另外《名医别录》言甘草可"通经脉，利血气"，具有活血化瘀之功。故方中重用生甘草清热解毒、调和药性，炙甘草健脾补中、缓急止痛，二者相配，补中有清，清中有补，扶正而不恋邪。从而使中气得运而湿毒自化。

现代药理研究证明，甘草中含有 100 多种有效化学成分，其中以甘草甜素、甘草次酸、甘草苷元和甘草多糖为主。有以下几种作用：①对免疫系统具有双向调节作用。②甘草浸膏、甘草甜素具有盐皮质激素和糖皮质激素样作用，可发挥抗炎作用。③抗病原微生物作用。④抗肿瘤作用。⑤解毒作用。此外，还具有抗消化道溃疡、祛痰止咳等作用。炙甘草由生甘草加黄酒和蜜炮制而成。实验研究显示：蜜炙甘草中甘草苷、甘草酸单铵盐、甘草次酸的含量降低了 28.2%、17.2% 和 36.2%。炙甘草抗惊厥、止痛作用优于生甘草，其提取液具有抗心律失常的作用。生甘草经蜜炙后甘草酸损失 20%，可避免生甘草引起的类醛固酮增多症。

（2）黄芩、黄连、黄柏、苦参的用药经验：黄连、黄芩、黄柏为临床常用苦寒药，称为"三黄"，均具清热燥湿、泻火解毒之功，常相须为用，但也同中有异，各有所长。根据不同临床表现配伍应证药对：①配活血药：黄芩配赤芍以清热利湿、活血散瘀，可治肝经风热引起的目赤肿痛；黄连配丹参以清血热、泻心火，主治心火亢盛之溃疡；黄柏配槐花以清热燥湿凉血，治疗阴部溃疡出血。②配发表和解药：黄芩配柴胡以通调表里、和解少阳，可治往来寒热，胸胁苦满；黄连配升麻，升麻为阳明经引经药，善清解阳明热毒，引清阳之气上升，黄连与之相伍，使上炎之火得散，内郁之热得降。③配燥湿药：黄芩配半夏以清热燥湿、化饮祛痰，可用于烦热而心下痞痛及气逆不降之头晕呕吐；黄柏配苍术以清热燥湿、消肿止痛，可用于关节肿胀疼痛等症。④配温里药：黄连配肉桂以清心热、补命火，可引火归元，治心肾不交引起的失眠多梦、口腔溃疡；黄连配附子以寒热并用，阴阳相济，强心回阳之功甚著，可用于溃疡证属寒热错杂者。⑤配安神药：黄连配酸枣仁，一苦寒，一甘酸，上清心火，除烦安神，适用于心火上亢引起的失眠心悸、烦躁不安等症；黄芩配阿胶以清热滋阴、养血安神，主治阴亏火炽，虚烦不眠。

现代研究亦表明"三黄"等清热解毒中药具有不同程度的以下功能：①调节免疫功能：其机理是作用于某些炎性细胞和炎性介质，可增强非特异性免疫，抑制特异性免疫。②抗病原微生物功能。③抗炎作用。④抑制血小板聚集等。另外，黄芩有镇静镇痛作用，对风湿免疫性疾病有较好的治疗作用。

苦参是周老师治疗本病"蚀于下部"的熏洗方药，临床一般畏其味苦难服，嫌其峻烈，多外用而少入煎剂，但毒疮恶癞非此莫除，其清热燥湿功能与"三黄"相近，苦甚燥烈，力达诸窍。外用内服俱佳，为治疗狐惑病的要药。患者如有条件，也可静脉给予苦参碱注射液治疗。

（3）干姜、砂仁的用药体会：干姜味辛，性热，归脾、胃、心、肺经，具有温中散寒、回阳通脉、温肺化饮之效。《药品化义》中叙："干姜干久，体质收束，气则走泄，味则含蓄，比生姜辛热过之，所以止而不行，专散里寒。"与三黄配伍，根据患者脾胃强弱及三黄、苦参的用量调整用药量。干姜用量一般为6g。

《本草汇言》指出："砂仁，温中和气之药也，若上焦之气梗逆而不下，下焦之气抑遏而不上，中焦之气凝聚而不舒，用砂仁治之，奏效最捷……此药辛香而窜，温而不烈，利而不削，和而不争，通畅三焦……"三黄、砂仁皆能化湿，而湿阻则气滞，湿化则气畅。砂仁用量一般为6g。

（二）随证加减，局部用药

1. 加减　若舌面溃疡，伴心胸烦热，小便赤痛者为心经有热，可用导赤散；咽喉溃疡较重者，加板蓝根、山豆根、马勃、牛蒡子；双目红赤，怕光流泪者，加栀子、龙胆草；双眼红肿疼痛者，加青葙子、野菊花、谷精草；阴部溃疡严重加土茯苓、蛇床子、苦参以清下焦湿热；妇女带下色黄腥臭，加苍术、百部、蛇床子；下肢结节样红斑损害者，合五味消毒饮、四妙勇安汤；红斑退有结节，加桃仁、红花、王不留行；关节肿痛或积液，加川牛膝、防己、萆薢、肿节风。

2. 内外合治　阴部溃疡：苦参、黄柏等量煎水熏洗阴部；口腔溃疡：荆芥、金银花、甘草、黄连、薄荷等煮水备用漱口；眼部发红溃疡：菊花12g、蒲公英20g、蝉衣9g局部温水熏蒸。

狐惑病病程长，病症顽固，宜早诊断，早治疗。治疗本病不但要选有效方，且贵在守方。临床常见患者用药多而见效较微，坚持用药则病有转机，且能治愈，故守方是治愈本病必不可少的条件之一。病情后期注意勿过用苦寒，损胃伤阳。患者全部症状消失后不宜立即停药，仍应嘱其服药一个阶段，以兹巩固。

刘英

从肝论治痛风辨证思路

痛风（gout）是一种难治愈、易复发的代谢性风湿病，高尿酸血症为其生化基础，反复发作的痛风性关节炎是其主要临床特点，后期常出现痛风石、间质性肾炎、尿酸性尿路结石、关节功能障碍甚至畸形等，严重影响患者的工作和生活质量[1]。痛风常伴有血脂异常、肥胖症、糖尿病、高血压病、冠心病和动脉硬化等，痛风及高尿酸血症已成为冠心病、高血压、代谢综合征的重要危险因素之一[2-3]。

中医学将痛风隶属于"痹证"范畴。元·朱丹溪明确提出了"痛风"的病名。周翠英教授在临床工作中，发现痛风发病不仅与脾肾湿热浊毒有关，且多与浊毒稽留肝经密切相关，故提出"痛风以肝经浊毒稽留为其关键致病因素，涉及脾肾功能失调为要"，现总结如下。

一、痛风发病与肝密切相关的临床依据

（一）发病部位与肝关系密切

痛风性关节炎发病以第一跖趾关节为多，高达90%，而且是60%～70%的痛风性关节炎患者的首发发作部位[4]。经脉循行上，第一跖趾关节为足厥阴肝经所循行部位。《灵枢·经脉》："肝足厥阴之脉，起于大指丛毛之际，上循足跗上廉……"故肝脏功能异常，其经络循行部位足第一跖趾关节常出现异常。

（二）发病时间与肝关系密切

痛风常见于半夜发作，而足厥阴肝经流注时辰为清晨1~3点，即丑时；11~1点为子时，为胆经最旺；肝胆经互为表里，痛风半夜发病时间与肝经失常密切相关。《素问·五脏生成论》曰："人卧，血归于肝。"浊毒易循肝经趋于下焦，关节为筋络汇集之处，夜间血行迟涩，且阳入于阴，或因情志失畅，肝失疏泄，气滞血瘀故疼痛多发作于夜间。

二、浊毒稽留肝经是痛风发病的关键因素

"浊"者，不清也，《丹溪心法》中载有"浊主湿热，有痰，有虚"，古人又谓其

为害清之邪气[4]。至汉朝，许多医家认为浊邪即湿邪。如《金匮要略·脏腑经络先后病脉证第一》曰："清邪居上，浊邪居下。"

"毒"最初指毒草，如《说文解字》曰："毒，厚也，害人之草。"在医学中"毒"包括多种含义：其一，指药物或药物的峻烈之性。如《素问·五常政大论》云："夫毒治病，十去其六，常毒治病，十去其七。"其二，指非时之气，戾气、杂气、异气、山岚瘴气等峻烈易传染之外感邪气，称为毒邪或毒气。如《温疫论》曰："其年疫气盛行，所患者重，最能传染……盖毒气所钟有厚薄也……"《素问·生气通天论》曰："虽有大风苛毒，弗之能害。"其三，指病症，如浊毒、疮毒、痈毒、湿毒、暑毒、阴毒、痰毒、温毒等。如《温病条辨》曰："温毒咽痛喉肿，耳前耳后肿，颊肿，普济消毒饮去柴胡、升麻主之。"其四，指一些特殊的致病因素，如漆毒、水毒、沥青毒等。目前认为毒之成因一般有两种途经，或由于外感火热，从血分而为毒；或由于脾虚湿盛，积湿成浊，久郁化热，热蕴成毒。

浊毒既是致病因素，又是病理产物；可由外而中，亦可由其他病理产物所化生。浊与毒常因性质类同而极易相生互助为虐。浊性黏滞，易结滞脉络，阻塞气机，缠绵耗气；毒邪性烈善变，易化热耗伤阴精，壅腐气血。若浊毒日久不解，毒瘀痰湿互结，入络或深伏于内，则劫耗脏腑经络之气血，呈现虚实夹杂之证，而致疾病顽固难愈，变证多端，甚或转为坏病。因此，浊毒既指对人体脏腑经络及气血阴阳均能造成严重损害的致病因素，也指由多种原因导致脏腑功能紊乱、气血运行失常，使机体内产生的过量的代谢产物，如血尿酸等，不能及时排出、蕴积体内而化生的病理产物。可见，"毒"之形成，与"浊"有密切关系。故而浊毒并称，其演变规律为：情志抑郁，肝气郁结日久可使肝失疏泄，血液及津液的输布代谢障碍，无以宣清导浊，浊郁化热，热蕴成毒，肝经浊毒滞留经脉、关节，发为痛风。

三、肝是痛风发病的主要内在因素，脾肾功能失调均与肝密切相关

周教授在临床中发现，痛风发病多与情志不畅密切相关。痛风患者发病时多急躁易怒或心情烦躁，肝主疏泄，调畅情志，早在《中藏经》就已提出七情致痹的观点，清代《内经博议》中亦指出"凡七情过用，则亦能伤脏气而为痹，不必三气入舍其所合也"。现代医学已明确情绪刺激可以直接或间接通过内分泌系统的中间介质影响植物神经系统功能，使痛风发病。

肝与脾肾生理上互根互用，病理上互相影响。张仲景曰："见肝之病，知肝传脾，当先实脾。"肝气郁结，木乘土位，横逆犯脾，脾失健运，湿浊流注关节和经络易产生肿满疼痛。先有肝郁气滞，木旺克土，脾虚湿盛，继而积湿成浊，浊毒之邪滞留则筋必疲极，筋病不能收持，流注经脉、骨节，发为痛风。

肾为肝之母，子病日久，必累及于母。饮食不节，恣食肥甘（高蛋白或高嘌呤饮食）或嗜酒伤脾，脾失健运，久则及肾。中老年肾气渐衰，《素问·逆调论篇》称："肾者，水脏，主津液。"《素问·水热穴论篇》云："肾者，胃之关也，关门不利，故聚水而从其类也……聚水而生病也。"充分说明，一旦肾失气化、主水失司，就会使水湿积聚，浊毒内蕴，过多的尿酸等浊毒之邪主要从尿液中排出，依赖于肾主水液、泌清降浊的功能。肾的气化失常，水湿内停，浊毒不得外泄，滞留体内，随血布散，泛滥横溢，循肝经流注肢体远端而沉积，发为痛风。

四、肝与痛风发作期的病因病机

在肝经血脉中有浊毒潴留的基础上，一旦因酗酒、暴食、情志改变，引起肝之气机失调，血浊痹阻于肝脉之中而发病，或外感受风、外伤等直接导致肝脉痹阻，因肝木特色，化毒迅速而发病急剧。因肝属厥阴，病常易于阳气最弱之时——半夜发病。血浊化毒，痹阻关节，而见关节红肿热痛；因筋脉痹阻，故疼痛剧烈，且昼轻夜重；毒热内壅，而见发热、口干、心烦、舌红、苔黄等症状。

五、肝与痛风间歇期的病因病机

肝脉痹阻反复发作，损伤关节、筋脉；或浊毒治疗不力，日久影响肝经血脉运行，血脉运行不畅，浊毒停滞。关节、筋脉受伤，血脉不通则关节持续疼痛、肿大；浊毒停滞或阻塞血脉而产生关节疼痛；或聚而成型，浊毒附骨而成痛风结节；浊瘀毒邪互结不解而成痛风石。病久，肝脉血运不畅，筋脉失养而变形；或因"肝肾同源"，肝病及肾，肾精耗损，骨失其养，从而出现骨骼变形；肾阳虚，固摄无力，而见腰膝酸软，夜尿增多；肝经浊毒滞留肾脏，引起血脉不通出现腰部疼痛，血脉不通，离经而行则出现血尿。

浊毒外则流注经络骨节，肢体疼痛，甚则浊毒附骨，出现痛风结节。内则流注脏腑，加重脾运失司，升降失常，穷则及肾，脾肾阳虚，浊毒内蕴，发为石淋、关格。

综上所述，周翠英教授认为，痛风病因病机其本在肝，涉及脾肾，西医所言痛风患者体内过多的尿酸与中医所言的"浊毒"相似，而这一切皆因肝脾肾功能的失调，肝经浊毒稽留，脾失健运则湿浊内生，肾失气化则排泄不及，流注关节、筋脉，发为痛风。

六、从肝经浊毒论治贯穿痛风的治疗始终

周翠英教授在临床治疗中结合病机，坚持以清肝补脾肾治毒为治疗痛风的大法，认为治毒贯穿始终是取效的关键。急性期（发作期）：以清肝泄浊祛毒为主。慢性期（间歇期或缓解期）：注重调理肝脾、恢复肾的气化功能，消除浊毒，防止复发。周教授临床注重从肝经论治，使诸药直达病所。

赵恒立　朱维平

参考文献

[1] 薛耀明，李晨钟. 痛风的诊断与治疗 [M]. 北京：人民军医出版社，2004：16-25.

[2] Robert D. Abbott, Frederick N. Brand, William B. Kannel, et al. Gout and coronary heart disease：The Framingham Study[J]. Journal of Clinical Epidemiology，1988，41（3）：237-242.

[3] Johan Sundstrom Lisa Sullivan, Ralph B.D'Agostino, et al. Relations of Serum Uric Acid to Longitudinal Blood Pressure Tracking and Hypertension Incidence[J]. Hypertension. 2005，45：28-33.

[4] 吴深涛. 糖尿病病机的启变要素——浊毒 [J]. 上海中医药大学学报，2004，18（1）：24-26.

治疗痛风性关节炎经验

近年来，痛风性关节炎患者日渐增多，周教授治疗该病多获殊效，现总结如下。

一、中西医"痛风"概念有异

现代医学认为，痛风性关节炎是由于遗传性或获得性病因导致嘌呤代谢障碍和血清尿酸持续升高，尿酸盐在关节及关节周围组织以结晶形式沉积所引起的炎症反应。治疗以抗炎、促进尿酸排出和抑制尿酸形成为原则。祖国医学对痛风性关节炎的认识由来已久，普遍将其归属为"痹证"、"白虎历节风"等范畴。周教授认为，现代医学之痛风病不等同于元代朱丹溪创立的"痛风"概念，《丹溪心法·痛风》论曰："痛风者，四肢百节走痛，方书谓之白虎历节风证是也。大率有痰、风热、风湿、血虚。"前者包括了痛风性关节炎、泌尿系结石、肾脏病变、心脏病变等多种临床表现。只有以关节炎为主要表现时，才能归属于中医"痛风"范畴。后者也绝非特指痛风性关节炎，而是多种具有相似特点的疾病的总称。

二、痛风非风，责之湿热瘀毒

周教授认为，痛风性关节炎的发病以内因为主。多由于素体阳盛，脾肾功能失调，复因饮食不节，嗜酒肥甘，或劳倦过度，情志过极，脾失健运，肝失疏泄，聚湿生痰，血滞为瘀，久蕴不解，酿生浊毒。湿热瘀毒外则流注经络骨节，肢体疼痛，甚则痰瘀浊毒附骨，出现痛风结节；内则流注脏腑，加重脾运失司，升降失常，穷则及肾，脾肾阳虚，浊毒内蕴，发为石淋、关格。本病以脾肾失调、脏腑蕴热为本，以湿热痰瘀浊毒为标。其中，毒是本病的关键因素，由体内湿热痰瘀之邪蓄积蕴化所成，若邪未化毒，则不致产生关节局部疼痛、肿胀、皮色潮红、瘀斑，甚则发亮，症状急剧加重，迅速达高峰等特点。毒侵脏腑，功能失调，又导致一系列的病理产物形成，加重病情。现代医学也认为本病是由高尿酸血症，尿酸盐沉积所致。从中医学概念上认识，这种因在体内积聚过多而产生对机体毒害作用的物质就称为毒。因此，痛风性关节炎与六淫外邪无直接关系，不同于正气不足、外感风寒湿热邪气痹阻经络之痹证，发病机制各异，治疗当易辙寻之。

三、治疗原则

（一）解毒、排毒是治疗之关键

基于以上理论，周教授临证以治毒为第一要务，有解毒与排毒之不同。解毒包括直折已成之毒与祛除未化之毒两个方面。

直折之品根据蕴化之邪不同，选用相应解毒药物。如局部色红灼热，舌红，脉数，热毒明显者，重用金银花、蒲公英、紫花地丁、漏芦、山慈菇、白花蛇舌草等；肿胀明显，酒食诱发，苔厚腻，脉滑者，湿毒偏重，重用土茯苓、黄柏、萆薢、防己；反复发作，局部色暗，夜间痛重，瘀毒为甚者，加大黄、赤芍、牡丹皮、虎杖、鸡血藤等；痰毒为著，关节畸形、结石者，加白芥子、皂角刺、夏枯草、牡蛎等。毒善走窜经隧，常用土鳖虫、地龙、蜂房等虫类药物搜剔络邪。

祛除未化之毒包括健脾化湿、清热利湿、除湿化痰、理气活血等方法，使邪去而毒无以生，脏腑功能恢复正常。如湿郁中焦，脘闷纳呆者，加茯苓、薏苡仁、苍术、白术；湿阻下焦，膀胱气化不利者，加泽泻、猪苓、车前草等。

排毒是指通利前后二窍，使浊毒从二便而下，以达到洁净脏腑之作用。常用萆薢、金钱草、猪苓、泽泻、车前草、滑石、竹叶以通利小便；大黄以利大便，使毒有出路。其中，萆薢、大黄、山慈菇、土茯苓、车前子、地龙、土鳖虫等药物已被药理实验证实具有较好的促进尿酸排出、降低血尿酸的作用；山慈菇内含秋水仙碱，具有止痛作用。另外，针对痛风患者血尿酸升高、尿酸排泄增多的特点，利用山慈菇、滑石等具有碱化尿液作用的药物，可起到一箭双雕之效。

（二）调整脏腑功能为治疗之根本目的

痛风性关节炎乃本虚标实之证，脾肾失调在前，正为毒伤在后。人体为一有机整体，有保持和恢复阴平阳秘状态的能力与倾向，现代医学也认为痛风是一种代谢性疾病，治疗要以恢复嘌呤的正常代谢为根本方法。周教授治疗痛风性关节炎强调以调整和恢复脏腑功能为本，而不是单纯从改善患者关节红肿热痛等肢体症状着眼。脾健肾强脏腑和，气血津液运行如常，湿痰瘀毒不生，推陈出新，其病自愈。急性发作期以解毒排毒为主，祛邪以安正，兼以调和肝脾，理气养血；慢性期及恢复期则以健脾、益气、疏肝、补肾为主，配合清利活血之品，以扶正安元，祛邪务尽。

四、病案举例

男，34 岁。因"双足第一跖趾关节红肿热痛反复发作 1 个月"于 1999 年 9 月 3 日就诊。每因饮酒或饮食肥甘厚味即发，甚可累及足踝、足背及其他趾间关节。纳眠可，二便调，舌质红，苔黄腻，脉濡。检查：血尿酸 787 μmol/L。中医诊断：痛风，西医诊断：痛风性关节炎。辨证：湿热瘀毒阻络。治疗：清热利湿解毒，利尿活血。处方：四妙散加减。薏苡仁 30g，黄柏 12g，苍术 6g，川牛膝 20g，紫花地丁 12g，山慈菇 15g，土茯苓 30g，萆薢 20g，赤芍 20g，泽泻 30g，王不留行 15g。水煎服，日一剂，7 剂。

二诊：患者前述关节症状明显减轻，但有时某些趾间关节呈游走性疼痛。舌质略红，苔薄黄，津液多，左脉弦细，右脉寸盛关尺弱。改拟健脾利湿，清热活血法。处方：太子参 12g，茯苓 15g，薏苡仁 30g，金钱草 20g，泽泻 30g，萆薢 15g，炒栀子 9g，黄柏 12g，紫花地丁 12g，茵陈 20g，王不留行 12g，赤芍 30g，甘草 6g。服药 12 剂，无明显关节不适，继服 12 剂。随访半年未复发。

按：患者初诊以邪盛为主，在四妙散化解湿毒的基础上，加重清热化瘀解毒、排毒之品，治疗以祛邪为先。二诊时热毒之象已明显改善，湿象偏盛，并有下睑色暗微肿，左右异脉提示肝脾失调，脾虚失运。进一步问诊得知患者少量饮酒，次日必见头昏目赤，表明其素体排毒之力较弱，中焦升清降浊之力不足，亦责之肝失疏泄，脾失健运。故以太子参、茯苓、薏苡仁健脾益气，茵陈清热利湿同时又能疏肝理气，使肝脾调和，以助脏腑功能恢复。

周海蓉

治疗痛风发作期经验

一、病因病机

痛风是由于嘌呤代谢紊乱，尿酸排泄减少，导致血尿酸增高，尿酸盐沉积在关节囊、滑膜、软骨、骨质、肾脏、皮下及其他组织而引起病损及炎症反应的一种疾病。发作期的主要表现有深夜被关节疼痛惊醒，疼痛进行性加剧，呈撕裂样、刀割样或者咬噬样，难以忍受，通常表现为受累关节红肿灼热、皮肤紧绷、触痛明显、功能受限，舌质红苔黄腻、脉滑数等特点，因此周教授认为痛风发作期与热痹关系密切。结合临床和现代研究，周教授认为本病的病因病机是由于平素情绪易激、肝气不舒，或多食肥甘厚味，或脾气亏虚、肾精不足、气化无力，致使湿浊内生，蕴结于体内，则化热、结痰、致瘀，继而流注四肢发为痛风。

二、基本治法、方药

针对痛风发作期的病因病机特点，治法主要为清热解毒、祛湿通络、活血化瘀。周教授认为本病以热毒为主，故拟清热解毒之法，直挫病势，抑制炎症反应，控制病势，缓解病情。同时"无湿不成痹"，"痹多挟湿"，湿热互结，使得病情缠绵难清，周教授认为仅清热则湿不退，仅祛湿而热愈炽，唯有湿热两清，才能直折病势，防其耗气伤阴，邪祛则正自安。邪毒壅滞，气血运行不畅，瘀阻脉络，不通则痛，故辅以活血化瘀之品，使血行通畅，通则不痛。

痛风饮是周教授通过多年临床实践经验研制出来的，治疗痛风发作期的有效方剂，该方由土茯苓、薏苡仁、虎杖、山慈菇、大黄、猪苓、赤芍、白芍等中药组成，具有清热解毒、祛湿通络、活血化瘀之效，对中医辨证为湿热瘀阻脉络者疗效显著。

三、辨证施治

由于疾病不是一成不变的，是错综复杂的，多种病理因素常相兼致病，因此要辨证施治。比如患者既有关节肿胀疼痛，局部触之发热，却又自觉畏寒；或者局部触之不热，全身热象不显，但自觉发热。周教授认为，这种情况下需要辨证施治，不应只拘于解毒化瘀通络之法，而要分清寒热的轻重和上下表里，以及寒热相互转化，寒热并举，常用药物有当归、羌活、独活、防风、白芍、赤芍、细辛、生石膏等。寒热偏盛者，需要权衡用药比例。热毒重者可选加蒲公英、忍冬藤、金银花等；热灼伤阴可选加生地黄、玄参、牡丹皮、石斛等；寒象明显者可加附子、麻黄、片姜黄等；湿盛者可加萆薢、薏苡仁等；下肢痛甚可选加忍冬藤、络石藤、川牛膝等。如果患者服用西药导致胃部不适，可以少佐健脾和胃的药物，用炒白术、茯苓、炒山药、砂仁等。对于素体卫表不固者，即使寒象明显，应禁用或慎用附子、乌头、麻黄等大辛大热之品，可以选用风中润药或藤类祛风通络药，如防风、青风藤、海风藤等。

四、病案举例

唐某，男，35 岁，右足第一跖趾关节间歇性红肿热痛 6 年，加重 1 年，再发 3 天。6 年前因饮酒出现右足第一跖趾关节间歇性疼痛，每年发作 2 次，近 1 年频发，3 天前因吃海鲜再次出现疼痛，症见：右足第一跖趾关节红肿热痛，疼痛剧烈，穿鞋挤脚，余关节无明显不适，胃部偶有不舒，纳一般，眠可，二便调，舌质红苔黄腻，脉弦数。查血尿酸 458 μmol/L，曾经用过秋水仙碱、非甾体抗炎药。予中药治疗，药物如下：土茯苓 30g，虎杖 20g，山慈菇 15g，大黄 9g，猪苓 30g，郁金 15g，秦皮 30g，炒山药 30g，川牛膝 20g，马齿苋 20g，伸筋草 15g，赤白芍各 20g，甘草 6g。水煎服，日 1 剂，12 剂。服药半月后患者肿痛明显缓解，继服 12 剂后，症状消失。嘱其注意低嘌呤饮食，随访 1 年未再发作。

五、结语

痛风是嘌呤及尿酸代谢障碍疾病，在发作期一般会用非甾体抗炎药和秋水仙碱，虽然有效，但毒副作用比较大，周教授认为中药治疗不仅仅是对疾病的对症治疗，同时可缓解西药的毒副作用。周教授还认为，痛风发作期与热痹关系密切，湿热毒瘀为病机关键，确立了以清热解毒、活血化瘀、祛湿通络为主的治疗大法。在治疗中周教授特别强调辨病分期论治，又注重辨病与辨证相结合，随机而变，因此周教授临证时每每得心应手，效果良好。

舒晓芳　孙素平

对骨关节炎病因病机的认识

骨关节炎（osteoarthritis，OA）是由多种因素引起的多发于老年人的慢性退行性关节疾病，其病因尚不完全清楚，典型的病理改变是关节软骨退行性改变和关节边缘新骨的形成。随着人口老龄化的进展，骨关节炎的发病率逐年上升，发病年龄也有下降趋势。有资料报道，45 岁以上人群骨关节炎的发病率超过 40%，是导致 50 岁以上人群功能残疾、造成经济损失和影响社会发展的主要疾病之一。

OA 最常见的临床表现是关节疼痛、肿胀、活动受限，可以有骨摩擦感，严重者出现关节变形，或者有关节内游离体（关节鼠）形成，常累及的部位有膝关节、髋关节、手远端指间关节、第一腕掌关节、第一跖趾关节及颈椎、腰椎。根据这些表现，OA 属于祖国医学"痹病"、"骨痹"的范畴，其他相关病名有腰痛、历节、鹤膝风、白虎病等多种。

一、病因

（一）正气亏虚是内因

人进入中年后，正气逐渐开始不足。正虚的原因，一是正常衰老的生理因素所致，《素问·上古天真论》中说，女子"五七，阳明脉衰，面始焦，发始堕"，男子"五八，肾气衰，发堕齿槁"；二是劳累或久病所伤，宋·王怀隐《太平圣惠方》云："夫劳倦之人，表里多虚，血气虚衰，腠理疏泄，风邪易袭……随其所感，而众痹生焉。"

正气不足，不能抵抗各种邪气的侵袭，邪阻筋骨关节而发病。如王焘《外台秘要》讨论白虎病时说："大都是风寒暑湿之毒，因虚所致，将摄失理，受此风邪，经脉结滞，血气不行，蓄于骨节之间。"正气不足主要分为：①卫气营血不足：一是指卫外功能不足，二是指血虚筋骨关节失于濡养。明·方隅《医林绳墨》："大率痹由气血虚弱，荣卫不能和通，致三气乘于腠理之间。"张景岳在《景岳全书·风痹》中亦云："风痹之证，大抵因虚者多，因寒者多。惟血气不充，故风寒得以入之。"《济生方·尪痹》说："风寒湿三气杂至，合而为痹，皆因体虚，腠理空疏，受风寒湿气而痹也。"林佩琴《医通》中云："诸痹……良由营卫先虚，腠理不密，风寒湿乘虚内袭。"陈士铎《辨证录·遍身疼痛门》云："人有遍身疼痛，殆不可忍，然有时止而不疼，人以为风湿相搏，谁知是气血亏损凝滞而不通乎。""有时止而不疼"与 OA 疼痛间歇发作的特点类似。②脏腑亏虚：主要与肝脾肾有关，因肝藏血，主筋；肾藏精，主骨；脾为气血生化之源，主肌肉四肢。脏腑亏虚，筋骨肌肉失于濡养，邪气易于入侵而发病。明·秦景明《幼科折衷》曰："痹者，内因肝血不充，外被寒湿所中。"

（二）邪气入侵是外因

外邪侵犯人体，是 OA 发病的重要外因。《素问·痹论》中说："痹之安生？岐伯对曰：风寒湿杂至，合而为痹也"，"所谓痹者，各以其时重感于风寒湿之气也"，"不与风寒湿气合，故不为痹"。后世医家多以此发挥，如严用和《济生方·五痹》云："皆因体虚，腠理空疏，受风寒而成痹也。"张子和《儒门事亲·指风痹痿厥近世差玄说》中云："此疾之作，多在四时阴雨之时，及三月九日，太阴寒水用事之月，故草枯水寒如甚，或濒水之地，劳力之人，辛苦失度，触冒风雨，寝处津湿，痹从外入。"《普济方·诸痹方》云："此病盖因久坐湿地，及曾经冷处睡卧而得。"龚居中《红炉点雪·痹证》"夫痹证有五多，由体重之人腠理空虚，为风寒湿三气所侵，不能随时驱散，致流注经络，合而为痹。"至金·张子和开始提出热邪致痹，《儒门事亲·指风痹痿厥近世差玄说二》云："岂不知风暑燥温火寒六气，皆能为四末之疾也。"又指出："痹病以湿热为源，风寒为兼。"元代朱丹溪《丹溪心法·痛风》也提出："四肢百节走痛是也，他方谓之白虎历节风证，大率有痰、风热、风湿、血虚……"清·叶天士《临证指南医案·痹》中云："有暑伤气，湿热入络而为痹者……有湿热伤气，及温热入血络而成痹者……"吴鞠通则在《温病条辨》中直接提出痹分寒热的观点："痹因于寒者固多，痹之兼乎热者，亦复不少……大抵不越寒热两条，虚实异治。"以上均说明，气候变化异常，或居处环境欠佳，或起居失于调摄，均能导致风寒湿热等邪气入侵，痹阻筋骨关节而发病。

现代医学对环境、气候因素和类风湿关节炎发病的关系的研究相对较多[1-4]，如国外有研究类风湿关节炎疼痛和寒冷、多云阴天及高气压气候的关系，类风湿关节炎发病和季节变化的关系，气候变化对关节疼痛和晨僵的影响。国内则有学者通过病例对照研究发现类风湿关节炎的发病和居住、工作环境的寒冷潮湿有关。而对 OA 发病与这些因素关系的研究则相对较少，可能跟这些因素难以控制及相关流行病学研究需要大样本调查、资金投入多、操作难度大有关。

（三）劳损外伤也是重要因素

《素问·宣明五气篇》云："久立伤骨，久行伤筋。"说明长期的劳损可以导致筋骨损伤。张子和在《儒门事亲》中谈及痹的病因时也认为"劳力之人，辛苦失度"和痹的发病有密切关系。现代研究也表明，OA 的发病与职业有一定关系，某些长期劳作的职业发病风险也较高。例如，棉纺工人手的远端指间关节容易出现 Heberden 结节 [5]；农民、矿工等经常站立、弯腰、长距离行走、搬运重物，负重关节如膝、髋等关节的 OA 发病率较高。而老年人活动量过大，将使 OA 发生率增加 3 倍。

外伤和 OA 的关系同样密切。外伤能损伤筋脉经络，导致瘀血凝滞，或不通而痛，或精微不运局部失于濡养作痛。宋·严用和《重订严氏济生方·腰痛门》："坠下闪肭，气滞血瘀，亦致腰痛。"杨士瀛《仁斋直指方论·身体方论》："风淫湿滞，血刺痰攻，皆能作痛。"王清任《医林改错·痹证有瘀血说》更提出身痛逐瘀汤治疗瘀血痹："总逐风寒，去湿热，已凝之血，不能活……用身痛逐瘀汤。"而现代研究也表明，慢性劳损和急性创伤均会导致关节软骨损伤，使 OA 发病率增加。

二、病机

（一）肝肾不足，筋骨关节失养

骨骼是构成人体的支架，并能保护内脏；而筋脉束利关节，形成关节的运动。《素问·宣明五气》中说"肝主筋"，"肾主骨"，在《素问·阴阳应象大论》中又说"肾生骨髓"，说明肝肾和筋骨的关系最为密切。肝主筋藏血，又能约束一身之骨，通利关节。而肾藏精，主骨生髓，肾精在骨内为髓，能濡养骨骼。这都表明筋骨主要靠肝肾的精气来充养。OA 多见于中老年人，中老年生理情况下肝肾已有不足，若再有其他疾病，或操劳过度，则更加损耗正气，会导致肝肾愈亏，筋骨关节失于充养，或者遇有风寒湿热等外邪，或劳损创伤，均可造成筋骨关节的损伤。如《素问·逆调论》曰："是人者，素肾气胜，以水为事，太阳气衰，肾脂枯不长……肾者水也，而生于骨，肾不生则髓不能满，故寒甚而至骨也……病名曰骨痹，是人当挛急也。"指出肾气亏虚是骨痹发生的内在因素。《中藏经·论骨痹》云："骨痹者，乃嗜欲不节，伤于肾也。"《金匮要略·中风历节病脉证并治》："寸口脉沉而弱，沉即主骨，弱即主筋，沉即为肾，弱即为肝……故曰历节。"指出肝肾不足、筋骨虚弱是历节病的发病基础。薛己《正体类要·主治大法》中云："筋骨作痛，肝肾之气伤也。"王肯堂在《证治准绳·杂病》中讨论颈项强痛："由肾虚不能生肝，肝虚不能养筋，故机关不利。"OA 中，以膝关节受累最为常见，在祖国医学中也多见论及。张璐《张氏医通·诸痛门》云："膝者，筋之府，无以不因肝肾虚者，虚者风寒湿气袭之。"而《卫生宝鉴》则直接论述了老年腰膝疼痛和肝肾的关系："老年腰膝久痛，牵引少腹两足，不堪步履，奇经之脉，隶于肝肾为多。"

（二）感受外邪，痹阻经络

外邪侵袭是痹病发病的重要诱因。《素问·痹论篇》中即云："风寒湿三气杂至，合而为痹。"后世医家又对这种外感病因进一步丰富完善，指出风寒暑湿燥火六淫皆能致痹，而不是局限于风寒湿三邪。到吴鞠通则认为痹"大抵不越寒热两条"，直接以寒热作为外因致痹的纲领。外邪侵犯肌表，进而入于经络，痹阻筋骨关节，气血运行不畅而发病。《素问·举痛论》云："寒气入经而稽迟，泣而不行，客于脉外则血少，客于脉中则气不通。"《类证治裁·痹证》云："正气为邪所阻，不能宣行，因而留滞，气血凝涩，久而成痹。"

（三）瘀血痰凝，损伤筋骨关节

OA 的病机与一般的痹病有共性，但也有其独特之处，即瘀血痰凝损伤筋骨关节。前文已经讨论过产生瘀血的原因主要有：劳损创伤，损伤筋脉；气血亏虚，运行乏力，聚而不行；风寒湿热等外邪痹阻经络，脉络不通。痰凝的产生也有多种来源：中老年人阴津匮乏，气化推动乏力，水湿停聚；操劳过度或饮食无度，伤及脾胃，中焦运化失司，水液蓄留；感受外邪，水液或受寒邪凝聚，或受热邪煎熬，或直接感受湿邪，均能聚而成痰。而痰源于津，瘀生于血，津血同源，所以痰瘀又能相互影响，相互转化，胶结缠绵，共同致病。

关于痰瘀致痹，在中医学文献中也多有论述。如朱丹溪《格致余论·痛风论》云："彼痛风者，大率因血受热已自沸腾。其后或涉冷水，或立湿地，或扇取凉，或卧当风，寒凉外搏，热血得寒，痰浊凝涩，所以作痛。"对后世痹病从痰瘀论治产生了深远影响。吴昆《医方考·痛风门》："有湿痰死血，而风寒袭之，风则善走，寒则善痛，所以痛者，湿痰死血留结而不通也。"龚廷贤《万病回春·痛风》中说："遍身骨节疼痛，皆是血气、风湿、痰火也。"沈金鳌《杂病源流犀烛·诸痹源流》中论白虎历节风："其源皆由风寒湿入于经络，致气血凝滞，津液稽留，久而怫郁……荣卫之气障碍难行，正邪交战，故作痛不已也。"指出"气血凝滞，津液稽留"是其重要病机。林佩琴《类证治裁·痹证》亦云："久而不愈，必有湿痰败血，瘀滞经络。"

痰瘀作为病理产物，反过来又成为加重 OA 病情的因素，形成恶性循环，导致病情缠绵难愈。痰瘀为患的结果，一则附着筋骨关节，直接造成损伤；二则影响局部精微物质正常的分布，使筋骨关节失于濡养而损伤加重。

樊冰

参考文献

[1] 王倩.类风湿性关节炎发病因素的病例对照研究 [J].上海医学，1992，15（1）：31-35.

[2] Drane D，Berry G，Bieri D，et al. The association between external weather conditions and pain and stiffness in women with rheumatoid arthritis[J]. J Rheumatol, 1997，24（7）：1309-1316.

[3] Gorin AA，Smyth JM，Weisberg JN，et al. Rheumatoid arthritis patients show weather sensitivity in daily life，but the relationship is not clinically significant[J]. Pain, 1999，81（1-2）：173-177.

[4] Grazio S，Jajic Z，Jajic I，et al. The mode of onset of rheumatoid arthritis and seasonal variations[J]. Reumatizam，1995，42（2）：1-6.

[5]Lawrence JS. Rheumatism in cotton operatives[J]. Br J Industr Med，1961，18：270-276.

辨治急性期膝骨关节炎经验

骨关节炎是以关节软骨的变性、破坏及骨质增生为特征的慢性关节病。好发于膝、髋、手、脊柱、足等关节，临床表现为关节的疼痛、肿大、骨摩擦音及活动受限。临床上以膝关节受累最为常见，急性期严重影响中老年人生活质量。现将周翠英教授辨治急性期膝骨关节经验总结如下。

一、病因病机

骨关节炎属中医学"骨痹"范畴，以骨骼疼痛、麻木无力、关节僵硬变形、活动受限为主要表现。急性期膝骨关节炎临床表现为膝关节疼痛、灼热，遇热痛增，肿胀积液，舌质暗红，苔黄腻，脉弦滑数。周教授认为其病机为湿热痹阻，究其病因，皆为素体多湿多痰、年高体衰、骨弱肌肤盛、外湿侵袭，湿郁化热、相互胶结所致。下肢负重，膝为枢纽，湿热易下注于膝关节，故有关节肿痛灼热。湿性重着黏滞，阻碍气机，阳气、精津无力布散，故膝关节麻木无力、下肢困乏、酸重疼痛；湿热痹阻，络脉失和，经筋扭错挛缩，故可见膝周肌肉僵硬、紧张度增高。现代医学发现急性期膝骨关节炎患者膝关节滑膜炎症状明显，实验室检查常有 ESR、CRP 的轻度升高，周教授将这些客观依据与"湿热"联系，并以"热痹"论治。

二、治则治法

根据急性期膝骨关节炎"湿热痹阻"的病机特点，周教授确立了利湿清热、化瘀通络的基本治法。其中以利湿清热为关键，周教授认为"无湿不成痹"，湿是导致"骨痹"的关键因素，故拟利湿清热之法，以去黏腻之湿。年老脾阳虚弱，内湿难化、外湿易袭，内外之湿相互为患，黏滞不化，阻碍气机、郁遏阳气，以致湿郁化热、生痰生瘀，湿热互结使病情缠绵难愈，且治疗中热蕴于湿。热易除而湿难消，若仅祛内湿或仅祛外湿，胶结之湿热不能分利，故惟有兼顾内外之邪，分消其势，方能使湿邪同热邪一并而除。既不过用苦寒，防其败胃，又湿热两清，防其耗气伤阴。湿热壅滞，瘀阻脉络，故辅以活血化瘀、舒筋通络，使脉络滑利，血行通畅，邪有出路。

三、用药特色

（一）基本方

周教授根据多年临床实践经验，自拟"蠲痹汤"用于治疗急性期膝骨关节炎，该方由薏苡仁、土茯苓、黄柏、猪苓、苍术、木瓜、川牛膝、狗脊、王不留行、徐长卿、甘草组成，具有利湿清热、化瘀通络之功效。应用时重用薏苡仁、土茯苓、黄柏为君，利湿清热，并顾护脾胃使湿热之邪从小便而去，利湿而不伤阴津。苍术、猪苓、木瓜助君药祛内外之湿，俱为臣药。川牛膝与王不留行、徐长卿相配活血化瘀通络，与狗脊相配补肝肾、强筋骨俱为佐药。甘草健脾益气、调和诸药，为使药。此方对中医辨证为湿热之骨关节者皆可加减运用，疗效显著。

（二）辨证论治

1. 辨湿热偏盛　湿热虽相兼致病，临证时仍需辨清其轻重，以抓住主要矛盾施治。若膝关节漫肿，沉重感，阴雨天加重，灼热不甚，当辨为湿重于热，应重用薏苡仁、猪苓，适当加绵萆薢利水渗湿；若膝关节局部灼痛明显，遇热痛增、遇冷则舒，当辨为热重于湿，当于方中加红藤、蒲公英、虎杖清热解毒。

2. 辨瘀血轻重　湿热蕴结，气血不畅，致瘀血阻络，若膝关节刺痛明显，活动加重，休息减轻，局部皮色暗红，当加大活血通络力量，重用川牛膝、王不留行，适当加赤芍、水蛭。

3. 顾护脾胃　急性期膝骨关节炎常需抗炎止痛药缓解症状，其虽有效，但久用易致胃部不适，周教授认为此类药性味苦寒，长期服用苦寒败胃；另外，清热之中草药亦多属苦寒，加之年老脾胃素虚，湿热黏腻不化，痰瘀内生，加重胃肠道负担及痹痛症状。所以，在治疗中，周教授多以性味甘寒中药替代苦寒之品，并于方中适量应用温中燥湿行气之干姜、荜澄茄、陈皮、厚朴等。

4. 缓则治本　"急则治标，缓则治本"，急性期湿热症状明显，当以利湿清热为主；本病根本在于肝肾亏虚，故缓解期以补益肝肾为主，辅以活血通络，健脾利湿。

四、验案举隅

孙某，男，49岁。初诊：双膝关节疼痛2月余，就诊时双膝关节肿痛，阴雨天、活动后加重，休息减轻，屈伸不利，蹲起困难，双下肢怕冷。睡眠可，大便黏滞不畅，小便调，舌红苔黄腻，脉弦滑。查体：双膝关节广泛压痛，触之皮温高，膝周肌张力高，双磨髌试验（+）、浮髌试验（+）。查类风湿因子（RF）阴性、抗环瓜氨酸肽抗体（CCP）阴性，双膝关节正侧位X线示：双膝关节退行性变。西医诊断：骨关节炎。中医诊断：骨痹（湿热痹阻证）。治则：利湿清热，化瘀通络。处方：蠲痹汤加减。土茯苓30g，薏苡仁30g，黄柏12g，猪苓30g，绵萆薢18g，炒苍术12g，川牛膝18g，桂枝15g，威灵仙15g，徐长卿30g，木瓜15g，独活18g，王不留行15g，狗脊9g，甘草6g。水煎服，日一剂。

二诊：服药2周，膝关节肿胀减轻，皮温正常，疼痛、怕冷缓解，仍蹲起不利，舌质暗苔白，脉弦。上方去土茯苓、猪苓、黄柏、绵萆薢，加益肾健骨之桑寄生15g，活血舒筋散结之赤白芍各20g、水蛭6g、夏枯草15g。服药1月余。

三诊：膝关节无肿胀，疼痛、怕冷明显缓解，久行觉膝关节不适，舌暗红苔薄白，脉弦，上方去苍术、木瓜、徐长卿、水蛭，改狗脊15g，加杜仲15g、枸杞15g、陈皮9g。间断服用2月余，病情稳定。

五、结语

周教授认为，急性期膝骨关节炎属湿热痹阻，针对这一病机关键，创立了利湿清热、化瘀通络为主的治疗方法。在急性期治疗中以利湿清热为本，辨病与辨证相结合，但当急性期过后，周教授强调还应"治病求本"，以补益肝肾为主。

孙雨　孙素平

益气托毒法治疗复发性口腔溃疡经验

复发性口腔溃疡是口腔黏膜病中最常见的溃疡类疾病，本病病因复杂，确切病因目前尚不明了，西医治疗效果不理想。中医学将本病归入"口疮"范畴，周翠英教授根据多年临床经验，在肯定"火热上炎生疮"的基础上提出"气虚为本，热毒为标"的观点，制订了以"益气托毒为本，清热解毒为标"为基本治法的一套有效治疗方案。现将周教授对本病的病因病机、治法方药认识探讨总结如下。

一、病因病机分析

"气虚为本"，此处之气，一为人体之正气，"气者，人之根本也"，"正气存内，邪不可干，邪之所凑，其气必虚"，正气是人体的正常功能活动以及对外界环境的适应能力、抗病能力和康复能力，有维护自身生理平衡与稳定的功能，正气充足，既能托毒外出，病邪易于祛除，又可助养新肉，使溃疡面快速愈合，有效缩短病程；二为后天脾胃之气，《素问集注·五脏生成篇》曰："脾主运化水谷之精，以生养肌肉。"脾开窍于口，其华在唇，故中焦脾胃之气，在本病的发展预后中起到至关重要的作用，脾胃运化功能正常，则脏腑经络四肢百骸能得到充分滋养，能够正常生养肌肉。

"热毒为标"，此处之热毒，责之于火热、湿热或阴虚内热。本病往往是初起为湿热、火热炽盛的表现，疮面红肿热赤，同时伴有火热、湿热、阴虚内热的全身表现；日久则气阴耗伤，气虚不能托毒，邪毒久恋，热毒深伏体内，成为病情缠绵反复发作之宿根，常常是一处刚愈一处又起，溃疡面往往是色淡不红，不热，同时患者经常伴有畏寒怕冷，乏力多汗，易感冒，舌胖大，苔厚，脉细弱等气虚的表现，然虽有正气亏虚之象，体内却热毒深伏，为虚实夹杂之证。

（一）劳伤虚损，正气不足

患者先天禀赋不足，或后天过度劳力、劳神，导致脏腑气血受损，阴阳失和，脾胃不健，使正气亏损而发病。气血运行无力则可生痰、生饮、生瘀，痰瘀之邪蕴久则化热化火，发为溃疡。患者平素体质虚弱，生活稍有不慎则口腔溃疡，创面色淡不红，常伴有乏力多汗，易于疲劳，不耐风等气虚表现，治愈之后，可因体虚而复发。

（二）饮食失节，脾胃内伤

平素嗜食肥甘厚味、辛辣刺激之品，使脾胃功能失常，湿毒火热内生，日久煎熬津液，痰浊内生，日久化热，热毒循经上扰，熏蒸口舌则口舌溃烂，此类患者溃疡初起稍加清热解毒之品即可康复。然湿热之毒不能去除，致病之根犹在，稍有饮食不慎，引动伏邪则口腔溃疡复而发作。此时病机，乃是湿热之毒日久耗伤正气阴津，气阴亏虚，毒邪久恋，则口腔溃疡反复发作，不能愈合，正虚与邪盛并见，往往表现为口舌赤烂，甚则表面覆有黄膜，口臭喷人，小便短赤，大便闭结。日久则疮面色淡不红，火热之象不显。

（三）情志内伤，肝肾亏损

本病患者多在心情焦虑紧张时发病，平素郁怒伤肝，情志过极，肝气郁结，郁久化火，肝郁伤脾，或是思虑过度，脾失健运，痰湿内生，以致气郁、火郁、痰湿阻滞经络，气血凝滞，导致溃疡的发生。后期火邪久羁不去，耗伤阴津，同时肝气失于疏泄，或者久思焦虑耗伤心脾阴血，脾胃运化不及，气血生化乏源，则正气无力抗邪，心肝火热邪盛，舌为心之苗，心肝火盛则口舌生疮，或者有不欲饮食，胸胁胀满，口苦，目赤，睡眠不佳等。"五志过极便是火"，日久则损伤肝肾之阴液，见五心烦热，潮热盗汗，腰酸腿软，小便黄赤短少等阴虚表现。

二、治法方药探讨

周教授认为本病初为热毒火盛，日久则损及气阴，正气亏虚不能托毒外出，形成正虚邪恋、虚实夹杂之证，单纯予以清热解毒、清利湿热、疏肝解郁、养阴清热效果多不明显，然加用益气托毒之法，重用黄芪后效果明显。因此以益气托毒、清解伏毒、敛疮生肌为基本治法，自拟口腔溃疡方，组方如下：黄芪30～120g、生甘草15g、炙甘草15g、白芍30g、白蔹15g、连翘12g、大青叶15g。水煎分两次服，随证灵活加减。

（一）扶正托毒，黄芪、甘草为君

元代朱震亨《丹溪心法·口舌》篇指出"口疮，服凉药不愈者，因中焦土虚，且不能食，相火冲上无制，用理中汤"，认为脾胃虚弱之口疮宜用温补脾胃的方法，方中重用生黄芪为君，黄芪性味甘、微温，归脾、肺经，为补气要药、疮家圣药，补气生血，托毒外出，敛疮生肌，一物三用，此处用量多为 30 ~ 120g；如《金匮要略·百合狐惑阴阳毒病脉证治第三》所言："狐惑之为病，状如伤寒，默默欲眠，目不得闭，卧起不安，蚀于喉为惑，蚀于阴为狐，不欲饮食，恶闻食臭……蚀于上则声嘎，甘草泻心汤主之。"周教授遵仲景之意，重用甘草以取甘草泻心汤之意，生甘草清热解毒，炙甘草补中益气，两者用量均为 15g，补中有清，清中有补，扶正而不恋邪，黄芪、甘草共为君药。

（二）清解伏毒，连翘、大青叶为臣

本病热毒内蕴为标，故清解伏毒为治标之法，周教授选用连翘、大青叶为臣。连翘味苦性寒，轻清而浮，功能透里达表，清热解毒，凉血散结。《本草备要》曰："连翘微寒升浮。形似心，苦入心，故入手少阴、厥阴气分而泻火，兼除手足少阳手阳明经气分湿热。散诸经血凝气聚，消痈排脓，为十二经疮家圣药。"大青叶苦寒，善于清解心胃二经实火热毒，又入血分能凉血消斑，气血两清，两者为臣，清热解毒，散结消痈。

（三）止痛敛疮，白芍、白蔹为佐

本病急性期疼痛难忍，故选用白芍为佐，与甘草相配，为中医止痛名方"芍药甘草汤"，酸收甘润，缓急止痛。白蔹苦、辛、微寒，入心、胃经，《本草经疏》曰"白蔹，苦则泄，辛则散，甘则缓，寒则除热，故主痈肿疽疮，散结止痛……总之为疗肿痈疽要药，乃确论也"，功效敛疮生肌、清热解毒、消痈散结，促进创面愈合，有效缩短病程。

（四）灵活加减，随证治之

根据患者具体情况，热重者，加清热解毒散结之玄参、夏枯草；湿盛者，加薏苡仁、苍术、土茯苓之类；气郁者，加佛手、郁金；阴虚者，加熟地黄、山药；脾胃虚弱者，合四君子之属。

三、典型病例

王某，女，55 岁，初诊：2007 年 12 月 17 日，因"口腔溃疡反复发作 1 年余"来诊。现病史：1 年前无明显诱因发作口腔溃疡，就诊于当地医院，口服消炎药无

效。近 1 年内频繁发作，疼痛剧烈影响进食，口腔溃疡初起色白，边缘色红，舌面及颊黏膜多见，无下阴溃疡，无发热，无关节疼痛。纳眠可，二便尚调。查体：舌面及舌边散在 7 个色白周围充血溃疡，外阴未见溃疡。舌红，苔黄厚，脉弦。诊断：中医诊断：口疮（热毒炽盛，湿热内蕴）；西医诊断：复发性口腔溃疡。治法：益气托毒，止血生肌。方药：生、炙甘草各 15g，生黄芪 30g，当归 12g，大青叶 15g，白及 12g。15 剂，水煎服，日 1 剂。半月后患者复诊，自述 2 剂即见效明显，口腔溃疡处疼痛缓解，溃疡面及数量明显减少。舌红，苔薄白，脉平。效不更方，嘱患者继服上方，隔日 1 剂，以兹巩固。

周翠英教授运用"益气托毒法"治疗复发性口腔溃疡扶正祛邪、标本兼治，临床疗效显著，值得注意的是"炉火虽熄，当防灰中有火"，见效后还应坚持服药一定疗程，此时可改为隔日服或三日 1 服，从而有效预防本病复发。

许冰　陈广峰

第三部分 典型医案篇

类风湿关节炎案

案一

初诊 患者王某，女，23岁。因四肢对称性多关节肿痛1年就诊。1年前因居处潮湿加淋雨后出现双手近端指间关节肿痛，渐及掌指关节、腕关节、肘关节、膝关节对称性肿痛，经多方治疗效差。刻下症：发热，不恶寒，双手腕关节、掌指关节、近端指间关节及膝关节肿痛，晨僵明显，晨僵时间约4h，伴口苦口黏，口渴不欲饮，溲黄。自述平时"易上火"、口苦、喜冷饮。查体：T 37.8℃，左手食指、中指近端指间关节呈梭形肿，右手第2、3掌指关节粗大、触痛、灼热，双腕关节背伸、掌屈受限，双手平均握力50mmHg，双膝触之灼热、浮髌试验（＋），舌质红，苔黄腻，脉滑数。辅助检查：ESR 85mm/h，CRP 48.30mg/L，RF 450IU/ml，抗环瓜氨酸肽抗体（以下简称抗CCP抗体）1536RU/ml。双手X线示：左手食、中、小指，右手小指近端指间关节间隙变窄，软组织肿胀。

诊断：中医诊断：痹证

　　　　西医诊断：类风湿关节炎（活动期）

辨证：湿热阻络。

治法：清热解毒，利湿通络，宣痹止痛。

处方：四妙丸合五味消毒饮化裁。

金银花20g	土茯苓30g	苍术12g	黄柏12g
薏苡仁30g	川牛膝20g	蜂房12g	公英15g
红藤20g	土贝母10g	白芍30g	细辛3g

　　　　　　　　　　　　　　　　　　　　　　　　水煎服，日一剂

体会：本患者发病前有居处潮湿及淋雨史，加之素体阳盛，内有蕴热（平时"易上火"、口苦、喜冷饮），故感邪后从热化，或风寒湿邪、郁久化热，湿热阻络而发病。热为阳邪，热盛则见发热、溲黄、舌红之象。湿为阴邪，重着黏腻，湿盛则见关节肿胀或关节积液，湿邪留滞经络关节则感重着。湿热毒邪交阻于经络、关节、肌肉等处，故关节肌肉局部触之灼热。气血阻滞不通，不通则痛，故关节疼痛、屈伸不利。湿热中阻，故口苦口黏、口渴不欲饮。苔黄腻，脉滑数均为湿热之象。故治清热解毒，利湿通络，宣痹止痛，方选四妙丸合五味消毒饮化裁。方中金银花甘寒，功擅清热解毒。土茯苓甘淡性平，功擅解毒、除湿、利关节。二药清热利湿解毒，重用为君。黄柏、苍术、红藤、薏苡仁、蜂房、土贝母合用加强君药功效，又活血止痛为臣药，其中薏苡仁甘淡微寒，既淡渗利湿，又清热，长于"除筋骨邪气不仁"，归脾胃经，能健脾益胃，土旺则胜水除湿。公英、白芍、川牛膝、细辛合用可解毒、祛瘀、散邪共为佐药。全方组方巧妙，寓补于泻，邪去正安，共奏清热解毒、利湿通络、化瘀止痛之功。

二诊 服上方12剂，诸关节肿痛大减，晨僵时间明显缩短，约2h，小便已不黄，仍低热（T 37.2℃），口渴欲饮，时有心烦盗汗。黄腻苔渐退，脉弦数。

辨证：湿热兼阴虚内热。

治法：养阴清热，凉血解毒。

处方：上方去苍术、黄柏、细辛，加生地、知母、青蒿各15g。水煎服，日一剂。

体会：患者湿热证虽明显减轻，但又出现了低热盗汗、口渴欲饮等阴虚内热证。治阴虚内热证，周教授擅用生地、知母。生地为养阴清热的主要药物，用生地能起到平衡阴阳、清热而不伤正、增强体质的功效。药理研究表明生地能抑制体温中枢，具有较好的降低体温的作用；它所含的多糖式，能调节人体的免疫功能，增强网状内皮系统的吞噬功能，使低下的细胞免疫上升，亢进的体液免疫下降，还能抑制血管内皮炎症和大鼠实验性关节滑膜肿胀炎症。知母既能清热解毒，又能养阴，与生地配伍，可使生地的清热作用更强，又能增强生地的滋肾效果。青蒿清热凉血除蒸，长于清透阴分伏热。三药合用可明显加强清热养阴作用，且作用持久。

三诊 服二诊方24剂，发热已退，诸关节肿消失，关节疼痛较轻，晨僵时间约半小时，已能做家务，但阴雨天感颈肩不适、肘膝及手指小关节疼痛明显，二便调，舌红苔薄黄，脉弦。

治法：减少清热解毒利湿之品，加祛风胜湿、活血通络之品。

处方：青风藤30g　　忍冬藤30g　　红藤15g　　薏苡仁30g

　　　　羌活12g　　　桑枝30g　　　葛根30g　　白芍30g

赤芍 20g　　　　川芎 12g　　　　川牛膝 15g　　　　生甘草 6g

水煎服，日一剂

体会：由于患者关节肿痛灼热、发热、口渴、苔黄腻、脉数等湿热证已改善，而风湿瘀痹阻脉络的症状逐渐显现出来，故处方中减少了清热解毒利湿的药物，加用了祛风胜湿、活血通络之品，以及具有归经特点的药物。周教授认为同一痹病，所病的部位不同，用药当有加减，因为中药除了性味功能以外，尚有归经的特点，每一药物都有善走的经脉与部位。因此临床用药应根据各种风湿病累及的病变部位不同而有针对性地使用 1～2 味具有归经特点的药物。如颈部僵硬不适、疼痛、左右前后活动受限者，常选用葛根、白芍、川芎等；上肢肩肘关节疼痛、活动受限者，常选用桑枝、羌活等；下肢关节疼痛为主者，常选用独活、川牛膝、海桐皮等。若疼痛与天气变化有关，遇阴雨天或受潮湿疼痛加重者，上肢疼痛者可选用辛温走窜的羌活、桂枝，以通经达络，祛风胜湿；下肢疼痛者可选用独活、川牛膝，以引药下行、引血下行，祛风除湿止痛。

四诊　服三诊方 24 剂，手指小关节、腕关节、膝关节肿胀未再出现，关节疼痛不明显，双手平均握力 110mmHg，唯晨起手指小关节有僵胀感，活动 10min 左右症状可消失。伴见疲倦乏力，易感冒，食后腹胀，阴雨天骨节重着不适。舌苔薄黄，脉象弦细。复查 RF 261IU/ml，抗 CCP 抗体 938RU/ml，ESR、CRP 降至正常。

辨证：脾虚湿阻，余毒未尽。

治法：健脾除湿，清解余毒。

处方：黄芪 30g　　　太子参 30g　　　白术 15g　　　　山药 30g
　　　薏苡仁 30g　　　忍冬藤 30g　　　虎杖 15g　　　　青风藤 20g
　　　陈皮 9g　　　　厚朴 9g　　　　　砂仁 6g　　　　　炙甘草 6g

水煎服，日一剂

体会：周教授在热痹缓解后，非常重视健脾益胃，认为脾胃功能的强弱与痹病的疗效、转归、预后有密切关系。不论实痹、虚痹、顽痹，只要脾胃健旺，则疗效明显，愈后较好。这是因为，一方面"五脏六腑皆禀气于胃"、"脾为后天之本"，而且"脾主肌肉四肢"，脾为气血生化之源，脾主运化水湿。脾胃强健则五脏六腑俱旺，气血充盈则筋脉关节得以濡润，四肢肌肉有所禀受也。另一方面，湿在风湿病的发生发展、预后中占重要地位，而湿的根源在脾胃。湿之形成，责之于湿从外袭，或脾虚生湿，或气化不利内生痰湿。内有湿邪易招致外来之湿邪，外感湿邪又可引动内湿，所以临床上痹证患者除了可见关节症状外，还常伴见疲倦乏力、少气懒言、自汗、易感冒、大便溏薄、食欲减退、食后腹胀、舌质淡胖等脾虚之证。故在热痹证缓解后，周教授注重补益脾胃，脾胃健旺则无湿，无湿则无痰，无痰则少瘀，脾胃强健则五脏六腑俱旺，气血充盈则筋脉关节得以濡润。故临床上常选用四君子汤、平胃散、胃苓汤、参苓白术散、补中益气汤、益胃汤等加减化裁以善其后。

孙素平

案二

初诊 患者张某，女，49岁。因"周身关节肿胀疼痛2年余，加重伴活动受限20余天"来诊。患者1年前无明显诱因出现关节肿胀疼痛，以双腕关节和双膝关节为甚，曾在当地医院查ESR升高，给予中药外洗、钙片及中药口服等治疗，效不显。20天前外感劳累后出现周身关节游走性疼痛加重，活动受限。刻下症：周身关节游走性疼痛，以双肩、腕、膝、踝关节和拇指关节为甚，阴雨天症状加重，晨僵大约1h，时有腰痛，伴发热（T 38℃左右），乏力。查体：双腕轻肿，双踝关节明显肿胀，右膝不易伸直，足背凹陷性水肿。双膝轻度摩擦感。舌质红，苔薄黄，脉沉细数。辅助检查：ESR 50mm/h，RF 368IU/ml，CRP 15.9mg/L，抗CCP抗体1026RU/ml。

诊断：中医诊断：尪痹

西医诊断：类风湿关节炎（活动期）

骨关节炎

辨证：湿热内蕴。

治法：清热解毒，补肾壮骨，利湿活血。

处方：自拟蠲痹汤合四妙丸加减。

金银花20g	红藤20g	黄柏12g	羌活12g
猫爪草20g	川芎12g	细辛6g	薏苡仁30g
独活30g	猪苓20g	川牛膝20g	漏芦12g
土茯苓30g	赤芍20g	王不留15g	荜澄茄6g

水煎服，日一剂

体会：RA 发病年龄跨度相当大，小到二三岁幼儿，大至七八十岁老人。年龄大的 RA 患者多同时合并骨关节炎，多有肾虚血瘀的表现。治疗上与年轻 RA 患者有所不同。类风湿关节炎与骨关节炎都是以关节为主的炎性改变。该患者肩、膝关节怕风怕凉、疼痛，就不单纯为类风湿关节炎，也与骨关节炎有关。两者虽然一个为免疫性炎性变，一个为物理性、退行性炎性变，但都可以用同样的清热解毒药控制炎症，即"异病"可以"同治"。清热解毒药对炎症的病因、性质没有特异性选择，这是用中药治疗风湿病的最大优势所在。周教授经常强调，清热解毒法是所有风湿病最重要的基础治疗。方选蠲痹汤、四妙丸加减，重用金银花、红藤、板蓝根、黄柏、漏芦、土茯苓清热解毒，消炎止痛。"风性善行而数变"，患者多关节游走性疼痛，且双肩疼痛，怕风冷突出，药用细辛、川芎、羌活，辛散透达邪气。细辛气味芳香辛烈，开散力强，能外散风寒，治疗风寒阻络引起的各种病症，尤其上肢及头面部（颞颌）关节痛效果突出，入药剂量不必拘泥于"不过钱"，周教授常用细辛 6～10g，但有心脑疾患者用量不宜过大。羌活、川芎是治疗肩痛、头痛、游走性关节痛、肌痛的要药。

二诊　服初诊方 7 剂，左膝关节痛轻，右膝痛甚、不能伸直，左手背肿，左踝肿。舌质淡红，苔白，脉滑。

处方：
金银花 20g	公英 20g	半枝莲 20g	薏苡仁 20g
土茯苓 30g	猫爪草 20g	羌活 15g	独活 30g
细辛 10g	川牛膝 20g	黄柏 12g	王不留行 15g
车前草 30g	干姜 6g		

7 剂，水煎服，日一剂

体会：对于活动期 RA 的治疗原则，周教授主张以清热解毒为主，在此基础上辅以祛风除湿、活血通络。患者关节疼痛、肿胀、有积液，是湿盛邪瘀的表现。治疗上祛湿利湿有助于积液的消减，水湿停聚于关节的主因是"因炎致肿"，这种关节炎性肿必须在清热解毒的基础上利水消肿。清热解毒药重用金银花、半枝莲、公英，三药甘寒不伤胃，可以久服常饮。猫爪草、黄柏清解下焦湿热邪毒，下肢关节肿痛多选用之。苍术、薏苡仁健脾燥湿利湿。前人谓"治湿不利小便非其治也"，车前草、土茯苓加强渗利作用。患者膝、踝关节肿甚，肢体沉重酸胀不适，川牛膝可引药下行，利湿逐痹。众药相伍对解决下肢关节、肌肉之肿胀、沉重具有非常好的疗效。

三诊　患者双腕、手指以及双膝关节疼痛均减轻，仍双肩疼痛，颈项痛，尿频，尿热，头痛，纳差。舌质红，苔黄腻，脉弦滑。

处方：上方加葛根 30g、威灵仙 15g、川芎 12g。14 剂，水煎服，日一剂。

体会：痹病常累及不同的关节，周教授在辨证和辨病的基础上，根据不同的病变关节，运用引经药，利用它们独特的搜剔穿透之力，引导诸药直达病所，有利于提高疗效。如上肢关节痛，多选用片姜黄、威灵仙等；四肢小关节肿胀、灼热疼痛者，可选土贝母、猫眼草、漏芦、蜂房等；两膝关节肿胀、有积液者，可选土茯苓、薏苡仁、猫爪草、猪苓、车前草等；两膝关节疼痛为主，可选全蝎、赤芍、白芍等；两踝关节肿胀疼痛，可选地龙、钻地风等。颞颌关节受累、张口咀嚼困难者，可选白芷、细辛、川芎等；筋脉拘挛者，选用木瓜、白芍、伸筋草、海桐皮等。

四诊　患者四肢大小关节疼痛和功能活动均有好转，仍以双腘窝后侧和足跟痛为重，周身酸胀僵硬，药后大便稀，每日 3 次，仍时有头痛。舌质红，苔根部黄，脉细弦。

处方：二诊处方加雷公藤 10g、骨碎补 20g、皂刺 10g。14 剂，水煎服，日一剂。

随诊：效不更方，后期诊治在上方基础上稍作加减，坚持服药 1 个月后，渐改为隔日一剂，嘱患者防止过劳，随访 3 个月，患者病情稳定。

体会：骨关节炎病因多为肾虚骨弱，骨赘形成。应治以补肾壮骨，软坚活血。故可选用骨碎补、补骨脂等补肾壮骨，桃仁、红花、土元、两头尖、皂刺等软坚活血以治标，既有近期疗效，又能持续增效。雷公藤性味甘苦寒，有毒，具有清热解毒、祛湿除痹的作用。现代研究认为，雷公藤不仅具有抗炎镇痛作用，还有延缓或控制类风湿关节炎骨侵袭的病理改变和免疫抑制的远期疗效，治疗类风湿关节炎疗效显著。但因其有肝、肾毒性及生殖系统的损害，对于有肝肾损害，或处于育龄期特别是有生育需求的患者，也可选用青风藤代替。

李大可　宋彩霞

系统性红斑狼疮案

案一

初诊 患者范某，女，32岁。因"面部蝶形红斑伴多关节疼痛7年，加重伴发热3天"就诊。7年前患者无明显诱因出现面部蝶形红斑，双手指间关节、双膝关节肿痛，双下肢水肿，于多家医院诊断为"系统性红斑狼疮"，经中西医治疗后病情趋于稳定，平时口服强的松10mg，每日1次（以下简称qd），硫酸羟氯喹0.2g，qd，此后一直在山东省中医院（山东中医药大学附属医院）门诊服用中药治疗，红斑、水肿消退，尿蛋白转阴，病情尚属稳定。3天前，患者因烈日下劳作时间过长，当夜突然出现发热、身痛，再发面部红斑，体温最高时达39.5℃，经当地医院急诊治疗，病情无明显减轻。刻下症：面部红斑，双手指间关节、双膝关节肿痛、发热，伴神疲乏力，头昏蒙，易激动，食欲差，舌质暗红，苔白腻少津，脉浮数。辅助检查：抗核抗体（以下简称ANA）定量1:1000（+），抗双链DNA（以下简称抗dsDNA）（++），抗Smith抗体（以下简称抗Sm抗体）（+），血常规：中性粒细胞计数（以下简称GRA）7.97×10^9/L，淋巴细胞计数（以下简称LYM）0.77×10^9/L，ESR 60mm/h。小便检查：尿蛋白（+），隐血（+）。

诊断：中医诊断：蝶疮流注

西医诊断：系统性红斑狼疮

辨证：湿热瘀毒阻络。

治法：清热解毒，凉血消斑，活血化瘀。

处方：五味消毒饮化裁。

生地30g	生石膏30g	羚羊角粉3g^{（冲服）}	金银花24g
连翘12g	知母12g	紫草15g	赤芍15g
田基黄15g	大青叶15g	生甘草9g	荜澄茄9g
			水煎服，分3次温服

体会：患者本次发病的原因为烈日暴晒，诱发隐伏毒邪，化热化火，再次发病

出现高热。瘀血是 SLE 的主要致病因素，火热毒邪伤津耗气更加重了瘀血，导致头昏蒙，下肢水肿，血尿、蛋白尿等内脏器官受损的表现。中医辨证为毒热炽盛。治疗当重点治毒、治瘀，急以清热解毒、凉血消斑和活血化瘀法控制病情进展的势头。方中生地清热凉血、养阴生津，生石膏清热通大便，共为君药；羚羊角粉清热凉血消斑，金银花、连翘、田基黄、大青叶清热利湿、解毒敛疮，紫草凉血止血、消斑透疹，知母滋阴清热为臣药；生甘草清热解毒、调和诸药，荜澄茄甘温护胃、防诸寒凉药物败伤脾胃阳气，用为佐药。全方组方精当，以泻为主，寓补于泻，邪去正安，共奏清热解毒，凉血消斑，活血化瘀之功。

二诊　服上方 7 剂后，患者面部红斑开始消退，颜色较前变淡，说话时语气和缓，不似之前容易激动，仍有双手指间关节肿痛。复查尿蛋白（±），潜血（-）。ESR 45mm/h。

辨证：湿热兼阴虚内热。

治法：养阴清热，凉血解毒。

处方：初诊方去羚羊角粉，加雷公藤 10g（先煎 1h）。水煎服，日一剂。

强的松 10mg qd，硫酸羟氯喹 0.2g qd，口服。

体会：患者湿热瘀毒症减，故去羚羊角粉，但四肢关节肿痛未见明显缓解，加雷公藤 10g。雷公藤祛风除湿、通络止痛、消肿止痛、解毒杀虫，对各型红斑狼疮均有明显的疗效。尽管它有一定的毒副作用，但从临床疗效来看，仍利大于弊。雷公藤能在近期内改善患者的症状及体征，如使关节疼痛、发热、乏力、脱发、皮肤损害以及受损脏器的功能显著好转，化验指标包括血常规、ESR、抗 dsDNA、补体、免疫球蛋白以及 CD4 和 CD8 细胞的数目、比值得到明显改善。

三诊　服药 7 剂后，尿蛋白转阴。颜面部、四肢及躯干红色斑疹基本消退，但乏力感明显，腰脊酸软，精神不振，手足心热，食欲减退，大小便通畅。体温正常，舌质淡，苔薄白，脉细弱。复查尿蛋白（-），潜血（-）。ESR 30mm/h。

辨证：湿热羁留，气阴亏虚。

治法：清热解毒。

处方：五味消毒饮合生脉散。

西洋参 6g	麦冬 30g	五味子 10g	黄精 15g
玄参 15g	金银花 12g	连翘 12g	公英 12g

知母 12g　　　仙鹤草 30g　　　黄芪 30g　　　白术 15g

20 剂，水煎服，日一剂

强的松 10mg qd，硫酸羟氯喹 0.2g qd，口服。

体会：本病初因热毒炽盛，伤及气阴，余毒未尽，故手足心热；气阴亏虚，元气亏虚，脏腑功能减退，故全身乏力，精神萎靡；气虚无力鼓动血脉，劳则气耗，故心悸气短，活动后加重；肾气虚衰，精气不充，故腰脊酸软。周教授洞悉病机变化，以养阴清热为主，兼清余毒。方用西洋参为君，补气养阴，清热生津；麦冬、五味子、玄参、知母养阴清热，金银花、连翘、公英清未尽之余毒，共为臣药；黄精、黄芪、白术、仙鹤草补肾健脾益气，用为佐药。周教授对 SLE 采用分期治疗，急性期以清热解毒为主，兼顾气阴，方多选五味消毒饮、犀角地黄汤、清营汤、白虎加桂枝汤等；缓解期重点调理脏腑阴阳气血，以补肾健脾、益气养阴为主，兼清余毒，方选生脉散、六君子汤、六味地黄汤、二至丸、水陆二仙丹等。验之临床，屡用不爽。

四诊　患者服上方约 20 剂，乏力感及手足心热明显减轻，食欲增加。后随症加减，应用中药 3 月余，病情基本稳定。复查 ESR 15mm/h，强的松减量至 7.5mg qd，硫酸羟氯喹 0.2g qd。间断服用中药治疗，一般情况好，病情稳定。

张茂全

案二

初诊　患者于某，女，37 岁。因"面部及双手红斑、发热，伴全身关节疼痛半年，加重伴双下肢水肿 3 个月"就诊。近半年患者无明显诱因颜面部及手背部红斑时隐时现，日晒后加重，时有发热，多为低热，偶达 38℃以上，伴明显的全身关节疼痛，以双肩、双膝关节为主，腰膝酸痛，时有乏力、眩晕、目眩耳鸣，足跟疼痛，月经提前，脱发。在外院按虚劳病服中药治疗效果不佳。近 3 个月出现双下肢凹陷性水肿，在某省级医院诊断为系统性红斑狼疮，狼疮性肾炎。予强的松 60mg qd 服用 1 个月，后规律减至 20mg qd，骁悉（吗替麦考酚酯）1.0g，每日 2 次（以下简称 bid），服用 3 个月，效果不明显，求治于中医。刻下症：颜面部及手背部红斑，发热，全身关节疼痛，脱发，腰膝酸痛，五心烦热，口干喜冷饮，夜寐不安，小便色黄，大便秘结。查体：T 37.5℃，面部蝴蝶斑，颈部散在肿大淋巴结，手背部散在红斑，双下肢轻度凹陷性水肿。舌体有细裂纹，脉细数。辅助检查：抗 dsDNA（+），抗 Sm 抗体（+），ESR 46mm/h，24h 尿蛋白定量 5.2g，血白蛋白 20g/L，补体 C3 0.65g/L。

　　诊断：中医诊断：蝶疮流注

　　　　　西医诊断：系统性红斑狼疮

　　　　　　　　　狼疮性肾炎

　　辨证：肾阴亏虚，热毒壅盛。

　　治法：滋肾养阴，清热解毒。

　　处方：六味地黄汤加减。

生地 60g	玄参 30g	麦冬 15g	丹皮 12g
知母 9g	山茱萸 15g	红藤 15g	雷公藤 10g（先煎 1h）
生甘草 9g	荜澄茄 9g		

　　　　　　　　　　　　　　　　　　　　14 剂，水煎服，日一剂

　　强的松 20mg qd，骁悉 1.0g bid，暂不予调整。

　　体会：周教授认为，根据临床表现，狼疮性肾炎多属于中医学"阴阳毒"、"湿毒发斑"、"水肿"、"虚劳"、"痹证"等范畴。病机大多属于肝肾阴虚，热毒亢盛，而阴虚与热毒互为因果，日久气阴两耗，气滞血瘀，呈现正虚邪实，虚实夹杂之象。急性期以热毒炽盛为主，缓解期以脏腑虚损为主。本患者先天禀赋不足，后天失养，外邪侵入等诸多原因致脏腑虚损，气血阴阳失调形成红蝴蝶斑，阴虚内热，热毒炽盛，故发低热，红斑隐隐；阴虚热毒致气滞血瘀，经络不通，发为多关节疼痛；肾阴亏虚，失于荣养，则出现眩晕、眼花耳鸣、足跟疼痛。久之，气阴两伤，水液代谢失调、肾失封藏，肾脏络膜受损，精微外漏，热灼脉络，血随尿出。治宜滋肾养阴，清热解毒。方中重用生地为君，甘寒养阴，苦寒泄热，入肾经而滋阴降火，养阴生津而泄伏热，为清热凉血要药。现代药理研究证实，生地含有多糖和皂苷，具有调节免疫功能的作用，既能提高低下的细胞免疫功能，又能抑制体液免疫功能，还能抑制关节滑膜炎症，对于活动期风湿病患者热毒炽盛，热入营分，或热毒耗伤阴液，出现长期低热，口干口渴，大便秘结，舌红或红绛，少苔或无苔，ESR 异常增快者尤为适宜。玄参清热凉血，麦冬养阴生津，丹皮滋阴清热，知母清热生津，山茱萸滋肾养阴，红藤清热解毒，雷公藤攻毒杀虫利湿，共为臣药；荜澄茄甘温护胃，防诸药寒凉败胃，用为佐药；生甘草清热解毒，调和诸药为使药。全方结构紧凑，有放有收，祛邪而不伤正。

二诊 患者 2 周后已不发热，关节疼痛明显改善，淋巴结缩小，皮疹开始减轻，双下肢水肿未明显减轻，ESR 40mm/h，24h 尿蛋白定量 5.0g。舌尖红，苔薄黄，脉细软，尺脉虚弱。

处方：黄芪 60g   太子参 15g   仙灵脾 15g   仙茅 6g

       金樱子 15g   芡实 15g   金银花 15g   车前子 15g

       茯苓皮 30g   煅龙牡各 15g   生甘草 9g   旱莲草 15g

       女贞子 15g

20 剂，水煎服，日一剂

强的松减量至 15mg qd，骁悉 0.75g bid，继服。

体会：患者热毒减轻，阴虚缓解，尿蛋白未明显改善。周教授认为白蛋白是人体的精微物质，属于精气的一部分，赖脾之升清以转输，肾之固涩以封藏。张景岳云："精以至阴之液，本于十二脏之生化……藏之于肾。"所以蛋白尿的形成多责之脾肾两脏，尤以肾为主。肾气充足则精气内守，肾气虚则固摄无权，精气外泄而形成蛋白尿。长期尿蛋白与脾肾气虚、固摄无权有关。其病机是脾气虚陷，清气不升，清浊互混，精微下注；或肾气亏损，阴阳两虚，封藏失职，精气漏泄。故治疗以健脾益气，补肾固摄为主，兼以养阴清热以清余毒。方中重用黄芪健脾补中，升阳举陷，益卫固表，利尿，为补中益气要药；太子参补气健脾，生津润肺，适宜热病之后，气阴两亏；仙灵脾、仙茅补肾固阳；金樱子、芡实合用为水陆二仙丹，补益肾精，固摄精微；龙牡滋阴潜阳，收敛固摄；车前子、茯苓皮利水消肿；金银花清热解毒；生地、玄参养阴清热，兼清余毒；旱莲草、女贞子合用为二至丸，滋阴养肾；生甘草调和诸药。药理研究证实，黄芪能控制尿蛋白的丢失，使血清蛋白回升，有利于纠正低蛋白血症引起的各种浆膜炎。病例观察证明，黄芪注射液静注后，能减轻肾脏的病理损伤，使动物微小病变肾病模型的血清白蛋白有明显回升。

三诊 患者 1 个月后双下肢水肿明显减轻，皮疹逐渐消退，关节疼痛基本缓解，仍感乏力，腰膝酸软，舌质红，苔薄白，脉细弱。查 24h 尿蛋白 3.0g，血白蛋白 22g/L，补体 C3 0.71g/L，ESR 20mm/h。

处方：上方加川断 15g、杜仲 15g、水蛭 6g（研末，冲服）。20 剂，水煎服，日一剂。强的松减量至 10mg qd，骁悉 0.75g bid，继服。

体会：患者尿蛋白明显减少，腰膝酸软明显，为肾精不充，腰膝失养，上方加川断、杜仲以补肝肾、强筋骨、祛风湿。狼疮患者病久入络，存在高凝状态。《本草从新》载水蛭"治水肿，败毒"，有破血逐瘀通经之功。药理研究证实，水蛭可利尿消肿，降低尿蛋白，改善血液循环，增加肾小球滤过率，提高血浆蛋白，降低血浆纤维蛋白原。

四诊　24h尿蛋白定量1.0g，血白蛋白25g/L，补体C3 0.76g/L。强的松减量至20mg qd，骁悉1.0g bid，继服。以上方随证加减应用1月余。1月后随访，患者病情平稳，24h尿蛋白定量降至约0.5g，ESR降至15mm/h。病情基本缓解。嘱患者强的松7.5mg qd，骁悉0.5g bid，继服。

体会：周教授认为狼疮性肾炎发于年轻女性，提示与先天肾气不足有关。所见之水肿，一般以腰以下多见，且起病缓慢，病程经久，故辨证以虚证为主，脏腑多与脾肾二脏有关，脾肾亏虚则水湿不能运化转输，精微不能固摄化生，水湿不化则浮肿持续难退，精微下注则水肿之症缠绵难愈，久之还会发生脾肾阳虚、肾精不足等变化。患者在脾肾不足之腰酸乏力、尿多泡沫的基础上，往往还伴见发热、红斑、关节肿痛、小便灼热等热象。究其病因，或为脾虚内生湿热，下传膀胱肾府，迫泄精微，阻塞水道，导致水肿；或为肾阴不足，虚热内生，迫精外泄，导致腰酸、蛋白尿。故临证多虚实并见，以脾肾不足为本，湿热或虚热为标。临床用药初期以清热养阴，活血化瘀为大法，后期以补肾健脾，固摄精微为大法，兼清余毒，方收良效。

张茂全

案三

初诊　患者李某，女，38岁。因"面部及前臂红斑，伴皮肤瘀斑7月"就诊。患者剖宫产后7个月出现颜面、双前臂伸侧皮肤散在红色斑丘疹，黄豆大小，高出皮面，伴有瘙痒，下肢稍有外伤即出现皮肤瘀点和瘀斑，但无牙龈出血和鼻出血，伴左膝关节疼痛，无局部皮肤发红、肿胀和晨僵，持续约10天症状消失。在某医学院附属医院查血常规：PLT 7.0×10^9/L，WBC 6.89×10^9/L，HGB 113g/L。尿常规：蛋白（+），24h尿蛋白定量0.59g。肌酶、肝肾功能均正常，抗人球蛋白试验（−），抗Sm抗体、抗dsDNA、抗核小体抗体（+），抗心磷脂抗体（−），诊断为系统性红斑狼疮，给予丙种球蛋白冲击（20g qd，连续3天静脉点滴），强的松60mg qd，先后应用环孢素、FK506等免疫抑制剂治疗约3个月，患者外周PLT维持在10.0～12.0×10⁹/L。患者畏惧激素冲击来诊。刻下见：全身皮肤散在皮下瘀点，以颈部和四肢为多，压之不褪色，鼻衄，口腔黏膜及舌边有血泡，疼痛，口干口苦，不欲饮，纳呆，大便干燥，小便短赤，舌质红，苔薄黄，脉弦滑。

诊断：中医诊断：蝶疮流注

　　　　　　　血证

　　　西医诊断：系统性红斑狼疮

辨证：邪热入里，迫血妄行。

治法：清热凉血止血。

处方：犀角地黄汤加减。

生地 30g	生山栀 10g	赤芍 12g	丹皮 10g
白芍 10g	黄连 3g	白茅根 30g	侧柏叶 30g
陈皮 10g	生甘草 5g	水牛角粉 30g（冲服）	参三七 3g（冲服）

　　　　　　　　　　　　　　　　　　7剂，水煎服，日一剂

强的松 40mg qd，他克莫司胶囊 4mg qd，口服。

体会：周教授认为从系统性红斑狼疮的临床表现来看，属于中医"鬼脸疮"、"蝴蝶疮"、"阴阳毒"范畴，现代中医命名为"蝶疮流注"。出现PLT减少或血管炎见皮下出血者，与《外科正宗》记载的"葡萄疫其患……郁于皮肤不散，结成大小青紫斑点，色如葡萄，发在遍体头面"相似，属于中医学"血证"范畴。本病初由于外感温热之邪，由表入里，毒蕴积于里，迫血妄行而发于肌肤，出现紫癜和其他出血症状。辨证为里热炽盛，故治以清热凉血止血法，方选犀角地黄汤加减。方用苦咸寒之水牛角为君，归心肝经，清心肝而解热毒，且寒而不遏，直入血分而凉血。生地甘苦性寒，入心肝肾经，清热凉血、养阴生津，一可复已失之阴血，二可助水牛角解血分之热，又能止血；山栀子泻火除烦、清热利尿、凉血解毒，共为臣药。白芍苦酸微寒，养血敛阴，且助生地凉血和营泄热，于热盛出血者尤宜；丹皮苦辛微寒，入心肝肾，清热凉血、活血散瘀，可收化斑之效，白茅根清热凉血止血，黄连清热解毒、凉血止血，参三七活血止血，侧柏叶凉血止血，陈皮疏肝健脾，防诸药伤正，共为佐药，共成清热解毒、凉血散瘀之剂。

　　二诊　患者口腔黏膜血泡吸收，未出现新的瘀点瘀斑，复查PLT 15.0×10⁹/L。

处方：初诊方去连翘，加阿胶 10g（烊化）、仙鹤草 15g。10 剂，水煎服，日一剂。口服强的松 35mg qd，他克莫司胶囊 4mg qd。

三诊　患者未见新的出血点，原来瘀点瘀斑逐渐消退，患者月经来潮量多，无其他情况，口干，舌质红，苔薄白，脉细数。PLT 30.0×10^9/L。

处方：上方加墨旱莲 15g、女贞子 15g、黄芪 30g、当归 6g。10 剂，水煎服，日一剂。

体会：患者热毒渐清，PLT 未见明显上升，周教授加用阿胶补血养血，旱莲草、女贞子滋阴养血，含二至丸之意，黄芪补气升阳，当归养血补血，寓当归补血汤之意。药理研究证实，当归补血汤、二至丸均能促进骨髓造血，能对抗环磷酰胺所致骨髓抑制。

四诊　患者一般情况良好，原有瘀点瘀斑基本消退，未有新的出血点，口干口苦减轻，激素逐渐减量至强的松 10mg qd，PLT 升至 60.0×10^9/L。随诊半年余，PLT 稳定在 50.0×10^9/L ~ 60.0×10^9/L。

体会：周教授认为，经激素、免疫抑制剂、球蛋白冲击及切脾治疗仍未见 PLT 明显上升的狼疮患者，继续治疗提升 PLT 水平是非常困难的。临床上应注意两点：①辨证治疗。热象明显，施以清热凉血止血法，重用生地、水牛角、三七粉、芍药、地榆、白茅根、茜草等凉血止血药。②辨病位用药。止血治疗是治疗狼疮 PLT 减少的重要环节，应在辨证论治的基础上，根据出血部位选择止血药，如鼻出血者，加白茅根、山栀炭、藕节等；齿龈出血，加枸杞、生石膏、知母、血余炭等；球结膜出血者，加山栀子、女贞子、旱莲草等；眼底出血者，加生石决明、龟甲等；咯血者，加白及粉、侧柏炭等；便血者，加地榆、槐花、白及、三七等；子宫出血者，加党参、白芍等；月经过多者，加棕榈炭、焦艾叶、煅龙牡等；尿血者，加黄柏、知母、大蓟、小蓟等；内脏出血者，宜重用炒白芍等。

张茂全

强直性脊柱炎案

案一

初诊 患者赵某，男，27岁。因右髋部疼痛不适1月就诊，患者近1月出现右髋部疼痛，时有右下肢僵硬酸软不适，查体：右"4"字实验（+），指地距0cm，颏胸距0cm。舌红有瘀斑，苔黄腻，脉弦滑。辅助检查：ESR 28mm/h，HLA-B27（+）。行骶髂关节CT示：双侧骶髂关节骶骨面模糊，有虫蚀样破坏。

诊断：中医诊断：脊痹

西医诊断：强直性脊柱炎

辨证：湿热瘀阻。

治法：清热利湿，活血通络，通痹止痛。

处方：四妙丸合身痛逐瘀汤加减。

苍术12g	黄柏12g	薏苡仁24g	川牛膝18g
秦艽12g	川芎9g	桃仁9g	红花9g
生甘草6g	羌活9g	虎杖15g	田基黄24g
青风藤24g	独活15g		

水煎服，日一剂

体会：本例患者病程短，发病症状不典型，临床易漏诊误诊，提示年轻男性患者腰背髋部疼痛僵硬，要警惕强直性脊柱炎的可能。患者辨证属湿热瘀阻，舌苔脉象均属此证，而热证亦多起病急，湿热瘀血邪气阻滞督脉，气血运行不畅，不通则痛，故疼痛僵硬。四妙丸为清热利湿的基本方；虎杖清热利湿之力较强，又能活血祛瘀，田基黄清热利湿、解毒、散瘀消肿，二药合用，加强清热利湿、解毒化瘀作用，病程早期应用对急性关节肿痛症状效果良好；青风藤祛风湿、通经络、利小便，用于风湿痹痛，关节肿胀，麻痹瘙痒。《本草纲目》曰："治风湿流注，历节鹤膝，麻痹瘙痒，损伤疮肿，入酒药中用。"青风藤的茎和根含青藤碱等多种生物碱，现代药理研究具有镇痛、抗炎、降压等作用。

二诊 患者服药12剂，右髋关节疼痛僵硬减轻，下肢酸软等症消失，右胁疼痛，吸气明显，舌质红，有瘀斑，苔黄。

辨证：气滞血瘀，湿热阻络。

处方：初诊方药合逍遥散加减。初诊方去苍术，加白术 15g、当归 15g、白芍 30g、枳壳 15g。水煎服，日一剂。

体会：患者湿热邪气减轻，继服初诊方，去苍术，加白术以化湿而不伤阴。强直性脊柱炎常累及胸肋关节，证属肝气郁结，选用白芍、枳壳入肝经，以柔肝缓急、理气止痛。配合原方中虎杖、田基黄入肝经，使邪有出路。

三诊　服药 12 剂，患者无明显关节疼痛，仅时有酸楚僵硬不适，上方去虎杖、羌活。

体会：患者邪实为主，正虚不著，然强直性脊柱炎的患者往往存在先天肾虚督空，需酌加培补之品方能效力稳固。患者此时湿热减轻，而狗脊味苦、甘，性温，归肝、肾经，质坚行散、降而能升，可强腰膝、祛风湿、固肾气，具有补而不滞、温而不热的特点，以之强肾壮督，最为适宜。

周海蓉

案二

初诊　患者纪某，男，43 岁。因"颈肩腰背、双髋疼痛僵硬反复发作 15 年，加重 3 月"就诊。患者 15 年前出现腰背疼痛，逐渐累及颈肩部及双髋，于当地医院诊断为强直性脊柱炎，间断服用药物，仍时常疼痛并反复加重。刻下症：颈肩腰背、双髋部疼痛僵硬，活动受限，怕风怕冷，纳眠差，便溏，一日 2~3 次。查体：颈部左右旋 30°，颏胸距 5cm，指地距 30cm，双"4"字实验（+），舌红少苔，有裂纹，脉沉细。辅助检查：ESR 37mm/h，HLA–B27（+）；骶髂关节 X 线示：双侧骶髂关节关节间隙狭窄，局部有虫蚀样改变。

诊断：中医诊断：脊痹

　　　　西医诊断：强直性脊柱炎

辨证：热毒阻络，肝肾亏虚。

治法：清热解毒，祛风除湿，补肾壮督。

处方：独活寄生汤加减。

雷公藤 15g^{（先煎）}　独活 15g　　　桑寄生 15g　　　杜仲 15g

川牛膝 15g　　　细辛 6g　　　　秦艽 12g　　　　茯苓 15g

生甘草 6g　　　　白芍 30g　　　虎杖 15g　　　　公英 15g

忍冬藤 24g

水煎服，日一剂

体会：本例患者病程较长，正虚邪实，但病情发作期疼痛较重，热毒之邪实仍为突出证候，故而以雷公藤、虎杖、公英、忍冬藤清热解毒，以快速祛邪。桑寄生、杜仲、茯苓、生甘草扶正以助驱邪外出。秦艽辛、苦，微寒，功能祛风湿、舒筋络、清虚热。患者热毒邪气伤阴，且多年服用辛燥药物，已然伤阴，故而选秦艽清热祛风湿。细辛温散寒邪、走窜止痛，合芍药甘草汤增强止痛之力。以白芍配细辛，缓其温燥之性，存其散寒止痛之用。

二诊　患者服药 12 剂，腰背疼痛减轻，舌脉同前。

辨证：热毒阻络，肝肾亏虚。

治法：清热解毒，祛风除湿，补肾壮督。

处方：初诊方去细辛，加山药 30g、狗脊 30g、葛根 30g、羌活 9g。水煎服，日一剂。

体会：疼痛减轻，去细辛恐其辛温走窜之力复伤阴液，总以顾护正气阴液为要。虽以热毒之邪为主，亦有阴液不足之症，然发病邪气中仍有湿邪。初诊方中已有祛风除湿、健脾利湿之药，二诊再加山药、狗脊增强培本固元药力，从津液化生本源处着力，使水湿代谢恢复平衡。方为治疗湿邪阴伤二证并存这一矛盾共同体的根本所在。颈肩部症状犹存，选用葛根、羌活以对症治疗。并嘱患者加强功能锻炼，多做颈肩部、腰背、胸部及髋部的屈伸旋转。

三诊　患者服药 24 剂，患者颈肩腰部活动明显改善，仅腰骶部下方两侧臀部时有酸痛不适。上方去雷公藤、虎杖、羌活，加杜仲 15g、川断 15g、骨碎补 30g、枸杞 15g，加强补肾壮骨之力，以奏长效。

体会：这一阶段肾虚督空成为突出证候，故加强补肾药物。然而亦应选用补而不滞、补而不燥之品，以免加重湿邪阴伤，故周教授在整个治疗过程中辨证与辨病、诊病用药时注意协调、相应，方能不顾此失彼，减少变证，使病情逐渐改善。

周海蓉

案三

初诊　患者商某，男，20岁。因腰髋部及双膝疼痛半年余就诊。半年前无明显诱因出现双膝关节疼痛，逐渐加重，累及腰、双髋部位，未及时就诊。刻下症：腰部及双髋双膝疼痛剧烈，晨僵2h，左膝关节红肿热痛，屈伸不利。腰酸怕冷，纳可，二便调。查体：腰椎侧弯、后仰活动受限，左膝浮髌试验（+）。舌质淡，苔白，脉细滑。辅助检查：ESR 45mm/h，HLA-B27（+）；骶髂关节X线示：双骶髂关节关节面模糊，符合强直性脊柱炎改变。

诊断：中医诊断：脊痹

　　　　西医诊断：强直性脊柱炎

辨证：湿热阻络。

治法：清利湿热，活血通经。

处方：

土茯苓 20g	金银花 30g	公英 15g	黄柏 12g
薏苡仁 30g	牛膝 12g	赤白芍各 20g	蜈蚣 3 条
细辛 10g	红花 12g	王不留行 12g	骨碎补 15g
生甘草 6g			

14剂，水煎服，日一剂

二诊　腰髋及双膝关节疼痛减轻，左膝关节肿胀好转，大便偏稀，左浮髌试验（±），舌淡苔白，脉细滑。辅助检查：ESR 27mm/h。

处方：初诊方去黄柏，改金银花20g。继服1月，水煎服，日一剂。

三诊　膝关节肿退，腰痛明显减轻，腰酸怕冷。ESR正常。改为补肾强督，祛风散寒。

处方：骨碎补、鹿衔草、千年健、独活、川断各15g，桃仁、红花、枸杞各12g，仙灵脾9g、丹皮20g、生甘草6g。间歇服药半年，病情稳定。

体会：结合临床观察，周教授指出肾虚督空、筋脉失濡是发病的内因，风、寒、湿三气为诱发、加重本病的因素。肾精亏虚贯穿疾病始终，而在疾病活动期湿热瘀邪痹阻经络是主要病机。因此，临床辨证中要分清缓解期和活动期，针对各期的主要病机采取不同治法。活动期患者多表现为腰痛甚，晨僵明显，周围关节红肿热痛等炎性反应症状，治疗当以清热利湿为法则，方以五味消毒饮加减，应用大量金银花、公英、茯苓、连翘等性味甘寒，清热解毒的药物；缓解期以肾虚督空为主，补肝肾、强筋骨是其治疗原则，方以右归丸加减，多选用温而不燥的补骨脂、骨碎补、续断、桑寄生、狗脊等（勿尽投温燥之品，以免伤阴耗血）。无论何期均可根据具体病情加入羌活、独活、川乌、姜黄等祛风胜湿药。

根据部位的不同，酌用针对性的引经药物。葛根入督脉，解肌发表，开腠理；白芍缓急止痛，调和营卫。两药一散一收，合用治疗颈项僵直不适效果颇佳。如足跟痛加两头尖；胸痛用郁金、元胡；下肢屈伸不利者加木瓜、伸筋草。上肢痛者，周教授善用姜黄，古人谓其理血中之气，入手臂止痛，能横行肢节，蠲痹通络，是治疗肩臂疼痛的要药。下肢大关节肿痛者，应用黄柏、薏苡仁、车前草清利下焦湿热，消肿止痛。病程日久，邪气必深入血络，酌用桃仁、红花、赤芍、牛膝等活血之品，以及搜风剔络的虫类药，如水蛭、全蝎、蜈蚣、僵蚕等，加强祛风湿、止痹痛之效。虫类药物性味咸寒，属平和的活血药，既化瘀血、软坚散结，又补肝肾、强筋骨，乃攻补兼施的要药。强直性脊性炎主要累及脊柱，其病理基础为椎旁小关节炎症，椎体周围韧带钙化。中医认为此为痰瘀凝结督脉。周教授常用蜂房、山甲、王不留、夏枯草等活血通督、软坚散结。

本患者初诊时，虽舌脉有肾虚之象，但疾病活动期总体辨证属湿热壅盛，重用清热药。膝肿为湿热下注，用四妙散利水消肿；同时加用细辛止痛散寒及凉血活血之品以清经络之热。复诊时活动期已过，突出表现为肾虚证候，故以补肾为则，选用药性平和之补药，勿大量应用温燥补阳药，以免燥热动血或潜埋下伏热之弊。

潘文萍

干燥综合征案

案一

初诊 患者刘某，女，54岁。因"口眼干燥，伴四肢关节疼痛2年"就诊。2年前出现进行性加重的口干，进固体食物需用水冲服，眼干涩少泪，全身肌肉酸痛，双下肢泛发性瘀斑，纳差，形体渐渐消瘦，伴有四肢关节疼痛，屈伸不利，曾到多处求治。西医诊断为干燥综合征。经治疗症状无明显改善。刻下症：口干，眼干涩，皮肤干燥，散在皮下瘀斑，形体消瘦，四肢关节疼痛，纳呆，倦怠乏力，气短，动则心悸、汗出，大便溏薄，舌淡，边有齿痕，少苔，脉细。辅助检查：ANA定量（+）1:320，抗干燥综合征抗原A抗体（以下简称抗SSA抗体）（+），抗干燥综合征抗原B抗体（以下简称抗SSB抗体）（+），ESR 38mm/h。

诊断：中医诊断：燥痹

　　　　西医诊断：原发性干燥综合征

辨证：阴虚血瘀。

治法：健脾益气养阴，活血祛瘀。

处方：

黄芪15g	山药15g	石斛12g	焦山楂12g
焦神曲12g	炒麦芽12g	升麻12g	当归12g
紫草12g	炙甘草6g		

10剂，水煎服，日一剂

二诊 患者口干咽燥稍好转，余无明显改善，瘀斑仍明显，前方去石斛，加红花10g、柴胡6g，服法同前。

三诊 患者诉口干咽燥较前好转，瘀斑较前减少，前方去红花，改黄芪为太子参20g，服法同前。

四诊 患者以上症状明显好转，守方加减治疗半年，诸症消失。查ESR 20mm/h。随访1年未复发。

体会：周教授认为此患者以口干咽燥及皮下瘀斑为主要症状，辨证属脾虚证。患者素体脾虚，或饮食不节、外邪侵袭导致脾胃功能失调，脾失健运，津液生化无源，运化敷布失常，清窍失润。脾津充足，营血化生有源，则可通达四肢、肌肉，上润口唇，外荣皮肤，内达脏腑，故有"脾本湿，虚则燥"之说。脾气虚，不能固摄血液，血溢脉外，故皮下瘀斑，只有从健脾入手，才能治其本。

方中黄芪、山药、炙甘草健脾益气，可重用黄芪补气升阳、助津液输布；升麻入脾胃经，善引清阳之气上升，提升诸药，使津液随气上升，布散于口目诸窍。《丹溪心法》云："燥结血少，不能润泽，理宜养阴。"因此，在健脾养阴的基础上，同时佐以滋养肝肾之品，使阴血充足，津液敷布，燥象乃除，方中有滋阴润燥的石斛。燥邪易耗气伤津，又因脾为气血生化之源，脾气不足，则生化无源，血瘀凝滞，津血同源，从而津枯血瘀，燥象从生，故可见皮肤紫癜，方中紫草、当归活血化瘀。

《临证指南医案·燥》指出："燥为干涩不通之疾。"因津液不足，燥热炽盛，使血脉干涩，停而为痹。久病入络，阴虚络滞，或者阴津亏虚，阴虚血燥，血运失畅而痹结于内。燥邪延绵日久，病必入血分。《读医随笔·证治总论·气血精神论》云："津亦水谷所化，其浊者为血，清者为津，以润脏腑、肌肉、脉络，使气血得以周行通利而不滞者此也。凡气血中不可无此，无此则槁涩不行矣。"瘀血是一种病理产物和继发性致病因素，在干燥综合征发生和发展过程中，具有重要的临床意义。因瘀斑不退，二诊复加红花，活血通络。

温补之药日久有助火劫津之弊，三诊方换太子参、枸杞，健脾气、补脾阴，甘淡相合，阴中潜化，滋而不腻，补而不燥，生津化液，守中化阴，既无育阴助湿碍脾之忧，又无助火温补劫阴之弊。

综上所述，治疗干燥综合征以"脾"为中心，从不同角度对该病进行论治，既可缓解干燥综合征的临床症状、改善患者生活质量，又可延缓病程的进展，扶正祛邪兼顾，体现了中医学标本兼治辨证思想。现代药理研究证实，许多健脾益气的中药，如人参、白术、茯苓、黄芪、山药等，都有调节机体免疫功能的作用。一方面可以有效改善口干、眼干的症状，另一方面可改善血清免疫球蛋白、ESR 等指标，说明健脾益气法确有调节机体免疫反应，改善外分泌腺功能的作用。

潘文萍

案二

初诊 患者李某，女，45 岁。因"口眼干燥，双下肢皮肤紫癜反复发作 3 年"

就诊。3 年前开始逐渐感到口干欲饮，唾液减少，不能吞咽干物，两眼干涩，时有异物感，双下肢皮肤紫癜等症。查自身抗体阳性，确诊为干燥综合征。刻下症：口干燥无津，唇干皲裂，双目干涩，双下肢大片暗红色瘀斑，月经量少，大便干结，小便频数，舌干红无苔，脉沉细。辅助检查：ANA 定量（＋）1∶1000，抗 SSA 抗体（＋），抗 SSB 抗体（＋），ESR 58mm/h，免疫球蛋白 G（以下简称 IgG）23.7g/L；角膜染色试验左、右均（＋）；唾液流率（＋）0.5ml/15min；腮腺造影（＋）。

　　诊断：中医诊断：燥痹

　　　　　西医诊断：原发性干燥综合征

　　辨证：肝肾亏虚，燥毒瘀滞。

　　治法：滋补肝肾，清燥化瘀解毒。

　　处方：金银花 30g　　土茯苓 20g　　白花蛇舌草 30g　　白芍 20g

　　　　　枸杞 12g　　　玄参 12g　　　谷精草 12g　　　　生地 15g

　　　　　夏枯草 15g　　紫草 15g　　　赤芍 20g　　　　　生甘草 6g

　　　　　　　　　　　　　　　　　　14 剂，水煎服，每日 3 次，日一剂

　　二诊　患者口眼干燥症状较前改善，余无特殊变化，二便调，舌脉同前。效不更方，初诊方改金银花 20g、白花蛇舌草 20g，防苦寒之品伤胃之虞。

　　三诊　患者服药 3 个月后，口眼干燥及皮肤紫癜等症状较前明显缓解。复查 ANA 定量（＋）1∶320，抗 SSA 抗体（＋），抗 SSB 抗体（－），ESR 18mm/h；唾液流率 8ml/15min；角膜染色试验左右均（－）。

　　体会：周教授认为燥毒在本病的发生、发展过程中至关重要。毒是指一切邪气蓄积猛烈、蕴酿顽恶所形成的对机体具有特殊、强烈损伤作用的致病物质。毒既是病因，又是病理产物。燥与毒邪的蕴袭密切相关，燥毒为害，使机体脏腑虚损，津液无源，脏腑不荣，机体失润，则燥象丛生，并导致了本病病程的迁延性和干燥程度的严重性。干燥综合征之燥毒可因内生及外感而来。随着环境污染及人为破坏的加重，全球气温攀升，降雨量大为减少，空气干燥、质量差，燥气横逆，燥盛成毒。现代医学中的病原微生物如病毒等，农药、化肥对食品的污染，化学药品的不良反应，噪声、电磁波对人体的干扰等，亦可成为外来之燥毒。脏腑功能失调，使津液生成不足或运化障碍或津液大量亡失，导致病理产物积聚蕴化是内生之燥毒。内生燥毒致病是干燥综合征发病的一个重要因素，直接影响着本病的病理变化、预后和转归。

由于燥毒是干燥综合征始动及复发加重的关键因素，治疗上就应抓住这一核心病理环节，解毒清燥是干燥综合征的重要治法。周教授治疗中强调以下原则：解毒清燥以甘寒为主，慎用苦寒，辅以滋阴润燥之品改善症状治标；阴津充足，五脏六腑重新得以滋灌，功能恢复常态，亦有助于及时清除体内的燥毒之邪；燥毒可致瘀，故还需佐以活血化瘀之品。

潘文萍

白塞病案

案一

初诊　患者韩某，女，33岁。因"口腔溃疡伴外阴溃疡间断发作4年，加重伴下肢红斑4个月"就诊。4年前无明显诱因出现口腔、外阴溃疡反复发作，应用冰硼散等治疗效果欠佳。4个月前症状加重，并出现2处下肢红斑结节，应用抗生素红斑减轻，但口腔及外阴溃疡发作频繁。刻下症：口腔、舌体数个溃疡，外阴溃疡，疼痛剧烈，下肢红斑色暗，双膝肿痛，纳眠可，大便每日1次，质稀，小便可。舌暗，舌尖红，苔黄腻，脉弦滑。既往史无特殊。辅助检查：CD4 27.87%，CD8 33.57%，ESR 23mm/h。

诊断：中医诊断：狐惑病

西医诊断：白塞病

辨证：湿热毒蕴。

治法：清热利湿，解毒益气活血。

处方：甘草泻心汤化裁。

生炙甘草各12g	黄连8g	炒黄芩15g	柴胡20g
杭芍30g	炒山栀10g	升麻12g	干姜3g
夏枯草15g	川芎15g	丹参12g	白及12g

14剂，水煎服，日一剂

体会：本病的主要病机是湿热毒蕴。湿热毒邪的形成责之于外感湿热毒邪或湿邪内侵郁久酿热化毒，或过食膏粱厚味，辛辣炙煿，醇酒滋腻之品致脾胃积热成毒，或五志过极，肝郁化火，或肝脾不调，湿热内生化毒。湿热毒邪蕴结，攻注脏腑，或循经络上攻于口、眼，下注于外阴，故见口腔、外阴溃疡疼痛；浸于肌肤，伤及肌肤血络，故见皮肤红斑；痹阻经络，流注骨节，故见关节疼痛。舌脉均为湿热之象。周教授认为，湿热毒蕴是白塞病的病机关键，且贯穿疾病发生、发展的各个病理阶段，故清热解毒，除湿通络为其基本治则。无论急性发作期或不典型或慢性缓解期，治疗均选用甘草泻心汤化裁治疗，不同在于根据湿热毒邪的偏盛，调整药物的用量变化，随证加减。方中生、炙甘草并用为君，生甘草清热解毒、调和药性，炙甘草健脾补中、缓急止痛，二者相配，补中有清，清中有补，扶正而不恋邪，从而使中气得运而湿毒自化；黄连、黄芩清中焦、上焦热毒；柴胡、杭芍、山栀入肝经，伍黄芩以通调表里，和解少阳；升麻清解阳明热毒、引清气上升，伍黄连使上炎之火得降，内郁之热得散；干姜配生甘草，益气和胃；夏枯草解毒散结，川芎、丹参通络活血；白及收敛气阴，敛疮生肌，全方共达清热利湿，解毒扶正的目的。

二诊 患者口腔溃疡未再发作，外阴溃疡消失，无关节痛，无皮疹红斑；口渴欲饮，大便略干；月经量偏多。舌红苔白，脉沉细。

辨证：湿热兼阴虚。

治法：养阴清热，凉血解毒。

处方：初诊方去山栀，加生地 20g、当归 15g。服法同前。

体会：患者热象已不明显，故原方去山栀。患者湿热证虽明显减轻，但又出现了口渴欲饮，大便偏干等阴虚之象，故加生地、当归。周教授擅用生地治阴虚内热证，能起到平衡阴阳、清热而不伤正、增强体质的功效。当归具有补血活血、调经止痛、润燥滑肠的作用，二者合用，加重养阴活血之力。

三诊 患者服二诊方 12 剂，口腔及外阴均无溃疡复发，无关节疼痛，无新发红斑皮疹；纳眠可，二便调。舌暗红，边有齿痕，脉弦滑。

辨证：脾虚湿阻，余毒未尽。

治法：健脾除湿，清解余毒。

处方：前方去白及、升麻，加茯苓 15g、薏苡仁 20g。服法同前。

体会：患者热毒之邪基本去除，但湿邪未尽。因此去白及、升麻，而加入健脾利湿的茯苓和薏苡仁继续服用。湿性黏腻难去，病程易迁延日久，而湿的根源在脾胃。湿之形成，责之于湿从外袭，或脾虚生湿，或气化不利，内生痰湿。脾为气血生化之源，脾主运化水湿。故周教授注重补益脾胃，脾胃健旺则杜绝生湿之源。现代研究证实，茯苓多糖具有免疫调节、保肝降酶、间接抗病毒、诱生和促诱生干扰素和白介素等多种生理活性。

除内治法以外，周教授在治疗本病时还擅于内外合治，经常配合一些外用小方取得良好的疗效。比如眼部发红溃疡的，给予菊花、公英、蝉蜕局部温水熏蒸；外阴溃疡者给予苦参、黄柏等量水煎熏洗阴部；口腔溃疡应用荆芥、金银花、生甘草、黄连、薄荷等水煎漱口。

狐惑病病程长，病症顽固，宜早诊断，早治疗。治疗本病不但要选有效方，而且贵在守方。患者全部症状消失后不宜立即停药，仍应嘱其服药一个阶段，以兹巩固。

赵宏兵

案二

初诊　患者李某，女，33岁。因"外阴、口腔溃疡反复发作，双前臂、小腿结节性红斑7个月"来诊。7个月前无明显诱因出现口腔溃疡，同时出现2～3个溃疡，底盘色红，疼痛明显，7～8天可自行消退，其后反复发作。外阴溃疡1个，疼痛明显，1个月后可自行消退。双前臂、小腿结节红斑，颜色鲜红，压痛，双踝处各有一"花生米"大小结节。无眼炎，无外阴溃疡，曾服用帕夫林、阿莫西林、如意珍宝丸治疗，效差。纳可，眠少，二便调。舌红绛苔薄白，脉弦。辅助检查：ESR 29mm/h。

诊断：中医诊断：狐惑病

　　　　西医诊断：白塞病

辨证：湿热内蕴，热毒泛溢肌肤。

治法：清热解毒，活血燥湿，凉血消斑。

处方：四黄活血汤加减。

黄芩 15g	黄连 10g	黄柏 12g	熟大黄 10g
半枝莲 20g	连翘 20g	丹皮 15g	桃仁 10g
莪术 15g	山慈菇 12g	红花 10g	王不留行 15g
栀子 12g	炙甘草 12g	生甘草 12g	

24剂，水煎服，日一剂

嘱患者忌食辛辣油腻食物，戒烟酒。

体会：本案为狐惑病，西医学称为白塞病，是由于脏腑功能失调，致湿热蕴毒，伏藏于内，或外感湿毒，湿热浊毒流注，火毒循经环络上攻所致。周教授认为本病病机为热入营血，瘀毒蕴结。热毒之邪蕴结，攻注脏腑，循经络上攻于口，故见口腔溃疡、疼痛；下注于外阴，则见外阴溃疡；浸于肌肤，伤及肌肤血络，故见皮肤红斑。

治疗以清热解毒为主，重用凉血散结之品，方以四黄活血汤加减。方中黄芩、黄连、黄柏、大黄清上中下三焦之热毒，桃仁、红花、丹皮活血凉血而不冰遏伏毒，莪术、山慈菇、王不留行散结祛痰，生、炙甘草共用，清热解毒、健脾和中，全方针对病变热毒伏络，痰瘀互结之病机而设，用药严谨，每奏良效。该患者皮肤改变典型，故重用连翘、丹皮凉血之品与桃仁、山慈菇、莪术、红花活血散结之药。岳美中指出："狐惑病是温热性病，治疗不得法，邪毒无从发泄，自寻出路，转为重症。"周教授治疗白塞病注重予邪以出路，火毒攻于上者，用酒大黄，一则清泄内伏之热毒，通肠腑、泻浊毒；二则引热下行，取釜底抽薪之意，兼可活血化瘀，消湿热毒于无形；湿热注于下焦者，用栀子以清热利湿，使"湿去热孤"，邪热从小便而解。

二诊　患者服上方1个月，口腔溃疡及结节红斑减轻，口腔溃疡及外阴溃疡发作次数减少，愈合快，下肢红斑色暗红，结节缩小，纳可，二便调，舌红苔白，脉缓滑。

辨证：湿热内蕴，热泛肌肤。

治法：清热解毒，凉血活血。

处方：

雷公藤10g	黄柏12g	熟大黄10g	白花蛇舌草20g
半枝莲20g	连翘20g	丹皮20g	桃仁10g
莪术15g	红花10g	荜澄茄12g	吴茱萸5g
生炙甘草各12g			

24剂，水煎服，日一剂

体会：患者经1个月的治疗，热毒症状较前明显减轻，红斑颜色由深红转为暗红，口腔及外阴溃疡发作较前减少，故中药减少清热解毒药物的种类及用量，因红斑结节以下肢为主，所以保留清下焦之热的黄柏，去黄芩、黄连、栀子。此次处方加入雷公藤一味，雷公藤具有祛风除湿、活血通络、消肿止痛、杀虫解毒等功效，现代药理研究证实，雷公藤的主要药理作用有免疫调节、抗肿瘤、抗炎、抗菌等。据报道，雷公藤治疗白塞病可促进溃疡愈合、皮损消退，减少复发，且对糖皮质激素治疗效果不佳者有效。用于结节性红斑的治疗有效率80%以上，且对于首次发病、病程较短者疗效更佳。周教授在治疗风湿病过程中特别注意顾护脾胃，患者因需要长期服药，加之部分患者在就诊前有服用糖皮质激素及非甾体抗炎药史，出现了胃肠道反应，此时，胃肠耐受与苦寒解毒药的矛盾也就表现得尤为突出。所以周教授常常采用反佐的方法，配合使用1~2味温中和胃之品，如荜澄茄、干姜、生姜、吴茱萸、高良姜、荜茇等，以制约清热解毒药的苦寒之性而发挥反佐作用。故方中加用荜澄茄、吴茱萸温中和胃，调护脾胃。

三诊　患者服用上方1月，结节红斑消失，口腔及外阴溃疡消失，未见新起，舌红苔白，脉弦滑。

处方：上方去黄柏。24剂，服法同前。

随访：患者继服上方1月余，症状控制良好，遂逐步减量服用至停药。

体会：对白塞病而言，临床常见患者用药多而见效慢，坚持用药则病有转机，且能治愈，守方是治愈本病必不可少的条件之一。病情后期注意勿过用苦寒，以防损胃伤阳。

李大可

系统性硬化症案

案一

初诊（2014 年 10 月 21 日） 患者张某，女，47 岁。因"双手遇冷变色 6 年余，双手、双前臂及面颈部皮肤变硬 2 年余"就诊。患者 6 年前无明显诱因出现双手僵硬，握拳时有紧胀感，双手遇冷变苍白，继而变紫，遇热潮红，进行性加重。3 年前于当地医院诊断为"雷诺综合征"并予以中药（具体不详）治疗，症状稍有减轻。2 年前无明显诱因逐渐出现双手、双前臂及面部皮肤肿胀变硬，期间不规律服用中药（具体不详），效果不佳。刻下症：双手、双侧前臂及面颈部皮肤变硬，握拳不利，颈部僵硬不适。剧烈活动后胸闷憋气，双下肢皮肤瘙痒，阴雨天腰膝酸软，无关节肿痛，无发热，无口腔溃疡，无脱发及面部红斑，无进食呛咳，食欲欠佳，眠可，二便调。查体：双手、双前臂及面颈部皮肤增厚变硬，手指褶皱消失，毛发稀少，呈蜡样光泽，伴局部色素沉着；双手有雷诺现象，右手中指指端 0.5cm×0.5cm 左右破溃。舌淡苔薄白，脉沉紧少力。辅助检查：ESR 14mm/h；IgG 20.70g/L；ANA 谱：Ro52（+++）；Scl-70（++）；血常规，RF，抗 CCP 抗体，CRP，ASO，补体 C3、C4 等未见异常。双肺 CT 示：双肺纹理增多、紊乱；左肺下舌段及双肺下叶见多发毛玻璃样及网格样高密度影，以双下肺外带为著；右肺下叶外基底段见点状钙化灶。提示：双肺间质性炎症、纤维化。

诊断：中医诊断：皮痹

西医诊断：系统性硬化症

肺间质纤维化

辨证：气血亏虚，痰瘀痹阻。

治法：益气养血，温经通络。

处方：黄芪桂枝五物汤合四物汤化裁。

黄芪 30g	当归 12g	桂枝 12g	川芎 9g
生地 15g	赤芍 20g	炙甘草 6g	王不留行 15g
陈皮 6g	香附 6g	砂仁 6g	

14 剂，水煎服，日一剂

体会：周教授认为该病的主要病机为气血亏虚、血瘀痰凝，病性为本虚标实。该患者临床表现为皮肤肿张、变硬，雷诺现象，关节活动不利，均为血瘀痰凝的具体表现；气虚推动无力致津停为痰，血滞为瘀。痰瘀积聚于肌肤则皮肤肿硬变厚；瘀血阻滞，不能濡养肌肤脉络，则见指端皮肤苍白，毛发稀疏脱落，皮肤瘙痒，甚至指端溃疡。"阳虚为气虚之甚"，气虚日久及阳，阳气亏虚，运化乏力，无力温养肌肤则四末冰冷。心主血脉，气血俱虚脉道不充，劳则耗气，则出现活动后胸闷憋喘。舌淡苔薄白，脉沉紧少力均为气血亏虚，痰瘀痹阻之征。故以益气养血，温经通络为治疗大法。方中黄芪合当归补气养血共为君药，黄芪甘温益气，大补肺脾之气，长于补气升阳助气血生化运行，以资化源，配合当归养血和营，阴生阳长，且益卫固表、托疮生肌，且有助于破溃处的愈合。桂枝辛、甘，性温，可温经散寒通脉，通阳化气以助阳达于四末；合炙甘草以补心气、温心阳，助心气以推动血行。赤芍、生地、川芎补血活血，养血和营通络共为臣药。王不留行、陈皮、香附、砂仁理气化痰、活血通络，为佐药。炙甘草甘平益气，调和诸药以为使。处方体现了"补"、"通"两大原则，共奏益气养血，温经化痰通络之功。

二诊（2014 年 11 月 10 日）　患者服上方 14 剂，面部皮肤及四肢凉较前好转，仍有双下肢瘙痒，双手遇冷变色，胸闷憋气次数较前减少，纳可，眠安，二便调。查体：双前臂皮肤变软，右手中指指端破溃面积缩小，双手、双前臂及面部皮肤色素沉着较前减轻，舌淡红苔薄白，脉弦细。

处方：前方加红花 6g、地肤子 12g、土茯苓 30g。继服 21 剂，服法同前。

嘱患者可用以上中药药渣煎汤熏洗手足及面颈部。

体会：叶天士《临证指南医案》指出："经年宿病，病必在络"，"久病入络，气血不行"。周教授认为瘀血阻滞脉络仍为目前的主要病机，肌肤瘙痒为血虚风盛所致，"治风先治血，血行风自灭"，益气养血，温经通络的同时，配伍性温味辛的红花以活血通经，以改善面部色素沉着。土茯苓甘淡平，可解毒、除湿、利关节，清除患者长期气血瘀结产生的"蕴毒"，且性味平和，适用于病程较长的皮痹患者。地肤子祛风止痒、通利小便，有利于缓解皮肤瘙痒，并使"久病之蕴毒"从小便排出。

三诊（2014 年 12 月 10 日）　患者服上方诸症大减，全身皮肤硬肿逐渐减轻，皮肤变软，下肢瘙痒症状消失，仍留有色素沉着。颈部皮肤僵硬改善不明显，舌淡红，苔薄白，脉沉缓。

辨证同前，上方去地肤子，加用葛根 30g、地龙 15g、醋莪术 9g、三棱 9g。24剂，服法同前。外洗同前。

体会：葛根入督脉，解肌发表，开腠理；《本经》记载其可以主诸痹。周教授认为其长于缓解颈部的僵硬不适。该病的核心病机为血瘀痰凝，在活血化瘀药的选择上，随着病情、病程的不同各有侧重。故周教授对无血瘀征象或初探用药者，选用当归、丹参、鸡血藤等养血活血药；有血瘀征象者，用桃仁、红花、川芎、赤芍、三七等活血化瘀通络，以求络通痹除；病久瘀象明显者，选用水蛭、土元、穿山甲、虻虫等虫类药，此类药物药性峻猛，祛瘀搜邪、散结软坚。伴见皮肤肿硬坚实者，则选择三棱、莪术。《日华子本草》记载莪术："治一切血气，开胃消食，通月经，消瘀血……"周教授认为莪术、三棱软坚散结，缓解皮肤僵硬和系统性硬化症胃肠道受累的作用突出，对胃肠的刺激相对较小，故常选用。

四诊（2015 年 01 月 26 日） 患者四末凉明显缓解，双前臂、面部及双下肢的色素沉着变淡，剧烈活动后仍有憋喘。舌淡红苔薄白，脉象沉缓。复查 ESR、血常规未见异常。

辨证：脾气亏虚，痰瘀痹阻。

治法：健脾益气，化痰通络。

处方：黄芪桂枝五物汤合六君子汤化裁。

黄芪 30g	当归 15g	桂枝 9g	赤芍 15g
川芎 9g	太子参 30g	白术 15g	山药 30g
鸡血藤 30g	陈皮 9g	厚朴 9g	炙甘草 6g
莪术 6g	三棱 6g	地龙 15g	三七粉 3g^(冲服)

24 剂，水煎服，日一剂。外洗同前。

嘱患者保持心情舒畅，注意保暖，避免受凉、劳累，勤按摩局部皮肤。饮食以高蛋白、高维生素为主，多食新鲜水果、蔬菜，忌食辛辣及刺激性食物。

体会：周教授认为本病病性为"本虚标实"，故在稳定期非常重视健脾益胃。"脾健则湿邪可去，气旺则顽麻自除。"脾胃的强弱与皮痹的疗效、转归、预后密切相关。同时，"气血流通既是补"，因此活血化瘀、化痰通络之品亦有益于补脾益气。故常配合本院（山东中医药大学附属医院）自制剂四虫片、活血通脉片等小剂量长时间服用，巩固疗效。

周教授认为合理的生活调护可明显改善预后，《内经》云"情志致病，亦可治病"，嘱患者保持良好的情绪有助于疾病康复。注重保暖，改善末梢血液循环。"食味调和，百病不生"，合理的饮食本身就是健脾，嘱患者注重饮食尤为重要。

姜萍

案二

初诊 患者王某，男，27 岁。因"双手、腕及双踝皮肤变硬 2 年余"就诊。2 年前患者因夏季冒雨涉水后出现双手僵硬不适，时伴发热，体温最高 37.5℃，未系统治疗，双手僵硬感进行性加重，并逐渐累及双腕、双踝皮肤。刻下症：双手、双腕及双踝皮肤变硬，握拳不利，时伴发热，双下肢片状红斑，时有关节肿痛，遇冷关节不适。口腔溃疡反复发作，无外阴溃疡及明显眼部不适，无进食呛咳，食欲欠佳，眠可，大便偏干，小便调。查体：双手、双腕及双踝皮肤变硬肥厚，散在色素沉着，手指褶皱消失，局部皮肤凹陷性水肿，伴有皮温略高；双下肢红斑，约 2cm×3cm。舌质红，边有瘀斑，苔黄腻，脉弦略数。辅助检查：ESR 45mm/h，CRP 91.10mg/L，RF 20.0IU/ml，IgG 20.70g/L，ANA 定量（+）1∶1000，ANA 谱：Scl-70（+++）；血常规，抗 CCP 抗体，补体 C3、C4 等未见明显异常。

诊断：中医诊断：皮痹

西医诊断：系统性硬化症

辨证：湿热瘀阻。

治法：清热除湿，化瘀通络。

处方：

赤芍 15g	忍冬藤 30g	土茯苓 30g	丹参 15g
苍术 20g	香附 15g	白芥子 9g	清半夏 9g
桃仁 6g	红花 6g	当归 20g	川芎 12g
醋山甲 9g	生甘草 9g		

水煎服，日一剂

体会：周教授认为系统性硬化症的病因分内因、外因。内因为机体先天禀赋不足，气血亏虚，体虚易感外邪；外因为风、寒、湿、热诸邪侵袭。所涉及的脏腑为肺、脾、肾。该患者外感湿邪发病，水湿之邪停于肌表则见局部皮肤凹陷性水肿；湿邪郁积化痰，痰浊蕴积于肌肤关节则见皮肤变厚、肿胀，关节肿痛；痰浊阻滞气血运行，则皮肤色素沉着，舌边有瘀斑；患者素体偏热（平素口腔溃疡反复发作，舌红苔黄，脉弦数），湿浊之邪蕴积易于化热，可见关节疼痛，局部皮温略高，口腔溃疡反复发作；湿热交蒸故见发热。因此患者的主要病机为湿邪蕴结化热，痰瘀阻滞。治疗的重点是清热除湿，化瘀通络。土茯苓，味甘淡，性平，《本草正义》云其"利湿去热，能入络，搜剔湿热之蕴毒"；忍冬藤味甘，性寒，可清热解毒、通络，主热毒血痢，风湿热痹，二者相合具有清热利湿通络之功，适用于湿邪瘀积化热导致的关节肿痛、发热、口腔溃疡等。桃仁、红花、赤芍、当归、川芎仿桃红四物汤方义，活血祛瘀、养血行气。当归味甘辛，滋阴补肝、补血和血、润燥滑肠，又可改善患者大便偏干的症状；赤芍苦微寒，除血痹、破坚积、养血和营，以增补血之力；川芎活血行气、调畅气血；丹参苦能降泄，微寒清热，可活血祛瘀，凉血消肿，增强益气养血、活血化瘀、通络启痹之功。苍术、清半夏、白芥子三药共奏化痰除湿之功。《医学衷中参西录》记载："穿山甲……气腥而窜，其走窜之性，无微不至，故能宣通脏腑，贯彻经络，透达关窍，凡血凝血聚为病，皆能开之。"配合香附疏肝理气，二药条畅气机，有"枢机"之妙。诸药合用使瘀血散、气血通，肌肤濡润变软；湿热清、痰瘀化，溃疡及关节肿胀得以消退。

二诊　患者服上方14剂，双手、腕及踝部皮肤较前变软，局部皮肤水肿减轻，双下肢红斑及口腔溃疡时有反复。时有关节疼痛，遇冷明显，已无发热，纳眠可，二便调。查体：口腔内左侧颊黏膜及舌右侧见约0.5cm×0.5cm大小的溃疡3个，双下肢红斑较前缩小，皮温略高。舌质红，边有瘀斑，苔薄黄，脉滑细数。

处方：上方加鸡血藤20g、薏苡仁15g、连翘12g、金银花15g、黄柏9g，继服24剂，服法同前。

体会：周教授认为局部溃疡和下肢红斑反复，为经络之中留有伏热毒邪，故加重祛湿清热之品。薏苡仁甘淡微寒，利湿健脾、舒筋除痹、清热排脓；连翘、金银花均可清热解毒，连翘消肿散结，使淤聚于皮肤的热邪得以消散，缓解下肢红斑及口腔溃疡，三药清热但不伤阳气。黄柏善于清下焦之热，针对下肢红斑而设。患者关节遇冷加重，实为阳气为湿瘀郁阻，不能温煦，以鸡血藤性温，养血活血、温经通络，与清热药相配伍，以除热中夹寒之象。

三诊　患者服上方口腔溃疡已愈，双下肢红斑减轻，部分明显消退，留有散在色素沉着，皮肤逐渐变软，大便偏干，舌红，苔薄黄，脉弦细滑。

辨证：痰瘀阻络。

治法：活血化瘀，化痰通络。

处方：上方去苍术、白芥子、金银花、红花、黄柏，加生白术 15g、公英 20g、三棱 9g、红藤 20g，24 剂，服法同前。

体会：患者热象明显减轻，治疗重点转为活血化瘀，祛痰通络。去金银花、黄柏，加三棱。大便干为胃有伏热，易苍术为白术，去白芥子，加公英，意在加大补气健脾、清胃中浮热之力。《本草新编》云："公英亦泻胃火之药，但其气甚平，既能泻火，又不损土，可以长服久服而无碍。"

四诊　患者局部皮肤色素沉着变淡，仅余部分皮肤僵硬，时有轻度乏力。舌质红，苔薄微黄，脉细滑。

辨证同前，前方加黄芪 20g、太子参 15g、莪术 6g、山药 30g，24 剂，服法同前。

体会：患者病情趋于稳定，脉象偏细，周教授认为此为气虚之象，加之久病耗伤气血，故待病情稳定后加用黄芪、太子参、山药等益气养阴，补肺脾肾善后以收功。

姜萍

多发性肌炎和皮肌炎案

案一

初诊（2011 年 5 月 12 日） 患者李某，女，45 岁。因"四肢肌肉无力 1 年余"就诊。患者于 1 年前感冒后出现双下肢无力、酸痛，逐渐向上蔓延，3 个月后发展至髋部，蹲下不能自行站起，半年后双上肢无力，抬举费力。多方求治，并行多项检查，诊为多发性肌炎，曾口服激素治疗，但症状时有反复，且进行性加重，遂来诊。刻下症：患者四肢软弱无力，下肢为甚，下蹲不能站起，上肢抬举无力，肌肉酸痛，身倦神疲，腰膝酸痛，畏寒肢冷，伴头目眩晕，不思饮食，夜眠欠佳，大便稀。现口服强的松 45mg qd。否认高血压病等病史。否认家族史、遗传史及药物过敏史。查体：血压（以下简称 BP）120/75mmHg，心肺听诊正常。双下肢近端肌力Ⅲ⁻级，上肢及下肢远端肌力Ⅲ级。舌淡苔白，脉细。辅助检查：ESR 58mm/h，ANA 定量、抗核抗体谱（以下简称 ANA 谱）均正常。肌酸激酶 256U/L，肌酸激酶同工酶 187U/L，乳酸脱氢酶 156U/L，谷草转氨酶 126U/L。肌电图示：肌源性损害。

诊断：中医诊断：肌痹

西医诊断：多发性肌炎

辨证：脾肾阳虚。

治法：温补脾肾。

处方：金匮肾气丸加减。

熟地 24g	山药 12g	山萸肉 12g	茯苓 12g
泽泻 12g	丹皮 12g	附子 10g	肉桂 6g
红参 24g	砂仁 6g	茯神 24g	酸枣仁 45g

14 剂，水煎服，日一剂

二诊（2011 年 05 月 28 日） 患者服药平妥，自觉四肢酸痛略有减轻，精神较前好转，纳食改善，大便成形。舌质淡，舌苔白，脉细。双下肢近端肌力Ⅲ级，双上肢近端肌力Ⅳ⁻级。强的松减量至 35mg qd。

处方：初诊方继服 14 剂，服法同前。

三诊（2011 年 06 年 14 日）　患者服药后肌肉酸痛、乏力均明显改善，纳眠调，二便正常。双下肢近端肌力Ⅲ $^+$ 级，双上肢近端肌力Ⅳ级。复查心肌酶正常。强的松减量至 25mg qd。

处方：初诊方加杜仲 15g，继服 24 剂，服法同前。

患者此后继辨证中药治疗 2 月余，症状明显改善。激素减至 15mg qd，四肢肌力达Ⅳ $^+$ 级。

体会：多发性肌炎在祖国医学文献中没有相应的病名，以肌肉酸痛无力为主或兼关节痛，多以"肌痹"、"痿痹"辨证论治。本案患者中年女性，结合其症状、体征，属素体阳虚。肾为先天之本，内纳元阴、元阳，肾阳不足不能温煦脾阳，致脾肾阳虚，故见乏力、精神不振、大便溏等症，故治疗以温补脾肾为主。方选金匮肾气丸加减。方中以熟地甘温，滋阴补肾为主药；辅以山茱萸、山药补肝益脾，以补充精血，山茱萸酸微温，补肝肾、涩精气，山药甘平，健脾固肾益精；再配少量附子、肉桂温肾助阳，补命门真火，引火归元；佐以泽泻通调水道，泄肾中水邪；茯苓健脾渗湿，丹皮活血兼以清热，加用茯神、炒酸枣仁养心安神，红参提运中气，有脾肾同治之妙。方中药物配伍具有两大特点：一是"阴中求阳"；二是"少火生气"。周教授认为，肾为水火之脏，含肾阴肾阳，阴阳互根。所以，凡肾虚之证，必有阴阳两虚的病理变化，但其临床表现有偏阳虚或阴虚的不同。金匮肾气丸是为肾阴阳两虚、肾阳虚偏重者而设。肾阳虚者得之，可收"阴中求阳之效"，肾阴阳两虚者得之，则有阴阳并补之功。肾气丸中用六味地黄丸滋补肝肾之阴，循阴中求阳之法，用附子、肉桂壮肾中之阳，以达到温补肾阳之目的，"阳得阴助而生化无穷"，使阴阳平衡而达到"阴阳自合者必自愈"的目的。

张晓燕

案二

初诊（2012 年 03 月 12 日）　患者刘某，女，34 岁。因"四肢肌肉酸痛无力 5 月，伴全身皮肤散在红斑 3 月"就诊。5 个月前始无明显诱因出现对称性四肢近端肌肉无力，酸痛不适，未予重视，后逐渐出现全身皮肤散在红斑，以眶周明显，并伴有发热，曾转诊于多家医院，查心肌酶高，肌电图示肌源性异常，确诊为皮肌炎。患者为求进一步治疗遂来诊。刻下症：四肢近端肌肉、关节酸痛，面部红斑，时有发热，心烦不安，纳眠一般，二便可。否认高血压病等病史，否认家族史、遗传病史及药物过敏史。查体：T 37.5℃，BP 130/75mmHg。四肢近端肌力Ⅲ级；舌质红，舌苔黄略腻，脉弦滑。辅助检查：血、尿常规（－），ESR 35mm/h，肌酸肌酶486U/L，肌酸肌酶同工酶135U/L，乳酸脱氢酶199U/L，谷草转氨酶196U/L，ANA定量、CRP、抗链球菌溶血素O（以下简称ASO）、RF、ANA谱、免疫球蛋白均正常。

诊断：中医诊断：肌痹

西医诊断：皮肌炎

辨证：湿热蕴结。

治法：清热解毒，凉血活血，健脾利湿。

处方：

金银花30g	土茯苓30g	虎杖24g	白花蛇舌草24g
黄芪20g	赤芍24g	丹皮15g	紫草15g
生地20g	升麻12g	生甘草6g	

6剂，水煎服，日一剂

强的松30mg qd，口服。

二诊（2012年03月18日） 患者服药平妥，自觉四肢酸痛略有减轻，面部红斑较前色淡，体温正常，纳可，夜眠欠佳，二便调。舌质红，舌苔黄，脉弦滑。四肢近端肌力Ⅳ级。

处方：初诊方加酸枣仁30g。继服6剂，服法同前。

强的松25mg qd，口服。

三诊（2012年03月24日） 患者服药后症状减轻，肌肉酸痛减轻，乏力改善，皮肤红斑减轻，纳眠改善，二便正常。四肢近端肌力Ⅳ⁺级。辅助检查：肌酸激酶234U/L，肌酸激酶同工酶67U/L，乳酸脱氢酶67U/L，谷草转氨酶56U/L。ESR及血、尿常规未见明显异常。

处方：二诊方升麻减为9g。继服10剂，服法同前。

强的松20mg qd，口服。

患者此后继辨证中药治疗2月余，症状明显改善。

体会：皮肌炎在中医学文献中没有相应的病名，从临床表现来看以皮肤表现为主者，一般以"阴阳毒"或"阳毒发斑"辨证论治。以肌肉酸痛无力为主或兼关节痛者，多以"肌痹"、"痿痹"辨证论治。本患者肌肉酸痛明显，故属肌痹范畴。周教授认为皮肌炎急性期多属热毒致痹，热毒是贯穿始终的关键因素，脾胃虚弱是发病的必要条件。其病因病机是阴阳失调，脏腑蕴热，毒邪内生，复感风寒湿热毒邪，或邪郁蕴毒，内外相搏，热毒瘀阻脉络，流注肌肉筋脉而发病。因此急性期以清热解毒、凉血活血、健脾利湿为治疗大法。方中重用金银花、土茯苓清热解毒，为君药。虎杖、白花蛇舌草均助君药加大清热解毒利湿力度；黄芪味甘性温，入脾、肺二经，健脾益气，三药共为臣药。赤芍、丹皮、紫草均为清热凉血、活血化瘀之品，皆有凉血不留瘀，活血不妄行之特点；生地为清热凉血、养阴生津要药，四药互相协同，以清阴分热毒，化血分瘀毒，共为佐药。升麻性微寒，可"消斑疹，行瘀血"，"解脾胃肌肉间热"，助君臣清热解毒之力；生甘草调和诸药，生用可加强清热解毒之效，二药共行佐使之功。全方选药解毒不伤正，利湿不伤阴，共奏清热解毒、凉血活血、健脾利湿通络之功。随着病情好转，患者热势减退，升麻减至小量，以"佐黄芪引清阳之气上升，行阳道"。周教授临证能紧扣病机，灵活辨证施治，故取得了良好效果。

张晓燕

幼年类风湿关节炎案

案一（多关节型）

初诊 患儿赵某，男，10岁。因"发热，四肢关节肿痛半月"就诊。患儿于半月前因受凉出现发热，体温38.6℃，四肢近端指（趾）间关节肿胀疼痛，无鼻塞、流涕，无咳嗽、咳痰，无皮疹，给予口服抗感染药物（具体用药及剂量不详）治疗3天后，未见好转，体温最高达39.6℃，全身疼痛无力，诊断为幼年类风湿关节炎（多关节型），给予口服激素等治疗后，患儿体温逐渐下降，四肢近端指（趾）间关节肿痛仍明显。刻下症：双手近端指间关节肿胀疼痛，晨僵，发热，无恶寒，口干，纳差，大便干结，小便黄。查体：T 37.2℃，P 90次/min，R 22次/min。神清，精神尚可，全身皮肤黏膜无黄染及皮疹。咽部无充血，双侧扁桃体无肿大。双肺呼吸音粗，未闻及干湿性罗音。心前区无隆起，心律齐，未闻及杂音。腹平软，无压痛。四肢近端指（趾）间关节肿胀，皮温略高，触痛明显，活动受限，脊柱活动自如。神经系统未查及异常。舌质红，苔腻黄燥，脉滑数。辅助检查：血常规：WBC 10.7×10^9/L，GRA% 70%，LYMN% 30%；ESR 38mm/h，RF 320IU/ml；心电图及腹部B超均未见异常；四肢近端指（趾）间关节X线示：以关节为中心软组织梭形肿胀，骨膜轻度增生。

诊断：中医诊断：痹证

西医诊断：幼年类风湿关节炎（多关节型）

辨证：湿聚热蒸，蕴于经络。

治法：清热利湿，通络止痛。

处方：四妙丸加减。

黄柏6g	薏苡仁30g	土茯苓30g	川牛膝15g
金银花30g	玄参12g	板蓝根20g	丹皮15g
羌独活各12g	海风藤30g	威灵仙15g	猫爪草15g
荜澄茄9g	生甘草6g		

14剂，水煎服，日一剂

甲泼尼龙片4mg bid，口服。

治疗 2 周后，患儿症状明显好转，无发热，关节肿胀明显减轻，疼痛消失。遂甲泼尼龙减量至每日 4mg，病情稳定。2 个月后激素逐渐减量并停用甲泼尼龙，患儿坚持服用上述中药加减治疗半年。随访症状消失，未复发。

刘建

案二（全身型）

初诊　患者李某，男，12 岁。因发热 1 周就诊。病初受凉发热，体温最高 39℃，且伴有全身酸痛无力，不伴皮疹及关节炎，食欲不振，抗生素治疗无效，3 天后出现全身皮疹。予布洛芬等治疗，体温控制不满意，加用强的松 10mg qd，仍发热不退。治疗期间体温时高时低，高时达 38.9℃。刻下症：发热，双下肢酸痛，全身散在皮疹，乏力明显，咽痛，腹痛，大便干，小便黄。查体：T 38.1℃，P 92 次 /min，R26 次 /min。精神差，急性热病容，肢体散见皮疹，呈圆形、斑片状或条索状，以胸腹、四肢近端为多。咽充血，双侧扁桃体Ⅱ°肿大。双肺呼吸音粗，未闻及干湿性罗音。心律不齐，未闻及杂音。腹平软，无压痛。脊柱四肢活动自如。舌质红，苔白厚腻，脉弦滑。辅助检查：WBC 18.3×10^9/L，GRA% 80%，LYMN% 20%；ESR 110mm/h；血清铁蛋白（以下简称 FER）610mg/L；RF、ASO、自身抗体、肥达氏反应、血培养、嗜异凝集试验等均未见异常，胸片无异常。骨髓穿刺：感染骨髓象。

诊断：中医诊断：痹证（热痹）

西医诊断：幼年类风湿关节炎（全身型）

辨证：热毒内蕴。

治法：清热解毒。

处方：

金银花 30g	黄芩 12g	板蓝根 20g	石斛 12g
土茯苓 30g	薏苡仁 30g	生石膏 30g	丹皮 15g
海风藤 20g	忍冬藤 30g	地骨皮 9g	生地 9g

水煎服，日一剂

甲泼尼龙片 32mg qd，口服。

二诊　患者服 14 剂后，体温基本平稳，无皮疹，汗多。舌红，苔白厚腻，脉滑数。ESR 46mm/h。甲泼尼龙片逐渐减至 24mg qd。

加减上方坚持服用 1 个月后，体温平稳，复查各项指标正常。3 个月后，逐渐停用甲泼尼龙片，单用中药巩固治疗 1 个月，病情稳定，停药至今未复发。

体会：幼年类风湿关节炎（以下简称 JRA），是 16 岁以前发病的一种自身免疫性疾病。临床表现差异较大，与感染、遗传及自身免疫紊乱有关。按发病表现分为 3 型。全身型：又称斯蒂尔病，主要表现为弛张高热 39℃以上，常伴有皮疹、关节痛或关节炎，伴肝、脾、淋巴结肿大，可有心包炎或心肌损害、末梢血白细胞增高、ESR 增快。少关节型：有 4 个或更少的关节受累，并除外全身型，此型常合并虹膜睫状体炎，重者可致失明，应定期检查、及时诊治。多关节型：有 5 个或更多的关节受累，并除外全身型。

JRA 属中医学"热痹"的范畴。但全身型主要表现高热、皮疹，常无明显关节症状。此类病例多为毒热内蕴或湿热内蕴，患者持续不规则发热，治疗较困难。小儿脏腑娇嫩，形气未充，易受风寒之邪，且阳常有余，阴常不足，脏腑经络先有蓄热，久之邪郁化热，而成热痹。该病发热持久难退，并非感受六淫之邪，亦不是邪入募原的半表半里之证，更不是发热如潮之阳明腑证。湿聚热蒸为其主要病机。

周教授治疗本病特点如下：

（1）重用清热解毒药：《诸病源候论·风痹候》曰："痹者，风寒湿三气杂至，合而为痹。"16 周岁以下，多为纯阳之体，阳常有余，素体阳气偏盛，内有蕴热，风寒湿侵袭，郁遏阳气，化而为热。湿热交蒸于半表半里之间，故见寒战高热；邪郁肌表，热灼血络则皮疹鲜红；化热入里，则大便干，小便黄；湿热蕴结，流注经络关节，气血痹阻不通而为痹证。气血不通则痛，故关节肿痛。热为阳邪，阳盛则热；故应多用清热解毒之品。现代药理研究，此类药物具有调节免疫机制，抗炎杀菌，减少渗出，消除抗原，抑制抗体产生等功效。常用药：金银花、公英、虎杖、板蓝根、连翘、地丁、红藤、山豆根等。

（2）主张中西医联合治疗：周教授常讲治病救人，不论是中医学还是西医学的治疗方法，只要对疾病有利，都应为临床所用。西药针对性强，起效快，在短时间内可以明显减轻患儿的痛苦，久用则副作用会逐渐增多，导致不得不中止用药，也是病情反复的原因之一，中药擅长整体调整，且副作用少，虽作用缓于西药，但能持久运用，西药副作用出现之时，正是中药发挥作用之时，同时由于中药加减灵活，可以佐制西药许多副作用，中西医结合，可取得持续缓解的效果。

（3）时时顾护中焦：脾胃为后天之本，气血生化之源，患儿病程较长，常反复发作，需要长期用药，而大多数抗风湿药都有损害胃肠道的副作用，因此顾护脾胃，充其后天，增强机体抗病能力，乃本病治疗中及防止复发不可忽略的重要一环。在清热药的选择上，尽量选用微寒或甘寒之品，如金银花、公英、板蓝根等；少用或不用苦寒直折之品，如黄连、黄柏；同时适当配合使用 1～2 味健脾化湿、消食和胃之品，如炒白术、茯苓、焦山楂、焦麦芽、草蔻、荜澄茄等，对苦寒之药起到佐制、调和的作用，以减轻苦寒药对胃造成的刺激。

（4）减激素要慢，疗程宜长：对使用激素者，须缓慢递减，不可早停，以防反跳，增加治疗难度。为防止余毒未尽，症状完全消失，仍须服药 1 个月左右，隔日一剂，或每 3 日一剂，或配成丸剂口服。

（5）根据病位病症加减用药：关节屈伸不利加木瓜、伸筋草，关节积液者加猪苓、泽泻、车前草，小关节病变加蜂房、土元，病在上肢关节多选羌活、威灵仙，病在下肢关节可选用独活、猫爪草，病久热邪伤阴，可加石斛、白薇，皮疹加蝉衣、紫草。

刘建

成人斯蒂尔病案

初诊 患者张某，女，29岁。因"间断发热、皮疹、关节痛6月"就诊。2个月前受凉后出现发热、关节痛，体温39.2℃～39.8℃，四肢关节疼痛，给予抗生素、激素治疗，症状控制不佳，反复发作。刻下症：发热，咽痛，乏力，恶寒不甚，四肢关节肿痛，以双膝、双踝关节为重，晨僵约30min，口干、口苦，四肢散在红色丘疹，纳眠可，大便干，小便黄。查体：T 38.1℃，颌下可触及数个2cm×2cm大小淋巴结，活动度好，压痛明显，四肢散在红色丘疹，咽部充血，扁桃体不大，双膝、双踝关节肿胀，压痛，双膝浮髌试验（+），舌质红，苔黄腻，脉滑数。辅助检查：血常规：WBC 12.10×10⁹/L，GRA 8.29×10⁹/L，GRA% 89.23%；ESR 78mm/h，CRP 112.30mg/L，FER 897ng/ml，ANA定量、ANA谱、肿瘤标志物、RF、抗CCP抗体、ASO正常；腹部彩超：未见明显异常；双肺CT：双肺纹理粗，请结合临床；双膝X线示：双膝软组织肿胀，骨质未见明显异常。

诊断：中医诊断：痹证

西医诊断：成人斯蒂尔病

辨证：湿热痹阻。

治法：清热解毒，利湿通络，凉血活血。

处方：柴葛解肌汤合清营汤加减。

柴胡 20g	葛根 15g	金银花 20g	青蒿 30g
连翘 15g	黄芩 12g	黄连 6g	生地 20g
丹皮 12g	赤芍 12g	红藤 20g	土茯苓 30g
川牛膝 20g	蜂房 12g	生甘草 12g	羚羊角粉 1g（冲服）

水煎服，日一剂

体会：本患者发病前有受凉史，初期寒邪侵入，客于皮毛肌肤，寒凝经脉，闭阳不能外达，气血不通，四肢清窍失于温煦濡养，可见关节、肌肉以及项背发紧、僵硬疼痛、咽痛、头身痛；患者正值壮年，加之素体阳盛，内有蕴热，正邪交争，寒战发热，居处潮湿及有淋雨史，感邪后从阳热化，或风寒湿邪郁久化热，湿热阻络而发病。热为阳邪，热盛则见发热、溲黄、舌红之象；邪热出入营分，气分热邪未尽，灼伤血络，外溢于肌肤，可见四肢皮疹，色红。湿为阴邪，重着黏腻，湿盛则见关节肿胀或关节积液，湿邪留滞经络关节则感重着。湿性趋下，易袭阴位，故双膝、双踝关节肿胀明显。湿热中阻，故口苦口黏、口渴不欲饮。苔黄腻，脉滑数均为湿热之象。故治清热解毒，利湿通络，凉血活血。方选柴葛解肌汤合清营汤加减。

方以葛根、柴胡、金银花、连翘为君，葛根味辛性凉，辛能外透肌热，凉能内清郁热；柴胡味辛性寒，既为"解肌要药"，且有疏畅气机之功，又可助葛根外透郁热；金银花、连翘，性甘寒，功擅清热解毒。黄连、黄芩清泄里热，柴胡配黄芩，透解少阳之邪热；土茯苓功擅解毒、除湿、利关节，合用红藤四药俱为臣药。生地凉血滋阴，合用丹皮、赤芍、川牛膝凉血活血散瘀，丹皮苦寒，配青蒿内清血中伏热，外透伏阴之邪，共为佐药；同时合用银花、连翘清热解毒、营分之邪外达，此即"透热转气"的应用。羚羊角粉性寒，清热力强，入心、肝二经，气血两清，有清热泻火解毒之效。生甘草调和诸药而为使药。诸药相配，共成辛凉解肌，兼清里热之剂。

二诊　患者服上方12剂，无高热，体温37.2℃～37.5℃，盗汗，心烦，咽干，无咽痛，双膝、双踝肿胀明显消退，口干、口苦减轻，轻咳，皮疹色暗红，纳眠可，大便干，小便黄，苔薄黄，脉弦数。

辨证：阴虚内热。

治法：养阴清热，利咽解毒。

处方：初诊方去羚羊角粉，改青蒿15g，加麦冬12g、芦根15g、板蓝根12g。水煎服，日一剂。

体会：患者湿热征象明显减轻，但反复发热汗出，耗气伤阴，表现出气阴两亏、正虚邪恋之象，如低热盗汗、口咽干燥等阴虚内热证。治阴虚内热证，周教授擅用生地、芦根。生地为养阴清热的主要药物，具有平衡阴阳、清热而不伤正、增强体质的功效。芦根能清肺热而祛痰排脓，味甘淡，性不滋腻，生津而不恋邪，凡温病热恋卫、气，或热病后如有伤津口渴的证候，都可应用。麦冬，《医学衷中参西录》言其"能入胃以养胃液，开胃进食，更能入脾以助脾散精于肺，定喘宁嗽"，其味甘、微苦，性微寒，归胃、肺、心经，有养阴润肺、益胃生津、清心除烦的功效。三药合用可明显加强清热养阴作用，且作用持久。

三诊　患者服二诊方24剂，已无明显发热，四肢关节肿胀消退，疼痛较前明显减轻，皮疹已退，无潮热盗汗，无口干、咽干，无咽痛，易感乏力，可正常工作，纳差，舌暗红，苔白，脉细弱。辅助检查：血常规：WBC 7.65x10^9/L，GRA 6.19x10^9/L，GRA% 71.23%；ESR 22mm/h，CRP 7.30mg/L，FER 106ng/ml。

辨证：脾胃气虚，瘀血内蕴。

治法：益气健脾，活血通络。

处方：

黄芪 15g	党参 15g	白术 15g	炙甘草 10g
山药 15g	薏苡仁 15g	当归 10g	土茯苓 30g
独活 12g	川牛膝 15g	川芎 12g	丹参 12g
蜂房 12g			

水煎服，日一剂

体会：该病病程较长，且因呈壮热连绵，不仅气伤，且多津血枯竭，脾胃为营卫气血生化之源，为后天之本，脾胃虚衰，元气不足，不仅可招致外邪，还能反助阴火，正所谓"内伤脾胃，百病由生"。周教授认为脾胃功能的强弱与疾病的疗效、转归、预后有密切关系。因此，治疗成人斯蒂尔病一定注意保护胃气，其目的在于提高正气，治病达邪。对于大量应用苦寒之剂，或使用免疫抑制剂和激素的患者，更应当在立法方药中加强益胃健脾，不仅可以防止药物的副作用，还可以加快本病的临床缓解、改善预后。方中黄芪味甘微温，入脾肺经，补中益气，升阳固表，配伍党参、炙甘草、白术，补气健脾。久病多瘀，王清任《医林改错》曰："久病入络即瘀血"，叶天士在《临证指南医案》中对多种迁延或慢性病的治疗提倡"通络"之说，故对成人斯蒂尔病患者应加用活血化瘀，通经活络之品，以使气机畅则热自退，丹参、川芎、当归活血散瘀，养血通络，必要时可使用虫类药物水蛭、土元（土鳖虫）等，加强通经活络之效。益气健脾，通经活络并用，以善其后。

许宁

痛风案

案一

初诊 患者于某，男，54岁。因"双下肢大小关节反复红肿热痛12年，痛风石沉积3年，加重1周"就诊。5年前患者进食啤酒海鲜后出现左足第1跖趾关节红肿热痛，于当地诊所静滴液体治疗（具体用药不详），效可，未控制饮食，后双下肢多关节红肿热痛反复发作，渐累及双膝、踝等大关节。3年前第1跖趾关节出现肿大，痛风石沉积，患者每于关节肿痛发作时自服秋水仙碱治疗，症状可缓解，1周前饮酒后出现右踝关节及右足背红肿热痛，服秋水仙碱治疗效不显。刻下症：右踝关节及右足背红肿热痛，左足第1跖趾关节痛风石沉积，低热，不恶寒，自述口中黏腻感，口渴不欲饮，溲黄，便秘。查体：T 37.5℃，右踝关节及右足背红肿、压痛（＋）、皮温高，行走不便，左足第1跖趾关节可见直径约1cm痛风石沉积，压痛（±），舌质红，苔黄腻，脉滑数。辅助检查：血尿酸（以下简称UA）734umol/L，ESR 85mm/h，CRP 68.30mg/L，RF、肝功、肾功、血常规、尿常规均未见异常。

诊断：中医诊断：痛风病

西医诊断：痛风性关节炎（发作期）

辨证：湿热痹阻。

治法：清热利湿，宣痹通络止痛。

处方：四妙丸合自拟痛风饮加减。

秦皮 30g	郁金 15g	大血藤 20g	络石藤 15g
土茯苓 30g	薏苡仁 30g	虎杖 30g	猪苓 30g
川牛膝 30g	炒苍术 10g	黄柏 9g	山药 20g
山慈菇 15g	大黄 9g ^(后下)		

水煎服，日一剂

嘱患者低嘌呤饮食，禁食海鲜、肉汤、动物内脏、酒等高嘌呤食物，多饮水。

体会：患者平素饮食不节，嗜食辛辣腥膻之物，致使脾胃呆滞，运化失司，导致浊毒留积痹阻关节，不通则痛，故关节疼痛、屈伸不利。且患者正值壮年，邪毒留滞关节极易积而生热，正如《黄帝内经》所指出"膏粱之变，足生大疔"，湿为阴邪，重着黏腻，湿盛则见关节肿胀或关节积液，湿邪留滞经络关节则感重着。湿热毒邪交阻于关节，则关节局部触之灼热。湿热壅滞故见低热不恶寒，脾胃运化失司，湿热之邪困滞脾胃，故见口中黏腻。脾困则水液运化失调，津液不得布达，聚而为湿，故见口渴不欲饮。湿性重浊，易袭下焦，所谓"寒湿袭虚，病起于下"，故见溲黄、舌红、脉滑数，均为湿热之象。故治以清热利湿，通络止痛，方选四妙散合自拟痛风饮加减化裁。方中秦皮、郁金性味苦寒，功能清热燥湿、行气凉血，二药相伍重用为君。黄柏、苍术、大血藤、络石藤、薏苡仁、山药、虎杖、猪苓合用加强君药功效，补肾健脾、利湿消肿为臣药，其中薏苡仁，甘淡微寒，既淡渗利湿，又清热利湿，长于"除筋骨邪气不仁"，其归脾胃经，能健脾益胃，土旺则胜水除湿。土茯苓甘淡性平，功擅解毒、除湿、利关节；川牛膝逐瘀通经，通利关节，且能引诸药下行；山慈菇消痈散结，共为佐药。全方组方巧妙，祛邪兼顾扶正，邪去正安，诸药共奏清热利湿，宣痹通络之功。

二诊 服上方10剂，右踝关节及右足背红肿热痛好转，无低热，口中黏腻感略减轻，仍口渴，小便略黄，大便调。查体：右踝关节及右足背略肿，左足第1跖趾关节可见直径约1cm痛风石结晶，均无压痛，舌质红，黄腻苔渐退，脉滑数。辅助检查：UA 615umol/L，ESR 54mm/h，CRP 12.3mg/L，血常规、尿常规及肝功、肾功均无异常。

辨证：湿热内蕴，邪毒瘀滞。

治法：清热利湿，软坚散结。

处方：初诊方去大血藤、络石藤、山慈菇，加茵陈10g、夏枯草15g、皂刺12g、地龙15g。服法同前。

体会：患者关节肿痛虽明显减轻，但痛风石仍然存在，尿酸较高，口中黏腻、口渴欲饮，湿热之邪尚在，治湿热之邪，周教授擅用茵陈、夏枯草、皂刺、地龙。茵陈味苦、辛、微寒，归脾、胃、肝胆经，具清热利湿、利胆退黄之功效，主要化学成分为香豆素类、色原酮类、黄酮类、香豆酸及挥发油等。药理研究茵陈有免疫调节作用，具有促进白细胞分裂，增加白细胞数目，提高T细胞免疫活性，参与机体免疫调节和诱生干扰素等作用，因而能从多方面提高机体免疫功能。茵陈中的主要成分6，7-二甲氧基香豆素对正常小鼠体温有明显降低作用，对2，4-二硝基苯酚致热大鼠有明显退热作用。夏枯草性寒，味甘、辛、微苦，为清肝火、散郁结之要药，可清泄肝火、散结消肿、清热解毒。现代药理研究表明，夏枯草能扩张血管，其所含芦丁有抗炎作用，并能降低血管通透性；与皂刺、地龙共助活血通络，散结消瘀之功。

三诊　患者服二诊方20剂，诸关节肿痛消失，痛风石缩小变软，无明显关节疼痛，偶有乏力，有时趾间关节呈游走性疼痛。纳眠可，小便调，大便略溏，舌淡红苔薄黄，脉弦。辅助检查：UA 497umol/L，ESR 18mm/h，CRP 5.3mg/L，肝功、肾功无异常。

辨证：脾虚湿困。

治法：健脾除湿，扶正祛邪。

处方：

黄芪 30g	白术 15g	山药 30g	薏苡仁 30g
秦皮 30g	郁金 15g	土茯苓 30g	虎杖 20g
川牛膝 30g	葛根 30g	地龙 15g	熟大黄 9g
生甘草 6g			

水煎服，日一剂

体会：痛风性关节炎多属本虚标实，因肝脾肾功能的失调，肝经浊毒稽留，脾失健运则湿浊内生，肾失气化则排泄不及，流注关节、筋脉，发为痛风。肝脾肾失调在前，邪毒伤正在后。人体为一有机整体，有保持和恢复阴平阳秘功能状态的能力与倾向，现代医学认为痛风是一种代谢性疾病，治疗要以恢复嘌呤的正常代谢为根本方法。

周教授治疗痛风性关节炎强调以调整和恢复脏腑功能为本，清泻肝经浊毒为标，而不是单纯从改善患者关节红肿热痛等肢体症状着眼。肝和脾健肾强脏腑和，气血津液运行如常，湿痰瘀毒不生，推陈出新，其病自愈。且"邪气所凑，其气必虚"，患者湿热痹阻之急症祛除后，正气必然受损，脾胃功能的强弱与痹病的疗效、转归、预后有密切关系。不论痹属虚、实、寒、热，祛邪的根本在于脾胃，脾胃健旺，则疗效明显，愈后较好。"脾旺能胜湿"，故在痛风缓解期，周教授注重补益脾胃，临床上常选用平胃散、胃苓汤等化裁以善后。

赵恒立

案二

初诊　患者高某，男，47岁。因"关节反复红肿疼痛5年，左足第1跖趾关节红肿热痛 1 周"就诊。患者 5 年前饮酒后发作左足第 1 跖趾关节红肿疼痛，就诊于当地医院，查 UA 589umol/L，诊断为痛风性关节炎，给予秋水仙碱、苯溴马隆等治疗后症状缓解。后反复出现双踝关节及双足第 1 跖趾关节红肿疼痛，每于发作时自服秋水仙碱，症状缓解后停服，未系统诊治。7 天前因情绪不畅出现左足第 1 跖趾关节红肿疼痛来诊。刻下症：左足第 1 跖趾关节红肿疼痛，行走困难，局部肿胀，麻木不仁，痛甚不能踏地，无发热，纳眠可，小便调，大便干。舌质红，苔白厚，脉弦滑。

辅助检查：UA 638umol/L。

　　诊断：中医诊断：痛风病

　　　　　西医诊断：痛风性关节炎（发作期）

　　辨证：肝经浊毒，湿热痹阻。

　　治法：清肝泄浊，祛湿消肿。

　　处方：自拟痛风饮合四妙丸加减。

秦皮 15g	土茯苓 30g	虎杖 30g	郁金 20g
薏苡仁 30g	猪苓 30g	山慈菇 15g	大黄 6g（后入）

　　　　　　　　　　　　　　　　　　　　　　　　水煎服，日一剂

　　嘱患者低嘌呤饮食，禁食海鲜、肉汤、动物内脏、酒等高嘌呤饮食物，多饮水。

　　体会：周教授认为痛风病因病机其本在肝脾肾，西医所言痛风患者体内过多的尿酸与中医所言的"浊毒"相似，皆因肝脾肾功能失调，肝经浊毒稽留，脾失健运湿浊内生，肾失气化排泄不及，流注关节、筋脉，发为痛风。本方中用秦皮、土茯苓相须清肝经热毒，祛湿除毒消肿，通利关节，相得益彰；大黄、猪苓、虎杖，辅助秦皮、土茯苓使浊毒随二便泄下，清泄骨节中浊毒，同时又祛除络中浊瘀而止痛；薏苡仁、山慈菇、郁金加强清除肝郁浊毒，同时健脾益肾，行气活血止痹痛，祛邪并坚固正气；秦皮、土茯苓、大黄、虎杖、郁金、山慈菇 6 味药均归足厥阴肝经，诸药直达病所，快速起效。诸药合用清肝健脾补肾，泄浊祛毒。

　　二诊　患者服上方 6 剂，左足第 1 跖趾关节肿痛明显好转，略肿，行走后仍疼痛明显，纳眠可，小便调，大便溏，每日 2 ~ 3 次。舌质红，苔白，脉弦。辅助检查：UA 565umol/L。

　　辨证：肝脾肾虚，浊毒稽留。

　　治法：调肝补脾益肾，利湿泻浊解毒。

处方：初诊方去山慈菇，加山药30g、萆薢15g、漏芦20g。服法同前。

体会：患者湿热浊毒症状虽明显减轻，但出现便溏等脾虚湿盛之征。周教授擅用山药，其味甘性平，归脾、肺、肾经。薏苡仁、山药补脾益肾固本，既可扶正补虚，又能祛风除湿止痹痛；加用漏芦、萆薢加强清热利湿泄浊、通利关节之功，现代药理研究显示萆薢具有降尿酸作用。诸药合用，攻补兼施，有补有泻，祛邪而不伤正，标本兼治。共奏清泄肝经浊毒，补益脾肾，通利关节，止痹痛之效。

三诊　患者服上方6剂，关节肿痛症状缓解，左足第1跖趾关节略肿大，无压痛，行走可，纳眠可，小便调，大便溏。舌质红，苔白，脉弦。

辨证：肝脾肾虚，痰瘀痹阻。

治法：调肝健脾养肾，活血通络散结。

处方：去大黄，加黄芪30g、葛根30g、地龙15g、夏枯草20g、皂刺10g、熟大黄10g。服法同前。

4周后复查UA 376umol/L。

体会：周教授认为在痛风治疗中应辨证分期治疗，清肝补脾肾治毒为治疗痛风的基本大法，治毒应贯穿始终是取效的关键。急性期（发作期）以清肝泄浊祛毒为主，慢性期（间歇期或缓解期）注重调理肝脾、恢复肾的气化功能，消除浊毒，防止复发。周教授治疗痛风辨证加减用药有以下规律：局部色红灼热，舌红，脉数，热毒明显者，重用公英、紫花地丁、红藤、山慈菇等；肿胀明显，酒食诱发，苔厚腻，脉滑，湿毒偏重，重用土茯苓、黄柏、萆薢；反复发作，局部色暗，夜间痛重，瘀毒为甚者，重用大黄、赤芍、虎杖等；痰毒为著，关节畸形、结石者，加白芥子、皂刺、夏枯草、郁金等。毒善走窜经隧，常用土鳖虫、地龙、蜂房等虫类药物搜剔络邪。湿郁中焦，脘闷纳呆者，加茯苓、薏苡仁、苍术、白术；湿阻下焦，膀胱气化不利者，加泽泻、猪苓、车前草等。气虚明显者，加黄芪；病久肾阴虚者，加山萸肉，枸杞；病久肾阳虚者，加仙灵脾，鹿角胶（烊化服）。

赵恒立

骨关节炎案

案一

初诊　患者陈某，女，65岁。因"双膝关节肿痛2年，加重半月"就诊。2年前爬山后出现双膝关节肿痛，活动不利，于当地医院行针灸拔罐等治疗好转。半月前受凉，双膝关节肿痛复发。刻下症：双膝关节肿胀疼痛，起坐时加重，晨僵10余分钟，怕风怕冷，阴雨天加重，伴畏寒，纳眠可，二便调。查体：双手中指远端指间关节粗大，无压痛，双膝关节肿大，压痛，左膝关节浮髌试验（＋）。舌质淡红，苔白腻，脉沉细。辅助检查：ESR 23mm/h，RF正常；双膝关节X线示：髁间隆突变尖。

诊断：中医诊断：骨痹

　　　　西医诊断：骨关节炎

辨证：肝肾亏虚，寒湿阻络。

治法：祛寒除湿，补益肝肾。

方药：独活寄生汤加减。

独活15g	桑寄生15g	秦艽15g	防风12g
细辛6g	当归15g	川芎9g	白芍15g
桂枝12g	茯苓15g	杜仲15g	川牛膝15g
党参15g	猫爪草24g	车前草15g	甘草6g

水煎服，日一剂

体会：患者年过四十而阴气自半，肝肾亏虚，复感寒湿外邪，寒主收引，湿性黏腻，气血津液运行不利，故而肿胀疼痛。寒湿为阴邪，湿性重着，故而晨僵，活动不利，起坐困难，畏寒，阴雨天加重。舌苔脉象均为肝肾亏虚，寒湿阻络之象。故治以补益肝肾，祛寒除湿，通络止痛，方以独活寄生汤加减。方中独活祛寒除湿；桑寄生、杜仲补肝肾，壮骨通络；当归、川芎养血活血，取血行风自灭之意；桂枝辛温通络走行经络，祛除经络寒湿之邪；芍药、甘草缓急止痛，和中护胃，配桂枝以辛甘化阳，又防辛燥温热之药伤阴；猫爪草、车前草利湿通络，秦艽清热通络，以防寒湿郁久化热；川牛膝引药下行；茯苓、党参健脾益气扶正而利湿。全方祛邪扶正，共奏补益肝肾，祛寒除湿之功。

二诊　患者服上方 7 剂，膝关节肿痛减轻，行走起坐较前灵活，全身畏寒减轻，双下肢仍怕风怕冷，舌红苔白，脉略沉细。

治法：祛寒除湿，健脾利湿，补益肝肾。

处方：上方加猪苓 15g、制川乌 6g（先煎）、骨碎补 30g。服法同前。

体会：患者服药后，寒湿症状减轻，肝肾亏虚略有改善。一方面继续增加利湿通络祛邪之力，另一方面逐步增加扶正的力度。酌加健脾利湿和补肾壮骨之药。猪苓利湿而不伤阴，川乌辛温散寒除湿，骨碎补补而不滞，温而不燥，临床上周教授时常选用，对骨性关节炎效果显著。

三诊　患者继服二诊方药 12 剂，关节肿痛明显减轻，畏寒减轻，舌红苔白，脉略沉细。

处方：上方去川乌，加枸杞 15g、白术 15g，12 剂，服法同前。

体会：患者寒湿邪气祛除大半，加白术健脾利湿，枸杞补益肝肾，阴阳并补，以免温燥劫阴，先、后天并补以扶正祛邪。

周海蓉

案二

初诊　患者郑某，女，56 岁。因"双膝关节肿痛，双肩双足跟疼痛 1 月"就诊。患者 1 月前劳累后出现双膝关节肿痛，未及时诊治，逐渐加重。刻下症：双膝关节肿痛，双肩疼痛抬举受限，足跟疼痛，行走不利，晨僵半小时，怕风怕冷，伴口苦咽干。查体：双膝关节肿胀，压痛，皮温高，双膝关节浮髌试验（＋），右肩关节压痛，前举 45°。舌红苔黄腻，脉弦滑。辅助检查：ESR 33mm/h；右膝关节 X 线示：胫骨平台唇样增生。

诊断：中医诊断：骨痹

　　　　西医诊断：骨关节炎

辨证：湿热阻络。

治法：清热利湿。

处方：四妙丸加味。

苍术 12g	黄柏 12g	薏苡仁 30g	土茯苓 30g
川牛膝 20g	猪苓 15g	猫爪草 24g	清半夏 9g
陈皮 15g	羌活 12g		

水煎服，日一剂

体会：患者膝关节肿痛，局部皮温高，湿热之邪阻滞经络，气血运行不利。苍术燥湿健脾，黄柏清热利湿，薏苡仁健脾利湿清热除痹，土茯苓利湿健脾利关节，川牛膝引药下行，猪苓、猫爪草利湿通络，半夏燥湿，陈皮理气通络。全方清热利湿通络止痛。

二诊　患者服初诊方 12 剂，膝关节肿痛减轻，肩关节、足跟仍疼痛。舌质红，苔黄，脉弦滑。

治法：清热利湿通络。

处方：上方加独活 15g、虎杖 15g、桑枝 30g、漏芦 15g，服法同前。

体会：患者服药后湿热症状减轻，加虎杖清热利湿，活血通络，独活、桑枝祛湿通络，桑枝配羌活走行上肢，漏芦走行下肢，辨病位用药，以药达病所。

三诊　患者服药 12 剂，膝肩关节疼痛减轻，无口苦咽干。舌红，苔白，脉滑。

处方：上方去猪苓、苍术，以免日久伤阴，加白术 15g 健脾利湿，穿山龙 30g 通络除湿。

体会：辨病位用药是中医治疗风湿病的一大特色，也是周教授临床特别注意的治疗细节。根据不同药物的归经，走行经络不同，应用于不同发病部位的患者，于细微处着眼，却有"四两拨千斤"之效果。如颈肩部受累者，常选用葛根、羌活等；上肢肩肘关节疼痛、活动受限者，常用桑枝、羌活、桂枝；手指关节肿痛者，常用猫眼草、蜂房等；下肢关节肿痛者，常用独活、川牛膝、猫爪草等；多关节疼痛者，常用威灵仙、穿山龙以通达四肢。另外治疗风湿病的许多药物辛香走窜温燥伤阴，应用时可以视寒湿邪气之轻重而选择，一旦出现阴血津液不足，则须根据正邪平衡酌加养阴药物。

周海蓉

银屑病关节炎案

案一

初诊（2006年10月09日） 患者覃某，女，40岁。因"双肩关节肿痛，右足趾关节疼痛1月余"就诊。患者1年前无明显诱因出现周身散在多处皮损伴脱屑，以头部及四肢伸侧明显。1个多月前劳累后出现双肩关节疼痛，随后出现双肩关节肿痛，阴雨天加重，晨起及久坐后加重，吸气时两肋胀痛，感乏力。为求进一步明确诊治来诊，刻下症：双肩关节及右足趾关节疼痛，头皮多处散在皮损，晨僵约2h，时有叹气，纳眠差，二便调。查体：双肩抬举受限，右足趾关节稍肿伴压痛，双膝弹响音（＋），头皮多处散在皮损，舌暗，苔黄腻，边有齿痕，脉滑。辅助检查：ESR 60mm/h，RF正常。

  诊断：中医诊断：白疕痹

      西医诊断：银屑病关节炎

  辨证：湿热瘀阻，气血亏虚。

  治法：清热利湿，益气养血。

  方药：雷公藤15g^{（先煎）} 青风藤30g 白芍30g   生甘草12g

     白藓皮30g 白花蛇舌草15g 猫爪草15g 土茯苓30g

     黄芪30g   当归12g   川芎18g

                       12剂，水煎服，日一剂

  体会：患者平素湿热内蕴，加之劳累耗伤正气，正虚不能抗邪，内伏湿热之邪伤于内而发于外，故见头部散在多处皮损；湿热之邪闭阻气机，阻滞经络，气滞血瘀，《诸病源候论》曰："腠理虚，风与气并，血涩而不荣肌肉故也。"故见双肩、足趾关节疼痛；湿为阴邪，故阴雨天加重，"阳气者，一日而主外，平旦人气升"，湿性重浊，易损阳气，阻遏气机，故有晨僵感；肝经气机阻滞，故见两肋胀痛。诸症每于劳累后加重，伴乏力，当属气血亏虚所致，气血不足肌腠失养，则可见皮损多发。舌暗苔黄腻边有齿痕，为湿热阻络血瘀之象。治疗以清热利湿活血，益气养血通脉为主，雷公藤、青风藤利湿通络止痛，白芍、生甘草清热缓急止痛，猫爪草、土茯苓、白藓皮、白花蛇舌草清热解毒，利湿消肿。配以黄芪、当归取当归补血汤之义以益气养血，且加大当归用量比例以加强养血活血之力。川芎行一身之气，可行气止痛。

二诊 患者双肩及足趾关节疼痛较前减轻，乏力较前改善，晨僵约 30min，头部皮损未再增加，两胁部仍自觉胀痛不适，吸气时加重。时有叹气，头部仍散在多处皮损，伴瘙痒及脱屑。纳可，眠一般，二便调。查体：双肩关节活动范围较前改善，右足趾关节无肿胀，压痛不明显，头部多发皮损伴脱屑，舌暗，苔薄黄，脉滑。辅助检查：ESR 40mm/h。

辨证：肝郁气滞，伏毒未尽。

治法：疏肝理气，清解伏毒。

方药：柴胡疏肝散加减。

柴胡 15g	白芍 20g	川芎 18g	香附 12g
枳壳 12g	青风藤 15g	土茯苓 30g	白花蛇舌草 15g
黄芪 30g	当归 12g	生甘草 6g	

12 剂，水煎服，日一剂

体会：患者自觉两胁部胀痛不适，两胁部属肝经走行，加之患者多次唉声叹气，感叹疾病难愈，当属肝经疏泄不利，气机郁滞于两胁。故两胁胀痛明显。湿性黏腻，缠绵难愈。患者病程已久，湿热之邪留滞体内日久，杂合瘀血、痰湿等邪气深伏体内，非朝夕能除，故清热解毒当贯穿始终。方中以柴胡、香附、枳壳等疏肝理气，行气止痛；白芍、生甘草合芍药甘草汤之义以缓急止痛；继用青风藤、土茯苓以清热解毒，剔除深伏余毒；黄芪、当归以益气养血。

三诊 患者自述两胁胀痛较前明显改善，心情较前大为改善，关节疼痛已不明显，晨僵约 10min，皮损面积较前缩小，偶有瘙痒感，纳眠可，二便调。查体：关节均无肿胀，无压痛，头部仍有少量皮损。舌暗红，苔薄黄，脉弦滑。

辨证：湿热未尽，气血不足。

治则：清热解毒，益气养血。

处方：金银花 24g	青风藤 18g	苦参 12g	党参 15g
茯苓 15g	当归 12g	黄芪 30g	川芎 18g
生甘草 6g			

12 剂，水煎服，隔日一剂

可长期服用本方。后患者多次复诊，病情稳定。皮损已不明显。

体会：周教授认为银屑病关节炎慢性期热象不似急性期明显，但仍需继续清热解毒。因病情缠绵难愈，稍有诱因即可再发。由于病程漫长，痰、瘀、湿等杂合难解。故治疗上仍需使用金银花、青风藤等清热解毒，以荡涤余邪。患者往往需长期服用各种药物，脾胃之气多有损害。脾胃乃后天之本，因此慢性期在清热解毒的同时一定要注意顾护脾胃，方中党参、茯苓即为此意。银屑病皮损形成原因多责之于血虚生燥，不能荣养皮肤。因此益气养血也是治疗本病的重要治法。如此组方则全面严谨，患者可长期应用。慢性期可减少用药，隔日一剂，以减少副作用。

陈广峰

案二

初诊（2010 年 09 月 17 日） 患者王某，男，28 岁。因"左踝关节肿痛半月余"就诊。半月前感冒后出现左踝关节疼痛不适，伴咽喉疼痛不适，发热，体温 38.2℃，关节肿胀不明显。后症状逐渐加重，遂来就诊。刻下症：时有发热，左踝关节疼痛不适，伴活动不利，咽喉疼痛，晨起明显，余关节未述不适。双肘及双膝关节伸侧散在皮损。伴脱屑、无瘙痒，无腹痛腹泻，无尿频尿急，纳眠可，二便调。既往患有银屑病 20 余年。查体：扁桃体 Ⅱ° 肿大，咽后壁红肿伴脓性分泌物，左踝关节无红肿，皮温不高。关节活动轻度受限。双肘及双膝关节伸侧可见散在皮损。伴脱屑，无瘙痒，舌红，苔黄厚，脉弦滑。辅助检查：ESR 34mm/h，ASO 712IU/ml，CRP 13.5mg/L，RF、抗 CCP 抗体正常。

诊断：中医诊断：白疕痹

西医诊断：银屑病关节炎

链球菌感染后状态

辨证：湿热壅滞。

治则：清热解毒，利湿排脓。

处方：

金银花 24g	连翘 18g	大青叶 20g	射干 12g
玄参 12g	芦根 15g	麦冬 15g	薏苡仁 30g
僵蚕 9g	酒大黄 6g	蝉蜕 9g	片姜黄 9g

    独活 15g   牛膝 24g   生甘草 6g

12 剂，水煎服，日一剂

西药予青霉素 800 万单位静脉点滴，每日 2 次，共 15 天。

体会：此患者既有银屑病，同时 ASO 升高，合并存在链球菌感染。咽喉部红肿伴化脓，为热毒壅滞咽喉所致，结合舌脉，辨证应属热毒炽盛。因患者关节无明显红肿，故其热毒主要壅滞于上，因此在配合大剂量清热解毒类中药，如金银花、大青叶、连翘的同时，加用升降散，方中蝉蜕、姜黄轻清升散，酒大黄、僵蚕以降浊开泄、导邪气从下焦而出，芦根、薏苡仁等以清热排脓，独活、牛膝以祛风除湿，如此则药专力宏以达速效。

二诊　患者半月后复诊，自述咽喉已无疼痛，无发热，左踝关节疼痛较前改善，余未述明显不适。纳眠可，二便调。查体：扁桃体已无肿大，咽喉亦无红肿。双肘及双膝关节伸侧散在皮损，伴脱屑。左踝关节无肿胀及压痛。舌淡红，苔薄黄，脉滑。

辨证：湿热痹阻。

治则：清热利湿，养血通络。

处方：金银花 18g   大青叶 20g   白芍 20g   生甘草 6g

        黄芪 30g   当归 12g   红藤 15g   鸡血藤 15g

        牛膝 24g   苦参 12g

12 剂，水煎服，日一剂

体会：患者咽喉疼痛较前明显改善，亦无脓肿，无发热，湿热壅滞已不明显。因此治疗进入慢性期，由于本病缠绵难愈，清热解毒应当贯穿始终，继用金银花、大青叶，以清热解毒；配合白芍、生甘草、鸡血藤、红藤以清热止痛，养血通络；由于湿热阻络，皮肤失养，故脱屑、瘙痒，以黄芪、当归养血益气，除陈致新。

三诊　患者述关节疼痛已不明显，查体皮损面积较前减小。继用上方 12 剂，隔日一剂。间断服药 2 个月皮损已愈合，后随访至半年关节及皮损未再复发。

陈广峰

结节性红斑案

案一

初诊 患者孔某，女，44 岁。因"双下肢散在红斑结节反复发作 3 年，加重 2 个月"就诊。3 年前无明显诱因双小腿胫前部散在红斑结节，局部皮色深红伴灼热疼痛，服止痛药及药膏外搽（具体不详）可缓解。3 年来常因过食鱼虾、辛辣及情绪激动反复发作。近 2 个月复发，结节处疼痛明显，伴关节肿痛，发热，当地医院予头孢唑林钠及地塞米松静脉滴注（用量不详），1 周后结节红斑消退，停药半月复发。刻下症：发热，无恶寒，双小腿胫前部散在红斑结节数个，触之硬肿疼痛，伴双膝关节肿痛，双下肢浮肿，心悸心烦，纳可，入睡难，多梦，无咳嗽咳痰，无口腔溃疡及外阴溃疡，二便尚可。查体：T 39℃，P 90 次 /min。浅表淋巴结未触及肿大。双膝关节肿胀，浮髌试验（＋）。双小腿胫前部散在红斑结节 10 余个，大小 1cm×2cm 左右，结节高出皮面，皮色紫红，周围水肿，硬度中等，皮温高，压痛。双下肢凹陷性水肿。舌质红，苔黄腻，脉弦数。辅助检查：血常规：WBC 12.15×10⁹/L，GRA% 74%，ESR 38mm/h；肝功，结核菌素试验（以下简称 PPD 试验），ANA 定量，ANA 谱，抗中性粒细胞胞质抗体，补体 C3、C4，RF，CRP，抗 CCP 抗体均未见明显异常。下肢彩超示：双下肢深静脉瓣膜关闭功能不全（轻度），双小腿交通静脉扩张，双小腿内侧下段脂膜炎并淋巴水肿。超声示：双下肢红斑皮下软组织回声增强。组织病理：表皮轻度增生，周围少许淋巴细胞浸润，皮下脂肪间少许未分化细胞。抗酸染色：阴性。胸部正侧位片示：心肺未见明显异常。

诊断：中医诊断：瓜藤缠

　　　　西医诊断：结节性红斑

辨证：湿热毒盛，痰瘀阻络。

治法：清热解毒利湿，活血化痰散结。

处方：金银花 24g　　　白花蛇舌草 24g　　连翘 18g　　　　柴胡 18g

　　　丹皮 20g　　　　赤芍 18g　　　　　白芍 18g　　　　车前草 15g

猪苓 30g　　　夏枯草 15g　　　王不留行 15g　　　漏芦 20g

穿山甲 6g　　　生甘草 9g

12 剂，水煎服，日一剂，药渣煎汤外洗

体会：结节性红斑是一种由真皮脉管和脂膜炎症引起的结节性皮肤病，现代医学认为，其发生可能是机体对某些病原微生物抗原的迟发性过敏反应。本病下肢多发，属于中医"瓜藤缠"、"梅核火丹"、"湿毒流注"范畴。周教授认为本病多因脏腑功能失调，内有湿浊痰瘀，或由外感风寒湿热毒邪引动内邪，内外合邪攻于皮下肌肤而发病。本例患者平素性情急躁，喜食辛辣炙煿之品，故易使肝胆气机郁滞化火，脾胃受困酿生湿热，湿停为痰，血滞为瘀，诸邪郁久，蕴而成毒，痹阻脉络，故见结节部位红肿热痛，硬肿难消。热势炽盛，则发热；湿热毒邪下注，则关节肿痛、下肢浮肿；病入血分，热毒上扰心神，则心悸心烦；舌红，苔黄腻，脉弦数，均为湿热毒内蕴之征，故治疗首重清热解毒利湿，辅以活血化痰散结之品。

方中金银花辛、寒，性偏宣散，专清经络、脏腑、肢体中之热毒，仙方活命饮、五味消毒饮、四妙勇安汤等外科治疗下肢血管疾患之经典方均以其为主药，其清热而不伤阴，寒凉而不碍胃，芳香透达不遏邪，是以用量尤重。连翘专治痈疡肿毒，为疮家圣药，李东垣谓其"能散诸经血积气聚"，与金银花合用，则清热解毒力倍增。白花蛇舌草入血分，清热散瘀、消痈解毒，与以上二药相配，可解气血表里热毒。本病女性多见，且多发于脾胃肝胆经循行之处，常伴性情急躁等肝气郁滞之象，"气有余便是火"，对此周教授常以柴胡畅通气机，疏散少阳之火，且柴胡与金银花、连翘等清热解毒药物共用，可对本病迟发性过敏反应发挥抗炎镇痛的效果。车前草合猪苓可清利下焦湿热，以消浮肿。丹皮、赤芍、白芍意在凉血散瘀、活血消斑，生甘草与芍药相配则缓急止痛。夏枯草、王不留行、漏芦、穿山甲等软坚散结，专为痰结肿块而设，尤其漏芦一味，其性苦寒可清热解毒，味咸可消痰软坚，《神农本草经》谓其"主皮肤热、恶创、疽痔……"，是以重用；穿山甲性专行散，取其穿透之性用于硬肿结聚处，则经络可通，癥结可散。药渣再煎汤外洗，可使药力速达病所，与汤液内外攻邪，提高疗效。

二诊　患者服上方 12 剂，体温正常，红斑结节明显消退，局部疼痛好转，膝关节肿痛及下肢浮肿渐消，无新起结节，心悸心烦好转，纳可，入睡难，多梦，二便调，舌质红，苔薄黄，脉细数。血常规正常，ESR 15mm/h。

辨证：痰瘀阻滞，热毒伤阴。

治法：清热解毒，滋阴凉血，化瘀散结。

处方：初诊方去车前草、猪苓，加生地 20g、当归 12g、知母 15g、黄柏 9g。12剂，服法同前。药渣煎汤外洗。

体会：周教授认为，热毒、痰湿、血瘀为本病的三大关键病理产物，故急性期大量应用清热解毒药，收效甚佳。但邪毒日久易伤阴液，热毒渐消，而入睡难、多梦、舌红、脉细数等阴虚内热之象渐现，故在原方基础上酌加滋阴血、清虚热之品以扶正祛邪。生地、当归入血分，与丹皮、赤芍相配，可滋阴凉血、活血消斑；知母合黄柏滋肾阴、清透阴分伏热；下肢浮肿已渐消，故去车前草、猪苓，以防利水太过耗伤阴液。

三诊 患者红斑皮色变淡，结节处疼痛渐轻，扪之热感减退，心悸心烦消失，纳可，睡眠改善，仍多梦，小便可，大便不成形，舌质略红，苔薄白，脉细缓。

辨证：余邪未尽，气阴耗伤。

治法：祛邪通络，顾护气阴。

处方：

金银花 20g	白花蛇舌草 20g	柴胡 15g	赤芍 18g
白芍 18g	当归 20g	川芎 12g	夏枯草 15g
白芥子 12g	刘寄奴 15g	穿山甲 6g	炒白术 15g
炙甘草 9g			

24剂，水煎服，日一剂，药渣煎汤外洗

体会：患者病情日渐好转，热毒之象消退，仅痰瘀余邪未散，故减清热解毒之力，去连翘，减金银花、白花蛇舌草、柴胡用量。周教授认为，漏芦性味苦寒，有碍脾胃阳气，王不留行性急，宜暂不宜久，患者病势已缓，再以猛药强攻反挫正气，故宜去之；刘寄奴活血通经，消散瘀积，白芥子祛皮里膜外之痰，散结畅络，二者相配可加强活血通络散结之功。患者大便不成形，故加炒白术健脾益气，以防清热药耗伤脾胃。

四诊 患者服药后诸症减轻，红斑结节基本消散，仅余部分色素沉着，大便偶不成形，时觉乏力气短，面色黄，舌淡红，苔薄白，脉沉缓。

辨证：气血不足，邪毒留恋。

治法：益气养血，祛除余邪。

处方：

黄芪 30g	当归 15g	川芎 12g	赤芍 18g

白芍 18g	柴胡 15g	金银花 20g	白花蛇舌草 20g
白芥子 2g	刘寄奴 15g	炒白术 15g	炙甘草 9g

24 剂，水煎服，日一剂

体会：目前患者病情已控制，但仍有乏力、气短等气血不足之征，故强调扶助正气，祛除余邪。以黄芪、当归补气生血为君；以炒白术、炙甘草辅助黄芪，外以固护卫表，内以健脾益气，以川芎、赤芍、白芍辅助当归养血活血，祛瘀生新，共为臣药；金银花、白花蛇舌草等清热解毒，白芥子、刘寄奴等化痰散结，意在祛邪务尽，防病再起为佐药；炙甘草调和诸药以为使。诸药合用，则正气可复，热毒痰瘀无再犯之嫌。

随访半年，患者双下肢色素沉着消失，未见复发。周教授认为患者常因余毒未尽，加之外感邪气引动而致旧疾复发，故清解余毒，保持良好的生活规律非常重要。嘱患者间断服用活血通脉片等巩固疗效，忌食辛辣肥甘之品，稳定情绪，防止复发。

姜萍

案二

初诊 患者安某，女，39 岁。因"双前臂及小腿散发红斑结节 10 年，加重 3 年"就诊。10 年前无明显诱因于双前臂及小腿泛发红斑结节，皮色暗红，压之疼痛，可自愈，未予诊治。近 3 年，红斑结节频作，自行外敷药物不效。刻下症：双前臂及小腿散在红斑结节，疼痛明显，手足怕冷，无脱发及口腔溃疡。纳眠可，二便调，月经先期，量少，色暗，血块较多。查体：双前臂及双小腿散在 10 余个蚕豆大小红斑结节，色暗红，触之坚韧，压痛明显，皮温略高。舌质紫暗，苔白腻，脉弦细。辅助检查：ESR 35mm/h，血常规、肝功、RF、ASO、CRP、抗 CCP 抗体均正常，ANA 定量（－），PPD（－）。

诊断：中医诊断：瓜藤缠

西医诊断：结节性红斑

辨证：瘀痰郁热，血脉不畅。

治法：活血祛瘀，化痰散结，凉血消斑。

处方：丹皮 20g　　　茜草 20g　　　紫草 15g　　　赤芍 18g

白芍 18g	川芎 12g	当归 12g	莪术 10g
王不留行 15g	刘寄奴 15g	白芥子 12g	忍冬藤 20g
白花蛇舌草 20g	生甘草 9g		

12 剂，水煎服，日一剂

体会：本案病机主要为湿痰瘀毒痹阻脉络，日久凝聚成块，结于皮下。患者病程 10 年，久病迁延则多瘀多痰多虚。痰凝瘀血集结成块，壅塞脉道，致使气血不通，不通则痛，是故结节坚韧、皮色暗红、疼痛明显；痰瘀郁久蕴热则见皮温略高；痰浊血瘀停滞日久，气血不达四末，温煦濡养失司，故手足怕冷；瘀血不去、新血难生，气血不荣，则月经先期、量少、色暗有血块；舌质紫暗，脉弦细皆为痰瘀阻滞，血脉不畅，气血不荣之征，故强调活血祛瘀、化痰散结。周教授认为"百病皆由痰作祟"，而治痰必重视活血，血活则痰有可化之机。故方中选味辛性凉之丹皮、茜草、紫草、赤芍等药为主，既可活血化瘀，凉血消斑，又可清解蕴热；白芍、川芎、当归等养血活血，补虚生新以祛瘀；莪术破血消积且不碍胃气，有防瘀滞久积恶变之功。王不留行、刘寄奴、白芥子等辛温通络，化痰散结，又可佐制寒凉之品，防止凉遏冰伏之患。鉴于本病免疫炎性结节的病理特征，故加忍冬藤、白花蛇舌草等清热解毒药，以调节机体免疫功能，控制免疫炎症，且又可防痰瘀郁久化热。

二诊 患者双前臂及小腿结节数目减少，皮色转为浅褐色，结节变软，压痛减轻，皮温正常，手足仍怕冷，月经未至，舌质紫暗，苔白，脉弦细。

辨证：血瘀痰凝，痹阻脉络。

治法：祛瘀通络，化痰散结。

处方：上方去紫草、茜草，加鸡血藤 30g、桂枝 9g，12 剂，服法同前。

体会：郁热之象暂退，故去凉血之紫草、茜草；结节变少变软，但仍手足怕冷，说明痰瘀欲散却碍于病久络阻，消之不彻，故需加强活血通经之力，以鸡血藤甘温养血活血，舒筋活络；桂枝辛温，温通经脉，以助化痰散瘀，行血活血。

三诊 患者结节大多消散，皮色转淡，无压痛，手足转温，月经量较前增多，经血仍色暗、有血块，时感乏力，舌质淡紫，苔白，脉细缓。

辨证：脾气亏虚，血涩邪恋。

治法：益气健脾，养血通络。

处方：黄芪 30g	炒白术 15g	川芎 12g	当归 12g

白芍 18g	赤芍 18g	鸡血藤 30g	王不留行 15g
白芥子 12g	忍冬藤 20g	白花蛇舌草 20g	炙甘草 9g

24 剂，水煎服，日一剂

体会：患者痰瘀实证基本消散，尚有余邪留恋，病机转为脾气亏虚，血虚血滞，痰瘀凝滞，故以黄芪、炒白术健补脾气，川芎、当归、赤芍、白芍、鸡血藤活血养血，王不留行、白芥子化痰通经，忍冬藤、白花蛇舌草清热通络，炙甘草调和诸药，共奏补益气血、祛邪通络之功。

四诊 患者皮色转为正常，未有新起红斑结节，精神状态佳，纳眠可，二便调，舌淡紫，脉细缓。唯恐疾病复发，故复诊。

处方：以上方 10 剂做水丸，每次 9g，每日 3 次。

体会：结节性红斑多由湿热痰瘀阻滞经脉所致，唐容川在《血证论》中指出："既已成瘀，不论初起已久，总宜散血，血散瘀去则寒热风湿均无遗留之迹矣。"故活血化瘀通络宜贯穿疾病始终。稳定期可以丸剂、中成药等巩固疗效。

姜萍

复发性口腔溃疡案

案一

初诊 患者张某，女，58岁。因"口腔溃疡反复发作10余年，加重1个月"就诊。10余年前无明显诱因口腔溃疡频繁发作，多于月经前发作，约2～3个月1次，6年前绝经后口腔溃疡发作较前频繁，无明显周期性，疼痛剧烈，影响进食。曾用B族维生素及中药（具体不详）治疗，效果不佳。刻下症：口腔溃疡疼痛明显，影响正常进食，易困倦乏力，心烦，纳差，大小便均正常。查体：双侧颊黏膜可见溃疡7处，最大者6mm×7mm，最小者2mm×3mm，色白，边缘清楚，周边充血明显，全身淋巴结未触及肿大，无关节肿胀，无下肢红斑，无外阴溃疡。舌暗红，苔黄厚腻，脉弦。

诊断：中医诊断：口疮

西医诊断：复发性口腔溃疡

辨证：气虚不固，湿热内蕴。

治法：益气扶正，解毒利湿。

方药：甘草泻心汤化裁。

生炙甘草各12g	黄芩12g	法半夏9g	党参15g
薏苡仁30g	土茯苓30g	黄芪45g	大青叶15g
白及9g			

12剂，水煎服，日一剂

体会： 复发性口腔溃疡属中医"口疮"、"口糜"、"口疳"等范畴，《诸病源候论》谓："心气通于舌……脾气通于口。脏腑热盛，热乘心脾，气冲于口与舌，故令口舌生疮也。"因此，湿聚热蒸上注于口则发为本病。本患者病程迁延达10余年，反复次数多，曾使用多种药品治疗未效，辗转迁延，必致脾气虚衰，故取《金匮要略》中治疗狐惑病的"甘草泻心汤"用之，方中生、炙甘草同用，生甘草味甘，性平，可清热解毒，缓急止痛，炙甘草具有补中益气之功，可用于脾胃虚弱证。两者配伍既能清热解毒治其标，又能健脾益气治其本，共为君药。溃疡发于口腔，且舌苔黄厚腻、纳差，为中焦湿热不化之象，多由常年脏腑功能失调，后天运化失司，湿热蕴毒，伏于中焦，湿热火毒之邪循经环络上攻所致，加半夏、黄芩辛开苦降而化湿热之邪，土茯苓。薏苡仁清热利湿，使邪热从小便而解，"湿去则热孤"，加一味大青叶清热解毒以驱邪热。生黄芪，味甘，"生血，生肌，排脓内托，疮痈圣药"，补脏腑之虚，祛脏腑之滞，托毒生肌收口，与大队清热药同用，而无助阳生热之弊。白及收敛止血，消肿生肌，配黄芪以促进疮面的愈合。

二诊 患者自述服药当日口腔溃疡疼痛即减，6剂后溃疡逐渐愈合，乏力症状亦有减轻，现口腔已无明显溃疡，仍时有心烦、失眠，自觉舌尖略疼痛，纳一般，二便调。舌质红，苔黄厚，脉数。

辨证：气虚不运，热毒壅滞。

治法：益气健脾，清热解毒。

处方：生炙甘草改为各9g，去白及、土茯苓，大青叶改为24g，加白术12g、茯苓24g、竹叶6g。24剂，水煎服，日一剂。

体会：周教授认为，患者腻苔已去，湿热之邪已十去其七，然仍饮食不佳，为后天脾胃之气未复之因，故加白术、茯苓，与原方中党参、生甘草共同组成平补脾胃之四君子汤，补中益气、调和脾胃，补而不滞，泄而不耗，使患者脾胃之正气日渐得复，后天之本得固，正气充足则邪不得复，以绝湿热化生之源。虽患者口腔溃疡已愈合，然"炉火虽熄，当防灰中有火"，患者仍时有心烦，失眠，舌尖略有疼痛，此为心火亢旺之象，然湿去则热无所附，加大大青叶用量为24g解心胃热毒，稍加竹叶6g清心除烦。

三诊 患者目前已无口腔溃疡及口腔不适症状，近1月无新发溃疡，乏力、心烦症状明显减轻，饮食较前转佳，纳眠可，二便调，舌尖红，苔薄黄，脉数。

处方：四君子汤化裁。

| 党参15g | 白术12g | 茯苓24g | 生炙甘草各6g |
| 竹叶6g | 薏苡仁30g | 黄芪30g | 大青叶15g |

12剂，水煎服，隔日一剂

体会：周教授考虑患者目前中焦湿热已清，上焦热毒已解，然在患者急性期所有的清热解毒之药均有败胃之嫌，且患者病情缠绵多年，病位在中焦脾胃，故在口腔溃疡缓解后，当健脾益胃扶助人体正气，脾胃健旺则湿热之邪无以生，火毒之邪无心附，患者当频服平补中焦之剂，方中略加清解伏毒之品，标本兼治，以兹巩固。

许冰

案二

初诊 患者辛某，男，27岁。因"口腔溃疡反复发作4年"就诊。患者4年前饮酒后出现口腔溃疡，自服罗红霉素等抗生素治疗，病情缓解，后反复发作，尤以夏季发作为多，大多自服抗生素后可缓解，然迁延反复发作。刻下症：口腔颊黏膜溃疡、疼痛，否认外阴溃疡，心烦易怒，口渴咽干，厌食，无关节痛，眠可，大便时干时溏，小便色黄，自述平素易咽喉部及牙龈肿痛，遇事烦躁易怒。查体：口腔双侧颊黏膜可见散在数个大小不等的白色溃疡疮面，外周充血明显，未见外阴溃疡，无结节性红斑及毛囊炎。舌质红，舌体胖大，边有齿痕，苔黄厚腻，脉弦滑数。既往有饮酒史6年，每日约三两~半斤，吸烟史6年，每日约3~5根。

诊断：中医诊断：口疮

西医诊断：复发性口腔溃疡

辨证：热毒炽盛，肝脾失和。

治法：清热泻火，调畅气机。

方药：升降散合四逆散化裁。

僵蚕9g	蝉衣12g	片姜黄12g	大黄6g
柴胡12g	枳实15g	白芍24g	生甘草12g
金银花24g	连翘12g	土茯苓24g	薏苡仁30g
公英15g			

7剂，水煎服，日一剂

体会：患者平素过食辛辣肥甘、烟酒燥烈之品，湿热内生，日久蕴化成毒，伏藏于内，遇外邪而易于发作，夏季五行属火，心火旺盛，则出现心烦易怒，暑乃夏季之主气，暑必夹湿，故每逢夏季而易于发作，正如《素问·至真要大论》云："诸热瞀瘛，皆属于火。诸痛痒疮，皆属于心。"口腔溃疡为火热熏灼口舌而成，心烦易怒，五志过极，肝郁化火，日久肝脾不和，气机不调，湿热内生，故饮食不佳，易烦躁，大便时干时溏，心烦口舌干燥为心火上炎之象，肝郁气滞化火，挟胃热上冲于口，则见口腔反复溃疡，舌体胖大边有齿痕，舌苔黄厚腻乃脾气亏虚，湿热内生之象。故以升降散清上焦之邪热、条达三焦之气机，以僵蚕、蝉衣祛湿化痰，散上焦之热邪，宣肺气，宣阳中之清阳；大黄、姜黄荡积行瘀，清邪热，解温毒，降阴中之浊阴，从而使清气得升，浊气得降，气机升降恢复正常。四逆散调和肝脾，透邪解郁，疏肝理脾，方中加清热利湿健脾之土茯苓、薏苡仁，清热解毒散结之金银花、连翘、公英，全方共奏清热泻火、调畅气机之效。

二诊 患者药后口腔溃疡较前明显好转，两天前因琐事与人发生口角后口腔溃疡再次加重。现口腔仍有两处溃疡，较前减小，仍觉心中烦乱，纳可，眠安，二便调。舌体仍胖大，有齿痕，舌苔仍厚，但较前减轻。

辨证：热毒蕴结，肝郁脾虚。

治法：清热散结，疏肝健脾。

方药：丹栀逍遥散加减。

丹皮 15g	栀子 12g	当归 12g	白芍 30g
柴胡 15g	白术 15g	生甘草 6g	薄荷 6g
连翘 18g	大青叶 20g	黄芪 30g	公英 15g

12剂，水煎服，隔日一剂

嘱患者戒烟限酒，保持心情舒畅，饮食以清淡为宜。

体会：周教授认为，经上方调理患者热毒虽已有所减轻，其根本仍在，一方面在于过用烟酒燥烈之品，湿热内生，日久蕴化成毒，伏藏于内，另一方面肝气不舒，肝气郁结难解，日久则郁而化火，火热内生致病情复发。肝之为病，首先犯脾。此患者舌体胖大，有齿痕亦为肝病犯脾所致。因此治疗上以丹栀逍遥散疏肝清热，配以连翘、大青叶、公英清热散结，以消内火伏毒。此处用黄芪一则益气以脱毒，二则配合柴胡等疏肝之品以补肝健脾。

1个月后电话随访，患者自述服药3剂后口腔溃疡已痊愈。继续服药，未再新生口腔溃疡。

许冰

图书在版编目（CIP）数据

周翠英风湿临证传薪录 / 孙素平，李大可，刘英主编. --北京：华夏出版社，2016.10

（全国名老中医传承系列丛书）

ISBN 978-7-5080-8801-3

Ⅰ．①周…　Ⅱ．①孙…　②李…　③刘…　Ⅲ．①风湿性疾病－中医学－临床医学－经验－中国－现代　Ⅳ．①R259.932.1

中国版本图书馆 CIP 数据核字（2016）第 081721 号

周翠英风湿临证传薪录

主　　编	孙素平　李大可　刘　英
责任编辑	梁学超
出版发行	**华夏出版社**
经　　销	新华书店
印　　刷	三河市少明印务有限公司
装　　订	三河市少明印务有限公司
版　　次	2016 年 10 月北京第 1 版 2016 年 10 月北京第 1 次印刷
开　　本	787×1092　1/16 开
印　　张	17.75
插　　页	6
字　　数	305 千字
定　　价	65.00 元

华夏出版社　地址：北京市东直门外香河园北里 4 号　邮编：100028
网址：www.hxph.com.cn　电话：（010）64663331（转）

若发现本版图书有印装质量问题，请与我社营销中心联系调换。